本教材第 3 版曾获首届全国教材建设奖全国优秀教材一等奖

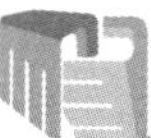

"十四五"职业教育国家规划教材

课程思政示范课程配套教材

职业教育国家在线精品课程配套教材

全科医学概论

（第 4 版）

主编　何坪　夏晓萍

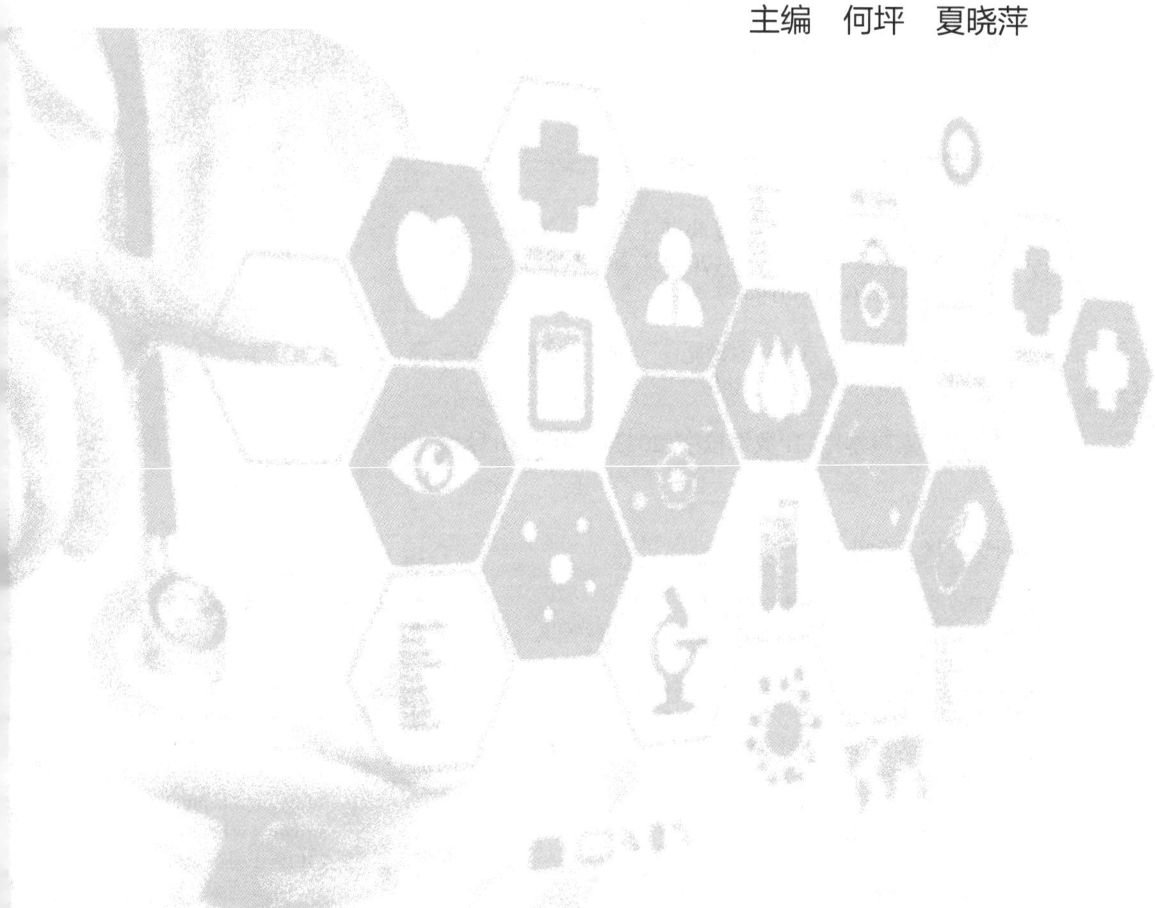

中国教育出版传媒集团

高等教育出版社 · 北京

内容提要

本书第3版曾获首届全国教材建设奖全国优秀教材一等奖，是“十四五”职业教育国家规划教材。同时，本书也是课程思政示范课程、职业教育国家在线精品课程“全科医学概论”的配套教材。全书共分九章。前八章重点突出全科医生工作的基本理论与原则、基本知识与技能，内容包括：全科医学与社区卫生服务，以人为中心的健康照顾，以家庭为单位的健康照顾，以社区为范围的健康照顾，以预防为导向的健康照顾，人际沟通与医患关系，居民健康档案的建立与管理，社区慢性病管理等；第九章为实训指导，结合《国家基本公共卫生服务规范（第三版）》加强学生的全科医学实践活动。

本书适合全国高职院校临床医学、公共卫生、中医学、针灸推拿、护理等专业使用，也可作为全科医生岗位培训和规范化培训用书。

本书配套建设有一体化的教学资源，包括视频、思维导图、在线测试习题等，可通过扫描二维码在线学习，在提升学习兴趣的同时，也为学习者提供自主学习的空间；同时，还建设有配套教学课件及课程思政教学案例，助力培养全民健康“守门人”。教师可发送邮件至编辑邮箱wujing@hep.com.cn申请教学课件及课程思政教学案例。

图书在版编目（CIP）数据

全科医学概论 / 何坪，夏晓萍主编 .-- 4 版 .-- 北京：高等教育出版社，2023.9（2024.7 重印）
ISBN 978-7-04-060194-7

Ⅰ.①全… Ⅱ.①何… ②夏… Ⅲ.①家庭医学－高等职业教育－教材 Ⅳ.①R49

中国国家版本馆CIP数据核字（2023）第035661号

QUANKE YIXUE GAILUN

策划编辑 吴 静　　责任编辑 吴 静　　封面设计 王 鹏　　版式设计 张 杰
插图绘制 裴一丹　　责任校对 张慧玉 刁丽丽　　责任印制 刘思涵

出版发行	高等教育出版社	网　　址	http://www.hep.edu.cn
社　　址	北京市西城区德外大街 4 号		http://www.hep.com.cn
邮政编码	100120	网上订购	http://www.hepmall.com.cn
印　　刷	三河市华骏印务包装有限公司		http://www.hepmall.com
开　　本	787mm × 1092mm　1/16		http://www.hepmall.cn
印　　张	19	版　　次	2012年 1 月第 1 版
字　　数	370千字		2023年 9 月第 4 版
购书热线	010-58581118	印　　次	2024年 7 月第 2 次印刷
咨询电话	400-810-0598	定　　价	49.50元

物 料 号　60194-00

《全科医学概论（第4版）》编写人员

主　编　何　坪　夏晓萍

副主编　张冬青　肖文冲

编　者　（按姓氏拼音排序）

白志峰（邢台医学高等专科学校）
何　坪（重庆医药高等专科学校）
雷　弋（四川大学华西医院）
李济平（安庆医药高等专科学校）
廖晓阳（四川大学华西医院）
刘　彦（重庆医药高等专科学校）
史卫红（江苏医药职业学院）
夏晓萍（安徽医学高等专科学校）
肖文冲（铜仁职业技术学院）
阎渭清（天津医学高等专科学校）
袁　波（四川大学华西医院）
张冬青（重庆医药高等专科学校）
张　志（安徽医学高等专科学校）
赵　敏（湖北三峡职业技术学院）
钟　宇（重庆市渝中区上清寺街道社区卫生服务中心）

数字资源研发及制作人员

总策划 何 坪 夏晓萍

研发及制作人员 （按姓氏拼音排序）

白志峰（邢台医学高等专科学校）
成撒诺（重庆医药高等专科学校）
何 坪（重庆医药高等专科学校）
雷 弋（四川大学华西医院）
李济平（安庆医药高等专科学校）
廖晓阳（四川大学华西医院）
林倚伊（重庆医药高等专科学校）
刘 彦（重庆医药高等专科学校）
史卫红（江苏医药职业学院）
孙 健（天津市东丽区军粮城医院）
夏晓萍（安徽医学高等专科学校）
肖文冲（铜仁职业技术学院）
阎渭清（天津医学高等专科学校）
袁 波（四川大学华西医院）
张冬青（重庆医药高等专科学校）
张 志（安徽医学高等专科学校）
赵 敏（湖北三峡职业技术学院）
钟 宇（重庆市渝中区上清寺街道社区卫生服务中心）

第4版前言

2022年4月，国务院办公厅印发了《“十四五”国民健康规划》(国办发〔2022〕11号)，明确指出坚持以基层为重点，推动资源下沉，密切上下协作，提高基层防病治病和健康管理能力；统筹预防、诊疗、康复，优化生命全周期、健康全过程服务；逐步健全适应行业特点的医学教育和人才培养体系；展望2035年，建立与基本实现社会主义现代化相适应的卫生健康体系，中国特色基本医疗卫生制度更加完善。

2022年10月，习近平总书记在党的二十大报告中明确指出“推进健康中国建设”“把保障人民健康放在优先发展的战略位置，完善人民健康促进政策”“发展壮大医疗卫生队伍”“健全公共卫生体系，提高重大疫情早发现能力，加强重大疫情防控救治体系和应急能力建设”。

为了贯彻党的二十大精神，落实《“十四五”国民健康规划》的要求，培养顺应新时代我国基层卫生服务发展的防治结合型全科医学人才，我们在前三版教材的基础上，结合近年来全科医学的新进展，充分收集各方面使用者的意见反馈，对教材进行了全面修订。通过修订，让教材建设紧跟时代发展，更加贴近全科医生岗位实际，满足全科医学人才培养需要，为培养出更多合格的全科医生，为国家卫生事业发展做出应有的贡献。

本版主要特色为：一是在推进健康中国建设的进程中，为不断提高基层防病治病和健康管理能力，结合全科医生工作任务，更新国家在全科医学发展领域的最新要求；二是进一步强化了全科临床实践技能，根据最新临床操作指南修订慢性病管理规范，完善并新增了临床实践技能数字资源；三是突出了课程思政的教学要求，整体设计完善了蕴含思政元素的教学案例。

由于作者水平和经验有限，书中难免存在疏漏和不足之处，热切希望有关专家学者、师生指正，提出意见和建议，以便再版时完善提高。

何　坪

2023年1月于重庆

第 1 版前言

为贯彻落实《中共中央 国务院关于深化医药卫生体制改革的意见》(中发〔2009〕6 号)和国务院《医药卫生体制改革近期重点实施方案(2009—2011 年)》(国发〔2009〕12 号),2010 年国家发展改革委、卫生部、中央编办、教育部、财政部、人力资源社会保障部制定了《以全科医生为重点的基层医疗卫生队伍建设规划》,同时启动《关于开展农村订单定向医学生免费培养工作的实施意见》。2011 年 6 月 22 日,国务院总理温家宝主持召开国务院常务会议,决定建立全科医生制度,要求到 2012 年,使每个城市社区卫生服务机构和农村乡镇卫生院都有合格的全科医生。这就要求高等医学院校调整高等医学教育结构和规模,加强全科医学教育,完善标准化、规范化的临床医学教育,提高医学教育质量;加大医学教育投入,大力发展面向农村、社区的高等医学本、专科教育;培养适应时代要求的高素质的全科医生。为适应我国社区卫生服务发展对防治结合型全科医学人才的需求,加快在各类医学人才中普及全科医学知识与技能,促进我国社区卫生服务可持续健康发展,我们组织国内较早开展全科医学教育的高等医学院校教师和一线全科医生共同参与编写此书。

本书可作为高等医学院校专科生教材,也可作为全科医生岗位培训教材。

本书的体例和特点:注重以岗位任务为主线,以执业能力为本位,以大量真实案例为依托,紧密围绕全科医生工作任务,根据整体性、综合性、连续性原则,结合精品课和专业资源库建设要求编写此书。该书突出了全科医学学科特点,是独具特色的医学类高职高专教材。

本书共九章,重点突出全科医生工作的基本理论与原则、基本内容与基本技能。第一章“全科医学与社区卫生服务”由吴勇编写,第二章“以人为本的健康照顾”由徐宛玲编写,第三章“以家庭为单位的健康照顾”由熊正南编写,第四章“以社区为范围的健康照顾”由李济平编写,第五章“以预防为导向的健康照顾”由王荣俊编写,第六章“人际沟通与医患关系”由肖文冲编写,第七章“居民健康档案的建立与管理”由何坪编写,第八章“社区慢性病管理”由易敏春编写。为加强学生的全科医学实践活动,我们结合国家基本公共卫生服务规范特编写了第九章“实训指导”,由何坪、夏晓萍、董宣、肖文冲、李济平等编写。希望各校在使用该教材时,因时因地因人制宜,酌情选择。

重庆医药高等专科学校艾继周副教授、天津医学高等专科学校杨文秀教授、重庆市社区卫生协会陈祖禹全科主任医师和吴建华博士、重庆市首批全科医生规范化培训学员李济平和舒群全科主治医师等在教材的编写上给予了大力支持与关怀,高等教育出版社编辑给予了具体指导,在此一并深表谢意!

由于作者水平和经验有限,书中难免存在疏漏和不足之处,热切希望有关专家学者、师生指正,提出意见和建议。

何　坪

2011 年 7 月 13 日于重庆

目　　录

二维码链接的数字资源目录

续表

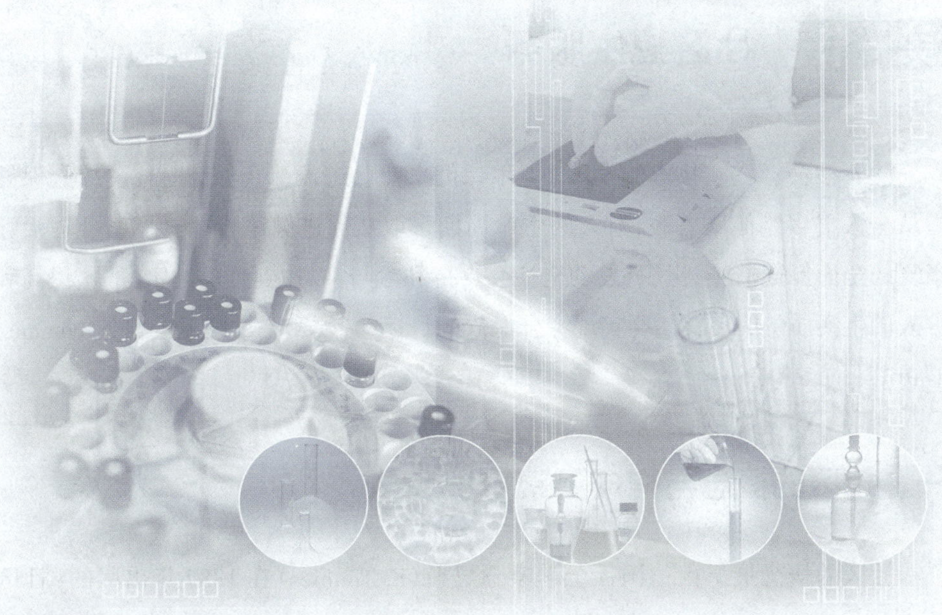

第一章　全科医学与社区卫生服务

思维导图：全科医学与社区卫生服务

学习目标

知识目标

1. 掌握社区、全科医学、全科医疗、全科医生的概念，全科医学的基本原则与特点，全科医疗与专科医疗的区别。

2. 熟悉全科医学产生的基础，社区卫生服务与全科医学的关系。

3. 了解国内外社区卫生服务，全科医学教育的发展状况。

能力目标

能用全科医学的基本原则思考为患者提供健康照顾。

素质目标

培养学生把握时代发展新机遇，树立扎根基层、服务基层、热爱全科医学的事业观。

第一节 社区卫生服务

随着社会、经济、技术的发展，卫生保健事业已进入综合保健时代。综合保健是指从全人群多维健康着眼，对人的生命周期采取从促进健康、预防保健、合理治疗到康复的全面保健措施，组织、发动全社会支持和参与，以达到延长健康寿命、提高和维护人的生活质量的目标。要实现综合保健的目标，必须发展社区卫生服务(community health service，CHS)。

一、社区的概念与构成要素

社区的概念最早由德国社会学家腾尼斯(F. Tonnies)在1887年出版的《社区与社会》一书中提出，随后美国学者罗密斯(C.P. Roomis)将其译成英语“community”。在我国，社区一词由费孝通于20世纪30年代从英文翻译成中文并第一次使用。他对社区的定义是：社区是若干社会群体(家庭、氏族)或社会组织(机关、团体)聚集在某一地域里所形成的一个在生活上相互关联的大集体。1987年，阿拉木图召开的初级卫生保健国际会议将社区定义为：以某种形式的社会组织或团体结合在一起的一群人。近年来，我国民政部又将其定义为：聚居在一定地域范围内的人们所组成的社会生活共同体。

作为一种地域性社会实体，社区与一般的行政区有联系，也有区别。有的行政区与社区在地域上可能是重合的，如某些乡、镇、街道，既是一个行政区，同时主要的社会生活是同类型的，故又是社区。行政区是为了实施社会管理人为划定的，边界清楚。社区是人们在长期共同的社会生产和生活中自然形成的，其边界是模糊的。同一社区可被划入不同的行政区，而同一行政区内也可包含着不同的社区。

由于社区是具有某种互动关系和共同文化维系力的人类群体进行特定的社会活动的区域，因此我国目前所称的社区在城市一般是指街道，在农村则指乡、镇或自然村。无论是城市还是农村的社区都至少包含以下几方面的构成要素。

1. 地域要素　社区是一个有明确边界的地理区域，它是社区存在的基本自然环境条件，为社区提供了生存空间与资源，同时也制约着生活在这一地域内人们的生产与生活，在这个区域人们从事着各种社会活动，实现着人与自然的统一。

2. 人口要素　社区要有一定数量的人群，这些人口不是孤立的、没有联系的个体，而是按一定结构形成社会关系，组织起来共同从事社会活动并进行不同程度的沟通和互动的人群。社区人口要素的内容包括社区人口的数量、构成和分布。

3. 有相应的生活服务设施　社区的生活服务设施是社区成员生活与生产所必需的物质条件，如住房、托幼机构、养老院、卫生服务设施、办公场所、居民生活服务设施、交通通信设施、文化娱乐设施等。设施的完善程度及运行质量好坏是衡量一个社区发达程度的重要指标。

4. 特有的文化背景、生活方式及认同意识　这是社区得以存在和发展的重要因素，它是人们在社区这个特定的环境中长期从事物质与精神活动的结晶。它深入社区生活的各个方面，深刻地反映在人们的精神生活领域中，一个社区的生活方式、风俗习惯、心理特征、行为模式、价值观等体现着社区文化，是人们产生对社区认同感、归属感的重要基础。

5. 相应的社区管理制度及管理机构　每个社区都建立相应的社区管理制度及管理机构，明确规定本社区群体、组织和成员应遵守的规范和准则，以保障社区的正常运行。

二、社区的功能

社区的功能是指社区工作在不断满足社会需求的进程中所发挥的作用，其基本功能有以下 5 个方面。

1. 自治功能　主要体现在社区组织和社区成员通过自我教育、自我管理、自我服务、自我约束，加强对社区公共事务和公益事业的管理和服务。

2. 整合功能　主要体现在通过对社会利益的调整和社区资源的整合，满足社区成员的物质和精神需求，融洽社区人际关系，增强社区居民对社区的亲和力和归属感。

3. 服务功能　主要体现在为社区居民各方面的生活需求提供服务和资源，包括生活服务、医疗服务、教育服务、咨询服务等。

4. 保障功能　主要体现在通过挖掘社区资源和实行社会互助，承担社会保障的具体事务。

5. 监督功能　主要体现在社区居民对社区自身日常工作的监督，目的是增强社区组织及其工作人员的自我约束力，使其更好地为社区居民服务。

三、社区环境与社区人群健康

社区是一个复杂的系统。从整体上看，人群的健康受到不同层次的影响而具有多重性和复杂性的特征。从社区的宏观层次分析，社区与人群健康的关系受整个社区及其周边社会大环境的影响，包括自然环境、社会环境的影响等。

自然环境可对居民健康产生影响，如空气、水、土壤、动物、植物、气象条件、地理环境等都对社区人群的健康有影响。社区人口数量对人群健康的影响也是显而易见的，若社区人口数量过多，超过社区人口容量时，必然会出现住房拥挤、秩序混乱、服务设施及卫生资源相对不足等影响人群健康的状况。大规模的工农业生产在给人类社会带来巨大物质财富的同时，也带来环境污染问题。如煤和石油燃烧过程中产生的二氧化硫、三氧化硫、氮氧化物、一氧化碳等，生产过程产生的废水、废气、废渣，大量使用农药对环境所造成的广泛污染；核设施事故造成核物质泄漏产生放射性污染、噪声、震动、微波、激光、热污染等；痛风、水俣病等公害病的出现及各种职业中毒、恶性肿瘤的发生率居高不下，都表明环境污染是危害人类健康的重要因素。社区的交通状况与社区人群的生活息息相关，甚至影响人们的就医行为，人们可能由于交通不便而未能及时就医，最终导致抢救和治疗的延误。社区的安全保障对居民的身心健康亦有影响，如安全建筑、安全设施、安全管理、安全制度等都与人们安全感的满足有关。

社会环境是指人类在自然环境的基础上，通过长期有意识的社会劳动所创造的人工环境。人类健康受到社会经济、生活方式与行为习惯等因素的影响。一方面，经济发展可提供更丰富的生活资料，提高居民的生活水平，通过改善人们的营养结构，提高食物的质和量，促进健康。另一方面，经济发展也会对社区人群健康带来不利影响，如环境污染、生活方式转变、生活节奏加快、生活压力事件等都是疾病产生的重要原因。生活方式与行为习惯也是影响人们健康的因素之一，如饮食习惯、嗜好、起居、运动、风俗等，这些因素既可以起到促进健康的作用，也可以产生损害人们健康的因素。因此，我们要提倡符合人群健康的行为，对不符合人群健康的行为应加以限制和改善。

四、社区卫生服务的概念

1996 年 12 月，中共中央、国务院召开了新中国成立以来第一次全国卫生工作会议，讨论通过并于 1997 年 1 月公布了《中共中央、国务院关于卫生改革与发展的决定》(以下简称《决定》)。《决定》中明确指出发展社区卫生服务，动员全社会和全体人群积极参加，提高全体人群的素质和健康水平；并指出“改革城市卫生服务体系，积极发展社区卫生服务，逐步形成功能合理、方便群众的卫生服务网络”。1999 年，国务院十部委在联合下发的《关于发展城市社区卫生服务的若干意见》中，将社区卫生服务明确定义为：社区卫生服务是社区建设的重要组成部分，是在政府领导、社区参与、上级卫生机构指导下，以基层卫生机构为主体，全科医生为骨干，合理使用社区资源和适宜技术，以人的健康为中心、家庭为单位、社区为范围、预防为导向，以妇女、儿童、老年人、慢性病患者、残疾人等为重点，以解决社区主要卫生问题，满足基本卫生服务需求为目的，融预防、医疗、保健、康复、健康教育、计划生育技术服务等为一体的，有效、经济、方便、综合、连续的基层卫生服务。

社区卫生服务是一种能适应生物－心理－社会医学模式发展的新型服务模式，被国际社会公认为实施初级卫生保健的基本战略。发展社区卫生服务是满足居民基本卫生保健需求最方便、最有效的一种方式；是实现"人人享有卫生保健"，获得基本健康保障，实现卫生服务可及性与公平性的迫切要求和有效手段；同时也是增强卫生服务功能，提高卫生服务效率，提高卫生服务质量，优化卫生服务体系，有效控制医疗费用不合理增长的根本途径。

五、社区卫生服务的工作范围

社区卫生服务的工作范围包括以下内容。

1. 预防服务　开展社区居民健康调查，进行社区卫生诊断，向社区管理部门提出改进社区公共卫生的建议及规划，对社区爱国卫生工作予以技术指导；有针对性地开展慢性非传染性疾病、地方病与寄生虫病的健康指导、行为干预和筛查，以及高危人群监测和规范管理工作；负责辖区内计划免疫接种和传染病预防与控制工作；提供精神卫生服务和心理卫生咨询服务。

2. 医疗服务　运用适宜的中西医药及技术，开展一般常见病、多发病的诊疗；提供急诊服务；提供家庭出诊、家庭护理、家庭病床等卫生服务；提供会诊、转诊服务；提供社区临终关怀服务。

3. 保健服务　提供妇女、儿童、老年人、慢性病患者、残疾人等重点人群的保健服务，个人与家庭的连续性健康管理服务。

4. 康复服务　提供慢性病患者及残疾人的康复服务。

5. 健康教育　开展社区健康教育与健康促进工作，普及相关卫生知识，通过干预改变影响居民健康的生活行为与生活方式。

6. 计划生育技术服务　开展计划生育咨询、宣传并提供适宜技术服务。

六、社区卫生服务的特点

1. 公益性　社区卫生服务除了基本医疗服务以外，其他康复等服务都属于公共卫生的服务范围。

2. 主动性　医院的医生是等患者上门，而社区卫生服务则是主动性服务，上门服务，为居民提供家庭病床服务。

3. 全面性　社区卫生服务是为社区全体居民提供服务。除了患者以外，健康人群、亚健康人群也是它的服务对象。

4. 综合性　社区卫生服务是多位一体的服务，除了基本医疗外，还包括预防、保健、康复、健康教育及计划生育技术指导等。

5. 连续性　社区卫生服务提供的是居民从出生到临终的全程服务。

6. 可及性　社区卫生服务中心开在居民家门口，步行 15 分钟就能到达，方便居民看病。社区卫生服务提供基本医疗服务，药品是基本药品，技术是适宜技术，价格比综合性医院要低，这种服务是居民能够承担得起的。

七、我国社区卫生服务体系与机构建设

医疗卫生服务体系主要包括医院、基层医疗卫生机构和专业公共卫生机构等。我国社区卫生服务体系由社区卫生服务指导中心、社区卫生服务中心、社区卫生服务站三级构成。

1. 社区卫生服务指导中心　由区域中的二级甲等及以上医院承担，主要任务是：社区卫生服务人员的业务进修，医学院校毕业生毕业后教育，接收社区卫生服务中心的转诊患者，社区卫生服务的科研与教学工作等。

2. 社区卫生服务中心　社区卫生服务中心一般与城市街道办事处所管辖的范围一致，提供社区基本公共卫生服务和社区基本医疗服务。社区卫生服务中心按照服务人口数量确定建设规模。服务人口≤ 5 万人，建筑面积为 1 400 m^2；5 万人 < 服务人口≤ 7 万人，建筑面积为 1 700 m^2；服务人口 >7 万人，建筑面积为 2 000 m^2。至少设日间观察床 5 张；根据当地医疗机构设置规划，可设一定数量的以护理康复为主要功能的病床，但不得超过 50 张。设置临床科室、预防保健科室、医技及其他科室；布局合理，充分体现保护患者隐私、无障碍设计要求。人员设置上至少有 6 名执业范围为全科医学专业的临床类别、中医类别执业医师，9 名注册护士；至少有 1 名副高级以上任职资格的执业医师；至少有 1 名中级以上任职资格的中医类别执业医师；至少有 1 名公共卫生执业医师；每名执业医师至少配备 1 名注册护士，其中至少具有 1 名中级以上任职资格的注册护士；设病床的，每 5 张病床至少增加配备 1 名执业医师、1 名注册护士。

3. 社区卫生服务站　社区卫生服务站的服务人口一般为 0.8 万 ~1 万人；建筑面积宜为 150~220 m^2。布局应合理，充分体现保护患者隐私、无障碍设计要求。至少配备 2 名执业范围为全科医学专业的临床类别、中医类别执业医师；至少有 1 名中级以上任职资格的执业医师；至少有 1 名能够提供中医药服务的执业医师；每名执业医师至少配备 1 名注册护士；有与开展的工作相应的基本设备；具备基本药物 120 种以

上，包括常用急救药品与中成药。

近年来，各级政府及相关部门共同努力，大力发展社区卫生服务事业，使社区卫生服务取得了飞速发展，进入了一个崭新的发展阶段。截至2021年年底，全国医疗卫生机构总数达1 030 935个，其中基层医疗卫生机构977 790个，基层医疗卫生机构中，社区卫生服务中心(站)36 160个，乡镇卫生院34 943个，诊所和医务室271 056个，村卫生室599 292个。社区卫生服务网络已基本形成。社区卫生服务根植于民众，服务于民众，是我国医疗卫生发展的朝阳事业，发展空间十分广阔。随着社会进步和现代科学技术的发展，社区卫生服务的社会作用越来越显著，呈现了医学社会化的趋势，未来将朝着整体化、综合化、多元化的方向发展。由于其对居民健康的独特作用，受到政府和社会各界的高度重视，相关政策与制度相继出台，其中分级诊疗制度与双向转诊制度日益完善。分级诊疗制度就是要按照疾病的轻、重、缓、急及治疗的难易程度进行分级，不同级别的医疗机构承担不同疾病的治疗，实现基层首诊和双向转诊。其内涵概括起来即基层首诊、双向转诊、急慢分治、上下联动。双向转诊制度是指社区卫生服务机构与区域大中型综合医院、专科医院签订协议，小病在社区卫生服务机构治疗，大病转向二级以上的大医院，而在大医院确认后的慢性病治疗和手术后的康复则可转至社区卫生服务机构。提高社区卫生服务机构的整体服务水平与人员素质，合理配置、优化、管理社会资源，继续完善社区卫生服务体系，努力满足社区居民日益增长的基本卫生保健服务需求，社区卫生服务事业会发展得更快、更好。

第二节 全科医学、全科医疗、全科医生的基本概念

全科医学自20世纪60年代始，历经50多年的发展，在医疗保健体系中已占据了极其重要的地位。美国家庭医生学会(The American Academy of Family Physicians, AAFP)1984年对全科医学的定义："全科医学是整合生物医学、行为科学和社会科学的一门新型医学专科，其知识和技能的核心源自传统的开业医生和以家庭为范畴的独特领域，而不以患者的性别、年龄和器官系统的疾病进行分科。"因此，全科医学是全科医疗的学术领域，具有独特的知识体系，其特点不在于知识和技能的宽广程度，而突出于它在提供服务时所秉持的整体性思维观。全科医生则是接受全科医学专门训练，综合程度较高的医学人才，主要在基层承担预防保健、常见病多发病诊疗和转诊、患者康复和慢性病管理、健康管理等一体化服务，是居民健康的"守门人"。本节将系统介绍全科医学、全科医疗、全科医生的基本概念。

案例 1-1

患者，男，57 岁，患支气管哮喘 15 年。2 天前因感冒而致哮喘发作，呼吸困难明显，不能平卧，坐位，喘息样呼吸。患者到某社区卫生服务中心就诊后，被收住入院。医生按常规进行补液、抗炎、解痉、化痰、吸氧等处理，病情未得到明显改善。药物已经用到最大剂量，但患者仍十分痛苦。患者端坐床上，精神极度紧张，呼吸很困难。

讨论：

1. 如果你是一位高年资的全科医生，你认为应该采取哪些措施？
2. 面对这样一位患者，当务之急是什么？
3. 如何了解患者，如何理解和缓解患者的紧张情绪？
4. 要解决患者的根本问题，还应采取哪些重要措施？

一、全科医学

全科医学（general practice）又称为家庭医学（family medicine），是一门面向个人、社区与家庭，整合临床医学、预防医学、康复医学及人文社会学科相关内容于一体的综合性临床二级专业学科；其范围涵盖各种年龄和性别、各个器官系统及各类健康问题和疾病。其主旨是强调以患者为中心、以家庭为单位、以整体健康维护与促进为方向的长期负责式照顾，并将个体与群体健康照顾融为一体。全科医学整合了现代生物医学、行为医学和社会医学的最新研究成果，形成独特的理论体系，其精神实质适用于所有的医学学科，但其技术方法更适用于基层医疗卫生服务。

全科医学实现了医学模式的彻底转变，其整体性的临床思维方式指导全科医生充分利用社区内外有限的卫生资源，为社区中的个人及其家庭提供连续性、综合性、协调性、个体化和人性化的医疗保健服务，并最大限度地满足社区居民追求健康生活的需求。全科医学的研究对象主要是社区中的个人及其家庭，包括患者和健康者，就医者和未就医者，并且以人为中心、家庭为单位、社区为范围，主要研究社区中常见的健康问题。全科医学的性质属于临床医学学科，是综合性的临床医学学科，是广度上的医学专科，是与内科学、外科学、妇产科学、儿科学相对等的临床二级专业学科，是一门注重艺术的人性化的医学学科。

二、全科医疗

（一）全科医疗的概念

全科医疗是由全科医生所从事的医学实践活动，是将全科医学理论应用于个人、家庭和社区照顾，为个人、家庭、社区提供集预防、治疗、保健、康复、计划生育和健康教育为一体的可及、持续、综合、协调的基层医疗保健服务。它是在通科医疗的基础上，整合其他许多学科领域内容的一体化的临床专业，除了利用其他医学专业的知识外，还强调运用家庭动力学、人际关系、咨询及心理治疗等方面的知识提供服务。它不以患者的性别、年龄、疾病的类型及所应用的技术、方法特征来分科，而是综合内科、外科、妇产科、儿科等各个临床专科的基本服务，应用生物－心理－社会医学模式，以个人为中心、家庭为单位、社区为范围的连续性、综合性、协调性、人性化的服务，是医疗保健系统的基础。

（二）全科医疗的基本特征

全科医疗的基本特征如下。

1. 基层医疗服务。
2. 以门诊为主体的服务。
3. 以患者为中心的整体性服务。
4. 连续性服务。
5. 协调性服务。
6. 人性化服务。
7. 以人为中心、家庭为单位、社区为范围的服务。
8. 方便、及时、经济、有效的服务。

（三）全科医疗与专科医疗的区别

1. 服务宗旨与责任不同　专科医疗负责患者疾病阶段的照顾，其服务宗旨是根据科学对人体生命与疾病本质的深入研究来认识与对抗疾病，其工作遵循“科学”的模式，其责任局限于医学科学认识与实践的范围，其最高价值是科学性，即充分体现医学的科学性，强调根除或治愈疾病，即为治愈医学。

全科医疗负责健康时期、疾病早期乃至经专科诊疗后无法治愈的各种病患的长期照顾，其关注的是人而不是病，无论其服务对象有无疾病（disease，生物医学上定位的病种）或病患（illness，有症状或不适），全科医疗都要为其提供令人满意的照顾。因此，全科医生类似于“医学服务者”与“管理者”，其工作遵循“照顾”的模式，其责任既涉及医学科学，又包括与这种服务相关的各个专业领域（包括医学以外的行为科学、社会学、人类学、伦理学、文学、艺术学等），其价值既有科学性，又顾及服务对象的满意度，充分体现了医学的艺术性。此外，随着社会进步和民众健康需求的增加，基层医疗的公平性、经济性与可及性日益显现，于是关于经济学的考虑也成为全科医疗中重要的价值之一，这更体现了医学的公益性（表 1–1）。全科医疗强调的是对医疗服务对象的照顾，即为照顾医学。

表 1–1　专科医疗与全科医疗在哲学上的区别

类别	专科医疗	全科医疗
模式	“科学”模式	“照顾”模式
价值	科学性	科学性 + 艺术性 + 公益性
证据	科研结果	科研结果 + 服务对象体验
方法	还原分析	整体综合（还原基础上）

2. 服务内容与方式不同　专科医疗处于卫生服务金字塔的上部，所处理的多为生物医学上的重病，往往需要昂贵的医疗资源来解决少数人的疑难问题，其方式为各个专科的高新技术。

全科医疗处于卫生服务金字塔的底层，处理的多为常见的健康问题，其利用最多的是社区和家庭的卫生资源，以低廉的成本维护大多数民众的健康，并干预各种无法被专科医疗治愈的慢性疾病及其导致的功能性问题。由于这些问题往往涉及服务对象的生活方式、社会角色和健康信念，所以全科医生的服务方式是通过团队合作进行“一体化”的全方位管理。在全科医疗服务团队中，患者（个体或群体）应是医护人员得力的合作伙伴，是社区 / 家庭健康管理目标制订与实施的积极主体之一（表 1–2）。

表 1–2　全科医疗与专科医疗在具体特性上的区别

特性	全科医疗	专科医疗
服务人口	较少而稳定（1∶2500±）	多而流动［1∶(5 万 ~50 万)］
照顾范围	宽（生物 – 心理 – 社会功能）	窄（某系统 / 器官 / 细胞）
疾患类型	常见问题	疑难问题
技术	基本技术，不昂贵	高新技术，昂贵
方法	综合	分科
责任	持续性，生前→死后	间断性
服务内容	医疗、预防、保健、康复、健康教育、计划生育一体化	医疗为主
态度 / 宗旨	以健康为中心，全面管理；以人为中心，患者主动参与	以疾病为中心，救死扶伤；以医生为中心，患者被动服从

总之，全科医生相对其他专科医生而言，是医学领域的通才医生。全科医生与专科医生的不同之处不仅表现在他们的服务理念、对象、内容和范围等方面，还源于知识结构上的差别。就某一专科知识掌握的纵深度而言，全科医生不如该学科的专科医生，然而全科医生拥有多学科横向整合的知识和技能的宽度与广度，这是其他某一专科的医生所无法企及的。

三、全科医生

案例 1-2

患者，男，32 岁，未婚，中学教师。近日去一家全科医疗诊所就诊，主诉：头晕、疲劳、睡眠不好。测血压为 160/110 mmHg，有高血压史半年多。1 年前患过肺结核。1 个月前所带毕业班参加高考，升学率在全校排名倒数第一，被学校点名批评，感觉压力很大。20 天前，相处 2 年多的女朋友提出分手，现在患者正处于失恋的痛苦中。2 周前，母亲突然因脑出血去世，对患者刺激很大。喜食咸食，吸烟（每天吸烟近 60 支）；父亲有高血压病史。

讨论：作为全科医生应如何照顾、帮助这位患者？

（一）全科医生的定义

全科医生又称为家庭医生，是执行全科医疗的卫生服务者，是对个人、家庭和社区提供优质、方便、经济有效、一体化的基层医疗保健服务，进行生命、健康与疾病的全过程、全方位负责式管理的医生。其服务涵盖不同性别、年龄的对象及其所涉及的生理、心理、社会各层面的健康问题；全科医生应能在所有与健康相关的事务上，为每个服务对象当好健康代理人。

美国家庭医生学会对家庭医生的定义："家庭医生是经过家庭医疗这种范围宽广的医学专业教育训练的医生。家庭医生具有独特的态度、技能和知识，使其具有资格向家庭的每个成员提供持续性与综合性的医疗照顾、健康维持和预防服务，无论其性别、年龄或健康问题类型是生物医学的、行为的还是社会的。这些专科医生由于其背景与家庭的相互作用，最具资格服务于每一位患者，并作为所有健康相关事务的组织者，包括适当地利用顾问医生、卫生服务及社区资源。"

英国皇家全科医学院对全科医生的定义："全科医生是在患者家里、诊所或医院里向个人和家庭提供人性化、基层、连续性医疗服务的医生。他承担对自己的患者所陈述的任何问题做出初步决定的责任，在适当的时候请专科医生会诊。为了共同的目的，他通常与其他全科医生以团队形式一起工作，并得到医疗辅助人员、适宜的行政人员和必要设备的支持。其诊断由生物、心理、社会几个方面组成，并为了促进患者健康而对其进行教育性、预防性和治疗性的干预。”

尽管世界各国因经济发展、文化背景和医疗体制等的不同使全科/家庭医生的概念存在一定差异，但以下几点是较为公认的全科医生的作用：① 全科医生是首诊医生；② 全科医生以家庭和社区为工作场所，提供以门诊为主体的医疗保健服务；③ 全科医生的服务不受时间、地点、性别、年龄和疾病种类影响；④ 全科医生是患者及其家庭所有医疗保健服务的协调者；⑤ 全科医生是高质量的基层卫生保健的最佳提供者与组织者。

（二）全科医生的角色

全科医生的角色归纳为以下 3 个方面。

1. 对患者及其家庭

(1) 诊疗者：负责常见健康问题的诊治和全方位、全过程管理，包括疾病的早期发现、干预、康复与终末期服务；提供门诊、家庭及个别住院诊疗服务。

(2) 协调者：当患者需要时，负责为其提供协调性服务，包括动用家庭、社区、社会资源和各级各类医疗保健资源；与专科医生形成有效的双向转诊关系。

(3) 教育者：利用各种机会和形式，对服务对象（包括健康人、高危人群和患者）随时进行深入细致的健康教育，促进健康生活方式的形成，保证教育的全面性、科学性和针对性，并进行教育效果评估。

(4) 咨询者：提供健康与疾病的咨询服务，聆听与体会患者的感受，通过有技巧的沟通与患者建立信任关系，对各种有关问题提供详细的解释和资料，指导服务对象实施有成效的自我保健。

2. 对医疗保健和保险体系

(1) 守门人：作为首诊医生和医疗保健体系的“门户”，为患者提供所需的基本医疗保健，将大多数患者的问题在社区内解决，对少数需要专科医疗者有选择地联系会诊与转诊；作为医疗保险体系的“门户”，向保险系统登记注册，取得“守门人”的资格，并严格依据有关规章制度和公正原则、成本－效益原则从事医疗保健活动，与保险系统共同管理好医疗保健。

(2) 团队管理及教育者：作为基层卫生团队的核心人物，在日常医疗保健工作中实施对人、财、物的管理，协调医护、医患关系，协调社区各方面的关系，组织团队成员的业务发展、继续教育学术活动等，保证医疗服务质量。

3. 对社会

(1) 社区健康组织与监测者：建立个人、家庭、社区健康指导，定期进行适宜的健康检查，早期发现并干预危险因素；动员组织社区各方面积极因素，协助建立与管理社区健康网络，利用各种场合做好健康促进、疾病预防和全面健康管理工作；建立与管理社区健康信息网络，运用各种形式的健康档案资料做好疾病监测和统计工作。

(2) 社区 / 家庭成员：全科医生也是社区及家庭的重要一员，参与社区及家庭的各种活动，积极构建和谐的社区及家庭氛围。

(三) 全科医生应具备的素质

全科医生为个人、家庭和社区提供优质、方便、经济有效、一体化的基层医疗保健服务，提供全方位、全过程负责式健康管理，必须具备以下素质。

1. 强烈的人文情感　全科医生必须具有对人类和社会生活的热爱与持久兴趣，具有服务于社区人群、与人交流和相互理解的强烈愿望和自身需求；其对患者的高度同情心和责任感不轻易改变，就像母亲对孩子的爱心一样，是无条件的、全方位的、不求索取的。与纯科学或纯技术行业的要求不同，这种人格是当好一个全科医生的基本前提。

2. 出色的管理意识　全科医生必须具有强烈的自信心、自控力和决断力，敢于并善于独立承担责任、控制局面，也包括能平衡个人生活与工作的关系，以保障其身心健康与服务的质量；在集体环境中有自觉的协调意识、合作精神和足够的灵活性，从而能成为团队工作的实际核心，并与各有关方面保持良好的关系。

3. 执着的科学精神　全科医生是现代科学的产物，在社区相对独立的环境中更需要持有严谨的科学态度，一丝不苟地按照临床医生的诊疗程序和科学思维工作，并保持高度的敏感性，对任何疑点都不轻易放过；在对患者、家庭成员和社区大众进行教育时亦不忘科学性。因此，全科医生应特别注意保持与医院及专科医生的联系。

4. 良好的沟通能力　作为全科医疗的提供者，全科医生应该熟悉群众，了解其生活状况、家庭和社区，并与其他成员协调配合，如上级医疗机构的专科医生、社区卫生服务机构的其他工作人员。全科医生的沟通能力培养关系到全科医疗服务能否顺利开展。

5. 良好的应变能力　全科医疗服务对象往往是无法预测与多变的，每位就诊者都可能有意想不到的问题，尽管大多属基础性问题，但同一问题也会因人而异，更何况还有可能碰到较罕见的、复杂的或难以处理的问题，所以全科医生应有良好的应变能力，并能迅速、合理、有效地处理各种健康问题。

6. 娴熟的业务技能　全科医生应该具备把服务对象作为一个整体来看待的服务知识，既善于处理暂时性健康问题，又能对慢性病患者、高危患者与健康人提供持续性保健。因此，全科医生必须具备临床各科及相关学科的知识与技能。

第三节　全科医学的发展

一、全科医学的发展历程

从世界医学发展的历史来看，全科医学是在近代通科医疗的基础上经过升华而产生的，其发展历程大致包括 3 个阶段。

（一）通科医生时代

18 世纪初期欧洲开始出现少数经过正规训练且以行医为终生职业的医生，这些医生仅为少数贵族阶层服务，被称为“贵族医生”。其余大多数为公众提供疾病治疗的服务者被称为“治疗者”（healers/therapists），他们将行医作为副业，大多凭自己的经验和手艺为公众提供治疗服务。18 世纪中期，一些“贵族医生”随着移民潮进入北美，并以个人开业的方式面向公众提供医疗服务。由于开业医生数量有限，无法满足不断增长的医疗服务需求，使得他们不得不向患者提供诸如验尿、配药、放血、灌肠、缝合等多项服务，这就是全科医生最早的雏形。19 世纪初，英国 *Lancet* 杂志首次将这种具有多种技能的医生命名为通科医生（general practitioners, GP），从此通科医疗快速发展。到 19 世纪末，通科医生一直占据着西方医学的主导地位，当时 80% 以上的开业医生都是通科医生，这些医生在社区中开展诊疗活动，为患者提供从生到死的照顾，他们熟悉公众的基本情况，经常到患者家里出诊或提供咨询服务，是社区居民的亲密朋友和照顾者，在社会上备受尊敬。

（二）专科化的兴起与通科医疗的衰落

19 世纪，生物学、解剖学、生理学和微生物学等基础医学学科的迅速发展，为现代医学奠定了科学基础。1910 年，美国著名教育学家亚伯拉罕·弗莱克斯纳（Abraham Flexner）发表了一篇具有历史意义的考察报告，高度肯定和热情推荐约翰·霍普斯金大学（Johns Hopkins University）医学院把临床、教学和科研结合的新型教育模式。该报告改变了医学教育的方向，从此各医学院校根据不同专科要求重新组织教学，医学从此走上了专科化发展的道路。从 1910 年到 1940 年间，医学经历了第一次专科化发展的高潮。第二次世界大战以后，科技的快速发展促进了生物医学研究的进一步深入，医学向着技术化、专科化的方向突飞猛进，综合性医院如雨后春笋般出现，专科医疗成为医学的主导。

专科医疗服务模式的成功，使得以医院为中心、以专科医生为主导、以消灭生物学疾病为目标的生物医学模式取得了统治地位。由于医院里装备了各种先进的仪器设备，集中了一大批掌握现代医学知识和技能的专家，吸引了越来越多的患者，社区中的通科医生一度被社会冷落，数量逐渐减少，其与专科医生的比例从 1930 年的 4∶1 降到 1970 年的 1∶4，通科医疗逐渐衰落。

（三）全科医学的产生

20 世纪 50 年代后期，随着人口老龄化进程的加快，慢性病和退行性疾病患病率的上升及医疗费用的过快增长，专科化服务模式的内在缺陷逐渐显现出来，由于医院的专科越分越细，医生很少去访视和守候患者，使得医疗服务的方便性、可及性、连续性和综合性均受到了极大的挑战。提供基层医疗保健的通科医生又重新为社会所重视，人们开始呼唤通科医疗的回归。医学界的反应是迅速的，英国、美国、加拿大、澳大利亚等国相继建立了全科医生学会（学院），20 世纪 60—70 年代，美国、加拿大又将该学会改名为家庭医生学会，并且将通科医生改称为“家庭医生”（family physician），将他们提供的服务称为“家庭医疗”（family practice），将其赖以实践的知识基础称为“家庭医学”。1969 年，美国家庭医学委员会（American Board of Family Practice, ABFP）创立，家庭医学正式成为美国第 20 个医学专业，从此全科医学迈入专业化的行列。随后，美国、英国和加拿大等国又建立了相应的全科医学培训制度，全科医学在世界范围内蓬勃发展起来，所不同的是，英国并未改变“通科医生”的称谓。在中国大陆，为了改变人们对“通科医生”只通不专、缺乏专业训练的印象，将“general practitioner”翻译为“全科医生”，以示其服务全方位、全过程的特点。

1972 年，世界全科医生 / 家庭医生国立学院、大学和学术学会组织（WONCA，简称世界家庭医生组织）在澳大利亚墨尔本正式成立，学会热情为世界各国全科医生提供学术和信息交流的平台，积极促进世界范围内全科医学的发展。在各国政府和热心人士的努力下，全科医学取得了较快发展。世界卫生组织和世界家庭医生组织指出，在 21 世纪，全科医生与专科医生的比例至少应达到 1∶1，即平均每 2 000 人就要有一个全科医生，以满足民众对基层卫生保健的需求。因此，加快发展全科医学，大力培养全科医生，已经成为很多国家发展基层医疗保健的重要任务之一。

二、全科医学的发展基础

医学科学的发展受社会发展的制约与影响。全科医学的产生与发展不是偶然的，而是特定历史条件下的必然产物，是医学科学发展的必然，也是经济社会发展的必然。

（一）人口的迅速增长和老龄化进程的加快

第二次世界大战以后，各国经济条件普遍改善，人民生活水平不断提高，加之卫生事业的迅速发展，使得人民的健康水平不断提高，人口死亡率显著下降，世界人口迅速膨胀，从1950年的25亿激增到1987年的50亿，2022年世界人口已达到80亿。增长的人口相对集中于现代化的大都市中，人口过剩使生活空间过度拥挤，公共设施明显落后，生活节奏加快，人际关系紧张，竞争激烈，卫生服务供需之间出现尖锐矛盾，这种状况已成为危害公众健康的重要问题。

在世界人口迅速增长的同时，老龄化的问题日益严重，许多发达国家和部分发展中国家已经进入老龄化社会（65岁及以上人口占总人口比例超过7%或60岁及以上人口占总人口比例超过10%）。第七次全国人口普查结果显示，中国60岁及以上老年人口已有2.64亿，占总人口的18.7%（其中，65岁及以上人口为1.91亿，占总人口的13.5%）。预计到2050年，中国老年人口将达到4.8亿，约占届时亚洲老年人口的2/5、全球老年人口的1/4，比现在美、英、德3个国家人口总和还要多。

人口老龄化是当今世界的重大社会问题。一方面，带来了老年人自身健康方面的问题，诸如营养与保健、福利与保障等。由于老年人患病率高、行动不便、经济来源有限等客观原因，要求改变卫生服务模式，就近能够得到预防、保健、医疗和康复一体的卫生服务。另一方面，亦带来一些社会经济问题，如劳动年龄人口比重下降，赡养系数增大，给社会和家庭造成了巨大压力。因此，人口过多和老龄化必然加剧卫生服务供需之间的矛盾。

（二）疾病谱和死因谱的变化

20世纪初期，世界各国传染病、寄生虫病、感染性疾病及营养不良症等疾病的发病率和死亡率都很高。到20世纪中叶，随着第一次卫生革命的成功和人们营养状况的普遍改善，影响人类健康的主要问题不再是各种传染病和营养不良症，取而代之的是由不良生活方式、行为习惯和退行性病变引起的各种慢性非传染性疾病。20世纪80年代，心脑血管疾病、恶性肿瘤及意外死亡已经成为世界很多国家共同的前几位死因。慢性非传染性疾病造成疾病负担不断增加，据世界银行统计，2005 年全球慢性非传染性疾病导致的死亡人数达 3 500 万，占全球总死亡人数的 60%；2005—2015 年，心血管疾病、脑卒中、糖尿病等 3 种重要疾病在中国造成的经济损失达 5 500 亿美元。在中国，个人健康状况的好转将使工作时间增加 16%，个人收入增长 20%。截至 2019 年年底，城市居民主要疾病死亡率及死因前三位分别是恶性肿瘤（161.56/10 万）、心脏病（148.51/10 万）、脑血管疾病（129.41/10 万）。

疾病谱和死因谱的变化对医疗服务模式提出了更高的要求。各种慢性非传染性疾病的病因和发病机制复杂，病程漫长，常涉及身体的多个系统、器官，且缺乏特异性的治疗手段。这类疾病需从改变不良生活习惯，调整心理压力，消除心理、环境和社会致病因素等方面着手，需要的是人性化、综合性、持续性的卫生保健服务，这就引发社会对全科医生的再次思考，重新呼唤全科医学。

（三）医学模式的转变和健康概念的扩展

医学模式（medical model）又称为医学观，是人们在长期的医学实践中形成的观察与处理医学问题的方法，是对疾病和健康总的特点和本质的概括，它形成于医学实践，反过来又对医学实践起着重要的指导作用。人类历史上经历了神灵主义医学模式、自然哲学医学模式、机械论医学模式、生物医学模式和生物 – 心理 – 社会医学模式。

从医学历史看，生物医学模式对现代医学的发展影响很大。生物医学的进步，使人们从生物学的观点来认识疾病和健康的关系，使人类在传染病防治上取得了重大进展。但是随着医学的发展和疾病谱的变化，生物医学模式渐渐显出其片面性和局限性。人们的卫生保健需求在不断提高，要求增进健康、延年益寿，要求保持良好的生活方式和健康的心理状态。这些变化最终促使生物 – 心理 – 社会医学模式产生。1977 年，美国精神病专家恩格尔（G.L. Engle）正式提出了生物 – 心理 – 社会医学模式。其观点迅速为人们所接受，成为医学教育、医学研究、临床服务的指导思想。生物 – 心理 – 社会医学模式是系统论的思维方式，它认为人的生命是一个开放的系统，通过与周围环境的相互作用及系统内部调控能力决定健康状况。生物医学模式时期，医生只注意到身体和疾病，而忽略了患者是一个具有心理活动的人，医生的思维仅局限于“治病不治人”的阶段，只是用药物或手术来消除疾病，而不考虑患者生活在特定的环境里，具有一定的社会关系，一定的心理状态制约着人体的生理功能。生物 – 心理 – 社会医学模式就充分地将人体与环境、人体与心理、人体与社会等因素之间的相互联系与相互作用考虑在内，必然在治疗疾病时会考虑到生物、心理、社会等多方面的因素，使人们更全面地认识健康与疾病的问题。

随着社会的进步及医学模式的转变，人们对健康的认识逐渐深化，健康的含义不再仅限于"无病"或"不虚弱的状态",而是被赋予了更多的人文和社会内涵。1948年,世界卫生组织明确指出:"健康不仅仅是没有疾病和不虚弱,而是整个身体、精神和社会适应的完好状态。"新的健康概念受到了人们的广泛认同,传统的医学理念、单纯的生物医学模式的治疗已经不能达到"身体上、精神上和社会适应上的完好状态"的目标,"医学以促进人类健康为目标"理念的实现形式——全科医学应运而生,并得到飞速的发展。

(四)卫生经济学压力和卫生改革的需要

20世纪60年代以来,由于医疗服务的高度专科化和高新技术的普遍应用,世界各国普遍面临医疗费用高涨的问题。以美国为例,1970年的医疗费用占GDP的7.12%,1991年上升到13%,2019年已达16.9%左右。我国2020年卫生总费用占GDP的6.23%,医疗费用上升趋势还将持续。医疗费用的膨胀给政府、社会和个人带来了巨大的压力,然而对改善人们的健康状况却收效甚微。在我国,目前有近64%的人口居住在城镇;而在城市,卫生资源过分向大医院集中,基层医院和社区卫生服务机构人、财、物等卫生资源有一定程度的不足。这些卫生经济学方面的压力都迫切需要深化改革,从卫生服务体系、服务模式等根本问题上寻求出路。

三、我国全科医学的发展前景

(一)全科医学的引入

20世纪80年代后期,中国大陆引入全科医学概念。1986—1988年,世界家庭医生组织(WONCA)主席拉惹古玛(Rajakumar)博士(1986—1989年担任主席)和李仲贤医生(Peter Lee,1992—1995年担任主席)几次访问北京,建议中国大陆发展全科医学。1989年,首都医科大学成立了国内第一个全科医学培训机构——全科医学培训中心。同年11月,在众多国际友人的帮助下,在北京召开了第一届国际全科医学学术会议,这些事件促进了全科医学概念在我国的传播,对我国全科医学的发展起到了重要的推动作用。此后,在WONCA及加拿大、以色列和我国台湾地区全科医学专家的技术支持和热情帮助下,在国内外热心人士的共同努力下,全科医学开始在中国大陆生根发芽。1993年11月,中华医学会全科医学分会在北京正式成立,标志着我国全科医学学科的诞生。

(二)全科医学的发展

全科医学引入我国以后,国内专家和学者对全科医疗模式进行了大胆尝试,努力探索适合中国国情的全科医学理论和实践体系。随着我国医疗卫生体制改革的不断深入和医学科学的发展，国家越来越重视全科医学的发展。自1997年起，国家多部门出台20余项政策、法规，为我国全科医学发展提供了良好的政策环境，也为我国新时期全科医学的发展指明了方向。

近年来，随着城市社区卫生服务的深入开展，全科医疗在我国蓬勃开展起来，各地根据当地社会经济发展水平和群众的需求，充分利用现有资源，改革原有基层医院的功能，建立了不同体制、多种形式的社区卫生服务机构。据统计，截至2021年年底，全国建有社区卫生服务中心10 122个、社区卫生服务站26 038个，基本形成了覆盖全国城市的社区卫生服务网络。

在社区卫生服务机构覆盖面明显扩大的同时，各地逐渐加大人才培养的力度，积极开展社区全科医生、护士岗位培训，社区卫生人才队伍建设得到明显加强。2011年7月印发的《国务院关于建立全科医生制度的指导意见》，开启了我国全科医生制度建设的崭新一页。在党中央、国务院的坚强领导下，全科医生制度建设取得了重要进展，院校教育、毕业后教育、继续教育三阶段有机衔接的全科医生培养体系逐步形成，以“5+3”（5年临床医学本科教育+3年住院医师规范化培训或3年临床医学硕士专业学位研究生教育）为主体、“3+2”（3年临床医学专科教育+2年助理全科医生培训）为补充的全科医生培养模式逐步建立，实施全科医生特岗计划，全科医生职称晋升、岗位聘用等多方位的协同保障政策不断完善，通过全科专业住院医师规范化培训、助理全科医生培训、转岗培训、农村订单定向医学生免费培养等多种渠道，加大全科医生培养力度，全科医生队伍不断壮大。截至2019年年底，我国培训合格的全科医生已达36.54万人，每万人口拥有全科医生2.61人，为卫生与健康事业发展提供了有力支撑。

2012—2013年，卫生部、教育部、国家中医药管理局陆续制定印发《全科医生规范化培养标准（试行）》《助理全科医生培训标准（试行）》《中医类别全科医生规范化培养标准（试行）》《中医类别助理全科医生培训标准（试行）》等国家标准，指导各地严格、规范地开展全科医生培训工作。2013年年底，国家卫生和计划生育委员会等五部委印发《关于开展全科医生特设岗位计划试点工作的暂行办法》，全科医生特设岗位不受县级公立医疗机构岗位总量、最高等级和结构比例的限制。2015年9月，国务院办公厅印发《关于推进分级诊疗制度建设的指导意见》，指出建立分级诊疗制度是合理配置医疗资源、促进基本医疗卫生服务均等化的重要举措。实施分级诊疗，重点要加强以全科医生为主的基层医疗卫生人才队伍建设，大力提高基层医疗卫生服务能力。2015年11月，人力资源社会保障部与国家卫生和计划生育委员会联合印发《关于进一步改革完善基层卫生专业技术人员职称评审工作的指导意见》，对乡镇卫生院、社区卫生服务机构卫生专业技术人员职称评聘不再将论文、职称外语等作为申报的必备条件。经过全科医生转岗培训合格或注册全科医生后可提前一年晋升职称。2016 年 3 月,《中华人民共和国国民经济和社会发展第十三个五年规划纲要》发布,要求加强医疗卫生队伍建设,实施全面健康卫生人才保障工程和全科医生、儿科医生培养使用计划,健全住院医师规范化培训制度。2016 年 6 月,国务院医改办印发《关于推进家庭医生签约服务指导意见的通知》,在 200 个公立医院综合改革试点城市开展家庭医生签约服务,明确指出,现阶段家庭医生主要包括基层医疗卫生机构注册全科医生(含助理全科医生和中医类别全科医生)及具备能力的乡镇卫生院医生、乡村医生等。同时,在编制、人员聘用、职称晋升、在职培训、评奖推优等方面重点向全科医生倾斜,将优秀人员纳入各级政府人才引进优惠政策范围,增强全科医生的职业吸引力,加快全科医生队伍建设,提升签约服务水平。2016 年 8 月,习近平总书记出席全国卫生与健康大会并发表重要讲话,提出了"以基层为重点,以改革创新为动力,预防为主,中西医并重,将健康融入所有政策,人民共建共享"的新时期卫生与健康工作方针,要求树立大卫生、大健康观念,把以治病为中心转变为以人民健康为中心,关注生命全周期、健康全过程,把健康"守门人"制度建立起来,推动建立分级诊疗制度等 5 项基本医疗卫生制度。2017 年 10 月,党的十九大明确要求实施健康中国战略,加强基层医疗卫生服务体系和全科医生队伍建设。2018 年 1 月,《国务院办公厅关于改革完善全科医生培养与使用激励机制的意见》围绕加快健全全科医生培养体系和创新全科医生使用激励机制提出了一系列重要的改革举措,要求到 2020 年,城乡每万名居民拥有 2~3 名合格的全科医生;到 2030 年,城乡每万名居民拥有 5 名合格的全科医生,全科医生队伍基本满足健康中国建设需求。2022 年 4 月,国务院办公厅印发的《"十四五"国民健康规划》(国办发〔2022〕11 号)中提出:坚持以基层为重点,推动资源下沉,密切上下协作,提高基层防病治病和健康管理能力;统筹预防、诊疗、康复,优化生命全周期、健康全过程服务;逐步健全适应行业特点的医学教育和人才培养体系;展望 2035 年,建立与基本实现社会主义现代化相适应的卫生健康体系,中国特色基本医疗卫生制度更加完善。2022 年 10 月,党的二十大明确提出"推进健康中国建设""把保障人民健康放在优先发展的战略位置""健全公共卫生体系""加强重大疫情防控救治体系和应急能力建设"。

在各级政府领导和关怀下,全科医学在我国的发展势头良好。目前,全国十余个省、自治区、直辖市建立了地方全科医学分会。1998 年、2002 年和 2003 年,《中国全科医学》《中华全科医师杂志》和《全科医学临床与教育》分别创刊。2003 年,WONCA 在北京召开了第 13 届亚太地区会议。2003 年 11 月,成立了中国医师协会全科医学分会,自此全科医生有了自己的行业服务、协调、自律、维权、监督、管理的组织。2000 年、2002 年和 2006 年分别在澳门、昆明和北京召开了全科医学学术会议,从 2014 年开始每年举办一次,以加强全科医学与家庭医学界的学术交流。

第四节 全科医学的基本原则与特点

全科医学是一个面向个人、家庭及社区,整合临床医学、预防医学、康复医学及人文社会学科相关内容于一体的综合性临床二级医学学科,具有基层性、人性化、综合性、持续性、协调性、可及性等鲜明特点。在全科医疗服务实践中,应遵循以家庭为单位、以社区为基础、以预防为导向、团队合作工作等基本原则。

一、基础医疗保健

人们在生活中会遇到各种各样的健康问题,如发热、头痛、失眠、情绪不好、食欲不佳、消瘦等,此时首先想到的是尽快寻求医生的帮助。最好的选择是,就近找一个熟悉的、信得过的医生——全科医生,亦即他们首先应求诊的是全科医生。这里,提出了全科医学的第一个重要特点——承担起基层医学照顾的责任,即公众为其健康问题寻求卫生服务时最先接触、最经常利用的医疗保健服务。它是整个医疗保健体系的基础,也可称为首诊服务(first contact)。由于全科医生长期服务于相对固定的人群,对其服务对象的基本情况较为熟悉,因此能够迅速对服务对象的健康问题做出初步判断;对一些常见病症进行合理的处理,或根据人们的需求开展预防、保健工作,使社区居民约 80% 的健康问题得到满意的解决;另有部分患者可能需要更加专业的医疗服务,全科医生又能够根据其初步判断,联系、安排恰当的转诊服务。由于可以方便地解决多数一般性健康问题,基层医疗服务在提高健康服务水平的同时,还合理降低了医疗成本。若将基层医疗视为整个医疗保健体系的门户,则全科医生就是这个门户的"守门人",他担负着为社区居民提供方便而有效的医疗保健的责任。在基层医疗保障体系缺失或不健全的情况下,人们只能盲目而茫然地涌向各类大型综合性医院或专科医院。虽然综合性、专科医院设备条件先进,医生技术精良,但是分科过细。人们在精细的分科面前,常感到无奈和不知所措。因此,应当先通过首诊医疗做出初步辨别,再开展适合的专业治疗。

二、人性化照顾

医学发展至今日,其认知模式已经发生了很大的变化,人们越来越认识到不应当把人仅仅看作疾病的载体，而是有思想、有情感的独立个体，从某种意义上讲，全科医学正是顺应这种医学模式变化而产生的。因此，全科医学十分强调重视人的感受，尊重人的个性与情感，其照顾目标不仅仅是寻找有病的器官，更重要的是维护服务对象的整体健康。为达到这一目标，在全科医疗服务过程中，医生必须将服务对象看作一个“整体人”，在充分了解服务对象的基础上，针对其生理、心理、社会生活等各个方面的情况，从维护健康、提高生活质量的角度，全面考虑其生理、心理、社会需求，选择最适宜的医学照顾。全科医生通过人性化的服务，调动服务对象的主动性，使之积极参与健康维护和疾病控制的过程，从而获得良好的服务效果。

三、综合性照顾

综合性照顾是全科医学的又一重要特点，体现为“全方位”“立体性”的照顾，即服务对象不分年龄、性别和疾患类型；服务内容包含医疗、预防、保健、康复、健康教育与促进、计划生育等诸多方面；服务层面涉及生理、心理和社会文化；服务范围涵盖个人、家庭与社区。总之，要服务于辖区内所有的个人、家庭、机构，无论其种族、社会文化背景、经济情况和居住环境有何不同，充分利用一切有利于服务对象的方法与手段，开展各种形式的医学照顾，包括现代医学、传统医学，因此全科医疗又被称为一体化服务。

全科医疗的服务项目主要包括诊疗、预防保健、周期性健康检查、心理咨询、医学咨询、健康教育、家庭医疗护理等。

四、持续性照顾

在人生的各个阶段，从孕育、出生到生长、发育、健壮、衰老直至死亡，有许多健康问题离不开医学照顾。全科医学倡导生命全过程的服务，全科医生与服务对象建立长期的服务关系，了解其健康状况、生活习性、家庭背景、经济实力、文化、宗教、社会资源等各方面信息，能够根据服务对象各个阶段的不同问题，开展针对性的医学服务，从健康咨询、健康促进、危险因素的监控，到疾病的早、中、晚各期的长期管理，以及无论时间、地点，随时保持的持续性责任，都是全科医疗有别于专科医疗的一个重要特征。

五、协调性照顾

客观地讲，全科医生不是“万能医生”，要承担好持续性、综合性、基本医疗保健责任，实现对服务对象全方位、全过程的服务，全科医生除了具备合格的医学知识和临床经验外，还必须要有良好的协调服务能力，成为动员各级各类资源服务于患者及其家庭的枢纽。做服务对象的“健康代理人”，一旦需要，能调动多种医疗保健资源和社会力量，提供所需要的医疗、护理、精神等多方面的援助，如此方能成为民众进入医疗保健体系的“守门人”。

全科医生的协调作用主要表现在通过会诊、转诊和会谈等协调措施，与相关科室的医生、患者家庭等各方面合作，共同解决患者的问题，从而确保其获得医疗服务的正确、有效和高质量；也包括调动家庭、社区及社会资源帮助服务对象。

有效协调的前提是：① 对问题或疾病有较准确、及时的判断，尽量避免可能的漏诊、误诊，甚至延误或错误的治疗与处理。② 充分掌握相关的资源信息，如各相关医疗机构、医学专家的情况，家庭和社区各种资源等。③ 有调动所需资源的能力与渠道，有健全的双向转诊机制，平时与有关医疗机构、专科医生有良好的合作关系。

善于合理利用转、会诊制度满足医患双方的利益，对患者而言，得到了必要的诊治，对全科医生来说，也是一种学习提高的机会。应当认识到，转诊只是将服务对象特定问题的照顾责任暂时转移给其他医生，全科医生仍负有持续性保健的责任，因此必须保管好转、会诊资料，以保证健康档案的完整性。

六、可及性照顾

如前所述，全科医疗是基层医疗保健，其服务形式通常以门诊服务为主体。因此，它首先必须是可及的，这种可及性服务应体现为一系列使人易于利用的特点——地理接近、时间及时、使用方便、关系固定、经济实惠、结果有效等。全科医疗机构必须立足于社区，贴近居民，想方设法为他们提供便捷、周到的服务，除门诊服务外，对老年人、伤残者或其他特殊需求者提供上门访视，开设家庭病床等。此外，合格的社区全科医疗机构的服务还应得到医疗保险制度的支持，这也是可及性服务重要的一个方面。

七、个体－群体一体化照顾

（一）以家庭为单位的照顾

这是全科医疗服务不同于其他医疗服务的最大特征。众所周知，传统意义上的临床医疗，都是以个体为服务对象；全科医学吸收了社会学关于家庭的理论与方法，重视家庭与健康的关系，因此，不仅重视个体医疗保健服务，更强调以家庭为照顾单位这一新的理念,逐步形成较为完整的家庭医学理论体系。家庭既是全科医生的服务对象,又是其诊疗工作的重要场所和可利用的有效资源。

概括来说,“以家庭为单位的照顾”这一特征主要涉及两个方面的内容:① 个人和其家庭成员之间相互作用,家庭的结构与功能会直接或间接影响家庭成员的健康,亦可受到家庭成员健康或疾病状况的影响。② 家庭生活周期理论是家庭医学观念最基本的构架,家庭生活周期的不同阶段会有各种重要事件和压力,若处理不当而产生危机,则可能在家庭成员中产生相应的特定健康问题,对家庭成员健康造成损害。因此,家庭医生要善于了解并评价家庭结构、功能和周期,发现其中可能对家庭成员健康的潜在威胁,并通过适当的咨询干预使之及时化解,改善其家庭功能;也要善于动员家庭资源,协助对疾病的诊断与管理。发展适合我国国情的家庭评估和干预工具,是今后若干年内的重要课题。

全科医生若能很好地遵循以家庭为单位的照顾原则,就能大大提高其健康保健服务水平,提高民众对全科医生的信任度。通过家庭调查,可能发现一些疏漏的病史,真正的病因,甚至发现就诊者以外真正的“患者”,从而找到有针对性的干预方法。

(二) 以社区为范围的照顾

全科医学不仅要面向个人和家庭,还要立足于社区,开展社区卫生服务。这包含两个方面的意义:① 以一定区域的人群为基础,以该人群的卫生需求为导向,全科医疗服务内容与形式都应适合当地人群的需求,并充分利用社区资源,为社区民众提供服务。② 把社区作为全科医学服务的一个特定对象,其目的是将社区居民的个体健康和群体健康照顾紧密结合、互相促进。在全科医生的诊疗服务中,既要利用其对社区背景的熟悉去把握个别患者的相关问题,又要对从个体患者身上反映出来的群体问题有足够的认识与分析,从而通过群体性干预,提高健康保障、健康促进的水平,进而促进公共卫生事业的发展。

家庭医疗以社区为基础,受社区内各因素的极大影响。全科医生作为社区里的一员,要能满足人们不断改变的医疗需求,快速适应变化的环境,以及调动适当的资源为患者服务。

全科医生要善于处理不明确的疾病。他们见到的患者可能有慢性病、情绪问题、急性病变(包括从较轻的或自限性疾病到那些威胁生命的疾病),或有复杂的生物-心理-社会问题。最后,全科医生还要给终末期患者提供临终关怀。

全科医生可以在诊所、医院(包括急诊科)、其他的医疗场所或在家中照顾患者。全科医生应把自己视作社区医疗供给网的一部分,并且作为团队成员或团队领袖与其他人员协同合作。他们能正确及时地将患者转诊至专科医生,也会灵活运用社区资源。

八、以生物－心理－社会医学模式为诊治理论基础

19世纪以来，随着预防医学、流行病学、心理学、医学哲学、医学社会学等研究的进展，医学模式已从“生物医学模式”向“生物－心理－社会医学模式”转变，当今医学界已经越来越清楚地认识到，单纯以解剖学、生物化学、微生物学、生理学等生物科学知识来解释疾病、防治疾病是远远不够的，应当把人看作包括自然环境、社会环境在内的大生态系统的一个组成部分，从生物、心理、社会诸多方面来综合考察人类的健康和疾病，并采用综合的措施开展防治疾病、促进健康的工作。全科医学倡导的整体思维突破了传统的专科医学对待疾病的狭窄的还原论方法，强调并遵循从躯体、心理、社会等多方观察、认识和处理健康问题。

应该看到，伴随着社会经济的变化，基层医疗服务中面临的精神问题和身心疾患日益增多，全科医生经常使用各种生活压力量表检查和评价患者的心理社会问题，并全面了解其家庭和社会方面可能的支持力量，从整体上给予协调照顾。因此，生物－心理－社会医学模式已经成为全科医学服务中一套必需的、自然的程序。

九、以预防为导向的照顾团队合作的工作方式

全科医学倡导对个人、家庭和社区健康的整体负责与全过程服务，必然将预防工作放在首位，预防为主，防治结合。全科医疗注重并实施“生命周期保健”，根据服务对象生命周期的不同阶段中可能存在的危险因素和健康问题，提供一级、二级、三级预防。全科医生从事的预防多属于“临床预防”，即在其日常临床诊疗活动中对服务对象及其家庭提供随时、随地的个体化预防照顾。同时，各国还根据其需要，由全科医生及其团队向公众提供规范的周期性健康检查。

健康与疾病是一个动态变化的过程，全科医生主要承担着健康期、无症状期、未分化期和临床早期及部分临床后期的预防工作，包括：① 开展一级预防，如健康教育、健康促进、计划免疫等。② 开展二级预防，如疾病筛查、个案发现、早期诊断等。③ 开展三级预防，如与专科医疗配合，积极防治并发症，进行康复训练，帮助患者带病维持日常生活及早日回归社会等。全科医生应将“预防性照顾”作为常规工作来做，主动评价服务对象的各种危险因素并提出预防措施建议。

全科医疗是综合性的医学照顾，仅仅依靠个人的力量是难以完成的，需要良好的团队合作、各种力量的相互配合，才能卓有成效地开展全科医学服务。全科医疗团队以全科医生为核心，与社区公共卫生医师、社区护士、康复医师、心理咨询师、口腔医

师、中医师、理疗师、接诊员、社会工作者、护工人员等协调配合，共同完成改善个体与群体健康状况和生命质量、促进健康的工作。其中社区护士是全科医生完成社区家庭医疗工作的主要助手，其主要服务对象是需要在社区内长期接受服务的慢性病患者、老年患者、出院患者及伤残人士等，服务内容包括家庭访视、家庭护理、患者教育、患者小组活动指导等，社区护士与全科医生的比例一般为 2∶1，甚至更多，即社区护士的人数应远多于全科医生的人数。

合作关系是多方面的，在基层医疗与各级各类医疗保健网络之间，存在着双向转诊和继续医学教育的合作关系；在基层医疗中，则存在着门诊团队、社区团队、医疗－社会团队及康复团队等。

第五节　全科医学教育

一、国外全科医学教育

全科 / 家庭医学教育培训体系在欧美国家已经存在了约 40 年。目前，很多国家都建立了国家级的全科 / 家庭医生规范化（执业）培训项目，并有严格的全科 / 家庭医学人才标准与考核制度。

国外全科 / 家庭医学教育形式主要有 3 种，以英国、美国及澳大利亚为代表，包括医学本科生的全科 / 家庭医学教育、毕业后全科 / 家庭医学教育和全科 / 家庭医学继续教育。在不同国家和地区，全科 / 家庭医学培训项目的具体内容和方式并不完全一致，但主体框架基本相同，即项目包括医院内科室轮转和全科 / 家庭医疗门诊实习两个主要部分。以法国为代表的高等教育模式包括医学基础教育阶段、医学理论和临床知识学习阶段、全科医学教育阶段。全科 / 家庭医学教育的总目标兼顾医德、医术和医业 3 个方面，其特定教学目标则根据不同教育阶段而不同。

（一）医学本科生的全科 / 家庭医学教育

在美国、英国、加拿大、澳大利亚、新加坡、以色列等国家，几乎所有的医学院校都设有各种形式的全科 / 家庭医学教学部门，并在医学生中开设全科 / 家庭医学的相关课程。全科 / 家庭医学教学在医学院中的开展带动了全科 / 家庭医学住院医师训练项目的进一步发展和实施，从而使得进入社区执业的全科 / 家庭医生数量增加，促进了社区卫生服务和全科医疗服务的发展。

1. 教育目标　医学本科生全科 / 家庭医学教育的目标，并不是培养一位合格的

全科 / 家庭医生，而是尽量使所有的医学生都了解全科 / 家庭医学的基本理论、观念及其核心知识与技能；培养他们对全科 / 家庭医学的兴趣，希望他们毕业后能选择全科 / 家庭医学作为自己的终生职业。因此，即使医学生毕业后不选择进入全科医学住院医师培训项目，这一阶段的培训对他们仍然有益。

2. 教育时限　各国医学院校中开展全科医学教育的时限不等，一般在 4~10 周，开设的形式各异。有的国家（如澳大利亚）将全科医学教育作为连续性的课程对本科生开设，学生在不同的学期内可以到城市全科医学诊所见习，到农村医院了解常见健康问题的诊疗情况，在大学里学习相关的理论课程等。

3. 教育内容与方式　医学生中开展的全科医学教育的内容各异，但多集中在全科医学的基本概念与基本理论、临床思维、医患关系与人际沟通技巧等。对医学生开展全科医学教育的形式分为必修课程和选修课程，不同国家或地区开设的阶段不同，但多数国家放在临床实习阶段开设，教育的方式多选择在全科医疗诊所见习或实习，如此可以使学生实际体会到全科医学学科的真正内涵。

（二）全科医学住院医师培训

全科医学住院医师培训，又称为毕业后全科 / 家庭医学教育，在有些国家又将之称为全科医学的专业培训，是指医学生完成高等医学院校的本科教育后接受的全科医学专业培训。全科医学住院医师培训是全科医学教育的核心，也是全科专科医生培养的关键环节，在全科医学教育体系建设比较成熟的国家，都开展了此项培训。它多由大学的全科 / 家庭医学系负责组织实施。训练场所包括能够训练临床诊疗技能的大型综合性医院和能够训练全科医学诊疗思维和社区群体照顾的社区全科医疗诊所或医疗中心。

1. 培训目标　全科医学住院医师培训的总目标是通过培训培养出医德、医术、医疗执业管理三者兼备的全科医生，以照顾患者及其家庭大部分的健康问题，满足社区居民的医疗保健需求。其具体目标包括：① 与应诊相关的各种知识、技能和态度。② 与服务的具体情境相关的目标，包括考虑个人的社区环境、医疗资源和服务体系的利用、医疗服务的成本 – 效益原则等。③ 与服务的组织相关的目标。④ 与职业价值观和性质相关的目标，包括医生的态度、价值观和责任等。⑤ 与全科医生业务发展相关的目标，包括终身学习能力、自我评价能力、参与适当的教学和研究、医学信息的批判性思维等。

2. 培训时限　各国不等，一般为 3~4 年。表 1–3 为部分国家全科 / 家庭医学住院医师培训项目的时限及时间分配情况。

表 1-3 部分国家全科 / 家庭医学住院医师培训项目的时限及时间分配情况

国家	时限 / 年	时间分配	培训方式	备注
美国	3	2 年	医院各科室轮转	
		1 年	全科医学门诊	
加拿大	2	13 个月	医院各科室轮转	
		8 个月	全科医学门诊	
		3 个月	自选科目	
英国	3	2 年	医院各科室轮转	
		1 年	全科医学门诊	
澳大利亚	3	1 年	医院各科室轮转	如到农村地区工作，一般为 4 年
		2 年	全科医学门诊	
以色列	4	21 个月	全科医学门诊	21 个月的全科医学门诊实习分为两个部分：第一部分是项目开始的前 9 个月；第二部分为医院各科室轮转完后的 12 个月
		27 个月	医院各科室轮转	

3. 培训方式与内容

（1）培训方式：① 医院各科室轮转，一般占总学时的 2/3。② 社区全科医学门诊 / 家庭医疗诊所实习，一般在医院各科室轮转后安排，也可与医院轮转有所交叉，一般占总学时的 1/3。③ 长期穿插性小组讨论或学习，它贯穿在整个全科住院医师培训项目的过程中，通常每周 1~2 个半天，地点多在社区诊所，主持学习的老师多以全科 / 家庭医生为主，并辅以其他学科的教师共同带教。

（2）培训内容：① 诊疗各种疾病和健康问题的各种知识和技能。② 与诊疗健康问题相关的人文社会科学知识和技能。③ 全科 / 家庭医学学科特殊的服务态度与职业价值。④ 科学研究的技能。⑤ 与个人职业生涯相关的能力培养，包括终身学习能力、自我评价能力、批判性思维能力等。

在全科 / 家庭医学住院医师培训项目的各阶段都有相应的目标和要求，学习结束、达到要求并通过专科学会考试者，方可获得毕业证书和全科 / 家庭医生专科学会会员资格。

（三）全科 / 家庭医学继续教育

全科 / 家庭医学继续教育在很多国家都作为全科 / 家庭医生终身学习的主要方式，而且为促使全科医生始终能够担当得起照顾居民健康的责任，在全科医生资格再认定程序中对其参加继续教育项目有严格的科目规定和学分要求。如美国家庭医疗专科委员会规定：对于已获得家庭医学专科医生资格的家庭医生，要求每 7 年必须参加美国家庭医学委员会的专业资格再认定考试，而取得继续医学教育学分则是参加再认定考试的必要条件。其专业资格重新认定的目的是保持家庭医生的学术水平和技能先进性。英国、澳大利亚、加拿大等国家的继续医学教育一般由全科 / 家庭医生学会负责组织实施，形式各异，包括一些单独为全科医生设立的全科医学继续教育项目，参加国际、国内的学术会议及各种专题讲座、研讨会、科研活动，住院医师带教，网上学习等。

在全科 / 家庭医生的住院医师培训中，行为科学、人文社会科学的内容大大地超过了专科医生，也突出强调了流行病学观点与方法。某些特定专业，如老年医学、精神医学、急诊医学、临床营养学、运动医学、皮肤科学、康复医学、替代医学等，由于其在社区卫生服务中的重要作用，成为广大全科 / 家庭医生热门的继续教育备选科目。

（四）全科 / 家庭医学的研究员培训 / 学位教育

美国家庭医生学会将研究员培训 / 学位教育定位为住院医师培训和继续教育之间的一种特殊的专业化教育，其目的是培养全科 / 家庭医生特殊的专业能力，以利于从事特殊医疗照顾或成为称职的家庭医学教师。训练内容以老年医学、运动医学、科学研究项目设计及实施、师资的基本技能培训等常见。

此培训项目的时限多为 1~2 年，经费多来自政府、大学、基金会的支持或医生个人。参加的学员多为有志成为全科 / 家庭医学教师的全科 / 家庭医生。有的国家还把该项目与研究生学位教育整合，在学员完成培训项目并合格后，发给家庭及社区医学硕士学位证书。

（五）全科医学专业研究生教育

在美国、加拿大、新加坡、马来西亚等国家，已经开展了全科医学专业研究生教育。其教育目标多集中在培训学科骨干和全科医学的师资，提高科研能力。加拿大全科医学研究生项目的教育目标主要是培训师资和学科骨干，在其项目结束时不要求所有的学生都做科研课题，项目中最多强调的是教学能力和领导团队的能力。

二、中国全科医学教育

在原卫生部制定的教学大纲的指导下，全国各地积极地开展全科医学教育相关工作，涵盖临床基地和社区基地教学两大要素。临床基地多为三级甲等医疗机构，教学经验相对比较丰富，而社区基地的教学工作多处于探索阶段，教学师资多为兼职医务人员，要真正跟上社区全科教学的需求还有较长的探索和提高的过程。

（一）中国大陆全科医学教育的发展

全科医学的概念在20世纪80年代后期引入中国大陆医学界以来，经历了从无到有、从培训项目不规范到逐渐建立起比较完整的全科医学教育体系的发展过程。

1. 全科医学教育开展概况　全科医学在过去30余年的探索和实践中取得了较大成效，在借鉴国外、中国香港和台湾地区教育模式的基础上，结合大陆医学教育的实际情况，目前已经初步形成了具有中国特色的全科医学教育体系。从全科医学教育发展来看，中国大陆的全科医学教育仍处于发展期，要进入成熟期还需努力。

中国大陆开展全科医学教育的主要形式包括医学本科生的全科医学教育、全科专科医生培训（全科住院医师规范化培训）、全科医学研究生教育、全科医生继续医学教育、全科医生岗位培训、全科医生骨干培训、全科医生转岗培训等。其中全科医生岗位培训是目前中国大陆全科医学教育的重点。

近30年来，全科医学的教育、服务及政策的配套都有了很大进步。但由于我国与发达国家在观念、服务与教育体制、付费机制、师资和基层卫生人力等方面存在许多差别，我国全科医学的发展仍面临不少困难。尽管如此，居民对全科医疗服务的需求仍是迫切的，只要广泛借鉴各国经验、博采众长，发挥我国自己的优势，相信一个更加完善的全科医学教育和服务体系即将形成，由此带来的更高质量的全科医疗服务会使更多的人群受益。

2. 全科医学教育相关机构的成立　中国大陆原本没有专门的全科医学教育机构。1989年，我国成立了第一个全科医学培训中心，即首都医科大学全科医学培训中心，其前身是首都医科大学社会医学教研室。该培训中心教师的积极努力工作，使得全科医学概念得到广泛传播。在20世纪90年代初期，一些城市的卫生行政机构和地区医学会、中等医学职业学校等机构，陆续开展了全科医学教学的组织管理工作，全科医学的理论和师资培训在这些城市陆续开展。随着政府部门对全科医学和社区卫生服务工作的进一步重视，以及社区卫生服务政策陆续出台，2000年7月，卫生部科教司牵头组织成立了卫生部全科医学培训中心，挂靠在首都医科大学，该培训中心担负着全科医学教育培训、科学研究、师资培训、政策研究、国内外交流等任务。随后，各地纷纷成立省级和市级等不同级别的全科医学培训中心，积极开展全科医学师资培训和岗位培训工作。

全科医学培训中心在各地纷纷建立的同时，首都医科大学、广西医科大学、温州医科大学等高校相继成立全科医学学院，一批高等医学院校也开始成立全科医学教研室或系，没有单独成立教研室或系的大学，也由其他的教学单位（如预防医学教研室）来承担全科医学教研室的功能，针对医学本科生、成人夜大学生及在职医生等不同对象，开设全科医学概论和全科医学社区实习等课程，还有少数医学院校尝试开展临床医学专业全科医学方向的本科生教育项目。

2002 年，全国全科医学培训网络成立；2003 年 12 月，中国医师协会全科医学分会成立；2006 年，教育部高等学校医药学科（专业）教学指导委员会全科医学教学指导委员会成立。这些机构在全科医学学科建设、全科医学师资培训和全科医生骨干培训工作中发挥了非常重要的作用。

3. 全科医学教育相关的政策　从 1997 年开始，政府陆续出台了一系列政策和文件，促使中国大陆全科医学的发展有了重大突破。

1997 年，《中共中央、国务院关于卫生改革与发展的决定》中明确指出“加快发展全科医学，培养全科医生”。1999 年 12 月，卫生部召开“全国全科医学教育工作会议”，标志着我国全科医学教育工作正式启动，并进入一个规范发展的阶段。

1999—2000 年，卫生部印发了《关于发展全科医学教育的意见》《全科医师规范化培训试行办法》《全科医师规范化培训大纲（试行）》《全科医师岗位培训大纲（试行）》《社区护士岗位培训大纲（试行）》《全科医学社区培训基地基本要求》。继 2006 年 2 月 24 日国务院召开全国城市社区卫生工作会议后，人事部、卫生部、教育部、财政部和国家中医药管理局联合出台了《关于加强城市社区卫生人才队伍建设的指导意见》，要求加强全科医学教育和学科建设；2010 年之前完成社区卫生服务人员的岗位培训；积极开展全科医学规范化培训工作，到 2010 年各省（市、自治区）都要开展全科医学规范化培训，逐步建立健全全科医学规范化培训制度；并且完善了全科医师任职资格制度，规定了全科医师的职称系列等。2007 年，卫生部先后颁发《全科专科医师培训细则》《全科专科医师培训基地评估指标体系》，组织专家制定了《全科医师岗位培训大纲》《全科医师骨干培训大纲》。2010 年，国家发展改革委颁发《以全科医师为重点的基层卫生医疗队伍建设规划》和《关于开展农村订单定向医学生免费培养工作的实施意见》。2011 年 7 月，国务院印发《国务院关于建立全科医生制度的指导意见》，明确提出建立全科医生制度。这些政策支持为我国社区卫生服务深入开展和全科医学教育体系完善提供了重要保障。

2013 年，国家卫生和计划生育委员会、教育部等七部门联合印发《关于建立住院医师规范化培训制度的指导意见》，将全科医学专业作为 36 个培训专业之一纳入住院医师规范化培训制度框架统一实施，并作为紧缺专业予以重点倾斜。2014 年 2 月，国家卫生和计划生育委员会在上海召开建立国家住院医师规范化培训制度工作会议，正式全面启动实施住院医师规范化培训制度。此后，国家陆续制定印发了培训管理办法、培训内容与标准、培训基地认定标准、培训招收实施办法、培训考核实施办法等若干配套文件，进一步完善了培训政策体系。2018 年，国家卫生健康委员会制定了《住院医师规范化培训基地（综合医院）全科医学科设置指导标准（试行）》，进一步加强了全科专业住院医师规范化培训基地建设。

2014 年，教育部、国家卫生和计划生育委员会等六部门联合印发《关于医教协同深化临床医学人才培养改革的意见》，确立以“5+3”为主体、“3+2”为补充的全科医生培养模式。在实施全科专业住院医师规范化培训的基础上，作为过渡时期的重要补充措施，2016 年，国家卫生和计划生育委员会等六部门制定印发《助理全科医生培训实施意见（试行）》，启动实施助理全科医生培训工作，中央财政按照每人每年 2 万元的标准，重点支持为中西部农村地区培养一批实用型助理全科医生。

2017 年，国务院办公厅《关于深化医教协同进一步推进医学教育改革与发展的意见》提出，到 2020 年，医学教育管理体制机制改革取得突破，医学人才使用激励机制得到完善，以“5+3”为主体、“3+2”为补充的临床医学人才培养体系基本建立。

2018 年，国务院办公厅《关于改革完善全科医生培养与使用激励机制的意见》指出，医教协同深化院校全科医学教育改革，建立健全毕业后全科医学教育制度，巩固完善全科继续医学教育。自 2018 年起，新增临床医学、中医硕士专业学位研究生招生计划重点向全科等紧缺专业倾斜。继续实施农村订单定向医学生免费培养，推进农村基层本地全科人才培养。改革完善高职临床医学、中医学等相关专业人才培养模式，推进教育教学标准与助理全科医生培训标准有机衔接。

2018 年，《教育部 国家卫生健康委员会 国家中医药管理局关于加强医教协同实施卓越医生教育培养计划 2.0 的意见》中提出加强全科医学教育，强化实践教学，建设 100 个左右国家全科医学实践教学示范基地。深化服务健康乡村建设的全科医学人才培养改革，深入推进农村订单定向本科医学教育改革，提升服务基层的责任感、荣誉感，加强医学生诚信教育，着力提升医学生解决农村医疗卫生实际问题的能力；深入推进三年制专科医学人才培养改革，构建“3+2”助理全科医生培养模式。

2020 年印发的《教育部 国家卫生健康委 国家中医药管理局关于深化医教协同进一步推动中医药教育改革与高质量发展的实施意见》中提出要逐步增加中医（全科医学领域）专业学位硕士研究生招生计划，扩大农村订单定向免费培养中医专业医学生规模。

2021 年，教育部等五部门《关于全面加强和改进新时代学校卫生与健康教育工作的意见》中也明确提出加大全科医学人才培养力度，探索通过订单定向免费医学生培养等方式解决校医和健康教育师资配备问题。

（二）中国大陆全科医学教育项目

1. 医学本科生的全科医学教育　目前，中国大陆已经有 80 余所高等医学院校开设了全科医学的课程，并将全科医学列为必修课或选修课。2010—2018 年，中央财政已累计投入超过 14 亿元，支持 73 所中西部高等医学院校，为中西部 22 个省份

3 万个乡镇卫生院招收培养了订单定向本科免费医学生 5 万余人，规模上实现了中西部每个乡镇卫生院 1 名从事全科医疗本科医学毕业生的全覆盖。教育部、原卫生部组织实施卓越医生教育培养计划，并将农村订单定向免费医学教育作为改革的重点内容之一，支持 39 所学校开展改革试点，着力为基层培养“下得去、用得上”的全科医学人才。教学目标与国外基本相同，多定位于传授全科医学的知识、态度和技能；培养学生对全科医疗的职业兴趣，为毕业后接受全科医学规范化培训奠定基础；认识全科医学这一新学科的特点，使毕业后从事其他专科的医生也能够很好地与全科医生沟通和进行业务上的合作。

目前，全科医学专业为临床二级学科。从国际经验及医学人才成长规律来看，医学院校本科教育阶段一般只设置临床医学专业，以利于为临床医学生打下坚实、宽厚的医学基础，全科医生的培养主要通过住院医师规范化培训等毕业后医学教育完成。因此，《普通高等学校本科专业目录（2012 年）》中未设置全科医学专业。

2. 全科专科医生培训　也称为全科住院医师规范化培训。

（1）培训目标：为基层培养具备高尚职业道德和良好职业素养，掌握全科专业知识、基本技能及沟通合作技巧，能够在基层独立开展全科医疗工作，以人为中心，以维护和促进健康为目标，向个人、家庭与社区居民提供综合性、协调性、连续性基本医疗卫生服务的合格全科专业住院医师。

（2）培训时间与方式：全科住院医师规范化培训内容包括全科医疗实践和其他临床科室轮转培训。其中全科医疗实践共 10 个月，临床基地的全科医学科轮转 3 个月，基层实践基地轮转 7 个月。在全科医疗实践期间，每周应安排不少于 4 学时开展全科相关知识学习和技能训练，学习形式包括接诊示范、全科教学查房、小讲课、病例点评、案例讨论、专题讲座、社区卫生调查及自学读书笔记等。其他临床科室轮转培训 23 个月，轮转地点为临床基地各相关科室。心内科、内分泌科、呼吸内科、消化科等与全科密切联系的内科轮转 10 个月，儿科轮转 2 个月，神经内科轮转 2 个月，其他科室轮转安排在门诊完成。在科室轮转期间，每月应安排不少于 2 天时间参与基层实践基地全科医学科实践，每周应安排不少于 4 学时学习相关学科知识，学习形式包括教学查房、小讲课、病例点评、案例讨论、专题讲座、相关学术会议、自学读书笔记等。培训最后 1 年安排 3 个月的选修时间，住院医师根据其轮转期间的学习情况、基层工作的实际需求和当地疾病谱发病情况，选择临床培养基地的相关轮转科室及基层实践基地等相关科室轮转。

3. 全科医学研究生教育　根据《学位授予和人才培养学科目录设置与管理办法》，学位授予单位可根据自身发展需要和学科条件，在一级学科学位授权权限内自主设置临床医学相关专业或方向。2011 年，国务院学位委员会办公室批准在临床医学专业学位类别下增设全科医学领域；2012 年，学位授予单位开展临床医学全科医学领域专业学位研究生招生培养工作。同时，教育部积极支持符合条件的学位授予单位新增临床医学（含全科）专业学位授权点。2013 年，国务院学位委员会等五部门印发《关于做好临床医学（全科）硕士专业学位授予和人才培养工作的意见（试行）》，推进全科医生规范化培养与专业学位研究生培养相衔接。2014 年，教育部等六部门印发的《关于医教协同深化临床医学人才培养改革的意见》中指出，自 2015 年起，所有新招收的临床医学硕士专业学位研究生，其临床培养按照住院医师规范化培训要求进行。入学前未取得执业医师资格证书的临床医学硕士专业学位研究生，在学期间可按照国家有关规定以相关本科学历报名参加执业医师资格考试。按照住院医师规范化培训标准内容进行培训并考核合格的临床医学硕士专业学位研究生，可取得住院医师规范化培训合格证书。全科医学硕士专业学位研究生毕业后可直接上岗成为合格的全科医生。截至 2020 年，全国共有临床医学一级学科博士点 59 个、硕士点 59 个，临床医学专业学位博士点 46 个、硕士点 113 个，均可开展全科医学人才培养工作。

4. 全科医生继续医学教育　全科医生的继续医学教育是一种终身性教育，其目的是使全科医生在执业期间不断地接受新理论、新知识、新技术和新方法，保持其专业水平的先进性和服务的高水平。全科医生继续医学教育的形式包括学术讲座、专题研讨会、学术会议、短期培训班、自学、进修、撰写论文和专著等。

原卫生部颁发的《关于发展全科医学教育的意见》中指出，对具有中级及中级以上专业技术职务的全科医生，按照原卫生部的有关规定，采用多种形式，开展以学习新理论、新知识、新方法和新技术为主要内容的继续医学教育，使其适应医学科学的发展，不断提高技术水平和服务质量。根据原卫生部规定，继续医学教育活动采取学分制，在规定时间内完成规定的学分即被认为完成继续教育。

目前，我国已建立起较为完善的继续教育政策体系、组织机构及工作机制，基本实现医疗卫生机构、医疗卫生人员和医学一级学科 3 个“全覆盖”，终身教育理念深入人心。

5. 全科医生岗位培训

（1）培训目标：通过培训使学员掌握全科医学的基本理论、基础知识和基本技能，熟悉全科医疗的诊疗思维模式，提高其对社区常见健康问题和疾病的防治能力，具有为人民健康服务的职业道德，能够运用生物 – 心理 – 社会医学模式，以维护和促进健康为目标，向个人、家庭、社区提供公共卫生和基本医疗服务，达到全科医生岗位的基本要求。

（2）培训对象：从事社区卫生服务的临床类别执业医师。

（3）培训方法：根据各地区实际情况，采取脱产、半脱产的集中培训方式。培训采用理论讲授、小组案例讨论、临床和社区实践相结合的教学方法。参考学时为 500~600 学时，其中理论教学 240 学时，实践教学 260 学时（社区实践不少于 60 学时），有条件的地区可安排 100 学时的选修内容。

（4）培训内容：培训内容分为4个模块——全科医学基础、全科医疗、社区预防、社区保健与康复。

（5）考核与结业：国家卫生健康委员会建立试题库，并统一命题，考核内容分为理论考试和实践技能考核两部分，由省级卫生行政部门统一组织。考核合格者，由省级卫生行政部门颁发全科医生岗位培训合格证书。国家卫生健康委员会对培训效果进行抽查。

6. 全科医生骨干培训

（1）培训目标：遵循以全科医学的基本理论为指导，社区卫生需求为导向，实践、思考、学习为方法，培养全科医生的综合服务能力为目标，通过较为系统的全科医学及相关理论、临床和社区实践技能培训，培养学员热爱、忠诚社区卫生服务事业的精神，掌握全科医疗的工作方式，全面提高其对社区常见病和多发病的诊断、鉴别诊断、转诊、预防保健和健康教育技能，使其具备一定的社区卫生服务组织管理能力，达到全科医生骨干的基本要求，成为社区卫生服务队伍中的业务骨干人才。

（2）培训对象：社区卫生服务机构中现从事医疗工作的注册执业医师，同时具有大专及以上学历、主治医师及以上职称或5年及以上高年资医师。

（3）培训时间与方法：培训总时限为全脱产10个月，分3个阶段进行，即理论培训1个月、医院科室轮转8个月、社区实践培训1个月。

（4）培训内容与要求：培训内容分为理论培训、医院科室轮转和社区实践培训3个部分，具体内容和要求如下。

理论培训：包括全科医学基本理论、医患关系与交流技巧、康复医学、心理卫生、文献收集及利用、常见症状鉴别诊断、临床岗前培训等7个内容。

医院科室轮转：包括内科4个月、急诊1个月、急救（院前）0.5个月、妇产科0.5个月、儿科0.5个月、外科0.5个月、传染科0.5个月、机动0.5个月。各科实习内容可根据各地实际情况做适当调整。

社区实践培训：包括1周的理论培训和3周的社区实践。1周的理论培训内容包括全科医学理论与实践、实用卫生统计与流行病学方法、预防医学、社区卫生服务管理。3周的社区实践内容包括全科医疗服务技能、社区重点人群保健、全科医疗服务管理、疾病预防控制中心或预防保健机构见习。

（5）组织管理与培训基地：省级卫生行政部门负责培训的组织与管理，并制订具体的培训计划和方案。理论培训：由省级卫生行政部门认定的、具有大专及以上学历教育资质的培训机构承担。临床技能培训：在省级卫生行政部门认定的临床培训基地进行。社区实践培训：在省级卫生行政部门认定的社区培训基地进行。

（6）考核与结业：考核工作由省级卫生行政部门统一组织。考核内容分为理论考试和实践技能考核两部分。考核合格者，由以上卫生行政部门颁发全科医生骨干培训合格证书。

7. 全科医生转岗培训

(1) 培训目标:以全科医学理论为基础,以基层医疗卫生服务需求为导向,通过较为系统的全科医学相关理论学习和实践技能培训,培养具有高尚职业道德和良好专业素质,热爱全科医学事业,掌握全科专业基本知识和技能,达到全科医生岗位胜任力基本要求,能够为个人、家庭、社区提供综合性、连续性、协调性基本医疗卫生服务的合格全科医生。

(2) 培训对象:符合以下条件的临床医生可申请参加全科医生转岗培训。

1) 基层医疗卫生机构中已取得临床执业(助理)医师资格,拟从事全科医疗工作,尚未接受过全科医生转岗培训、全科住院医师规范化培训或助理全科医生培训的临床执业(助理)医师。

2) 二级及以上医院中取得临床执业医师资格,从事临床医疗工作3年及以上,拟从事全科医疗工作,尚未接受过全科医生转岗培训、全科住院医师规范化培训或助理全科医生培训的其他专业临床执业医师。

(3) 培训时间:培训总时长不少于12个月,可以在2年内完成。其中,全科医学基本理论知识培训不少于1个月(160学时),临床综合诊疗能力培训不少于10个月,基层医疗卫生实践不少于1个月(160学时),全科临床思维训练不少于20学时(穿插培训全过程)。

(4) 培训内容与方式:培训内容包括全科医学基本理论知识、临床综合诊疗能力、基层医疗卫生实践、全科临床思维训练4个部分,采取模块式教学、必修与选修相结合的方式进行,允许培训基地根据培训对象的专业背景、工作年限和个性化需求,按照“填平补齐”的原则,灵活安排培训内容,重在全科岗位胜任能力的培养。

在线测试:全科医学与社区卫生服务

思考题

1. 简述社区、社区卫生服务的概念。
2. 社区卫生服务有哪些特征?
3. 全科医学与社区卫生服务的关系是怎样的?
4. 简述全科医学、全科医疗、全科医生的概念。
5. 简述全科医学的基本原则与特点。

(何　坪　张冬青)

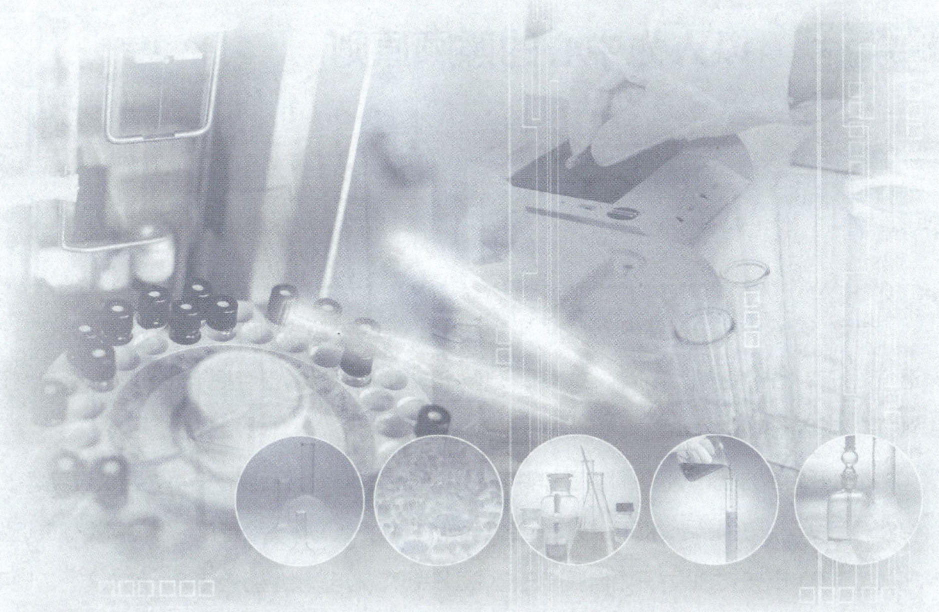

第二章　以人为中心的健康照顾

思维导图：以人为中心的健康照顾

学习目标

知识目标

1. 掌握以人为中心的健康照顾是全科医学和医疗的基本特征之一，全科医生需运用生物–心理–社会医学模式维护服务对象的生理、心理和社会层面的整体健康。

2. 熟悉以疾病为中心的医疗模式和以人为中心的照顾模式的区别与联系，以人为中心健康照顾的应诊过程。

3. 了解全科医生的临床思维方法和判断过程。

能力目标

能用生物–心理–社会医学模式开展全科医学的医疗、预防、保健、康复等卫生服务。

素质目标

培养学生以人为中心的生物–心理–社会医学模式的思维方式和服务意识，在应诊过程中，时刻关注患者的宏观和微观世界；以生物、心理、社会层面“全方位”的思维模式满足患者的需求。

第一节 以人为中心的照顾原则

案例 2-1

患者，女，45岁，独自就诊。2017年6月4日，在理发店受到气味刺激诱发憋喘，在室外透气后好转，进入室内仍气促。由“120”急救车送到医院急诊，检查提示低钾血症，心电图正常，其他项目无异常。

此后开始多方就医，呼吸科检查排除哮喘。曾因为30分钟后要召开重要会议过度紧张，突然气促发作，气短憋喘，休息后缓解。经常呃逆（俗称打嗝），胃镜检查提示轻度胃炎。最近发现血压升高和轻度贫血，并开始自服降压药，故来就诊。心电图检查：轻度ST段改变。运动平板检查：阴性。心脏超声多普勒检查：左室舒张功能减退。冠状动脉造影检查提示血管正常。发作后感觉气喘，有虚脱感。

讨论：如果你是一位全科医生，你怎么分析病情？应采取怎样的措施？

一、关注疾病与关注患者同等重要

1. 医生的两个关注中心　从案例2-1我们发现心理、社会问题是造成这位患者健康问题的重要因素。因此，全科医生在了解患者症状、病理变化的同时，还应关注患者的职业、家庭、心理和社会环境等因素，从而发现影响其健康的问题。

疾病和患者是两个完全不同而又密切相关的概念，是医生职责的两个中心范畴。患者不仅仅是疾病的载体，除了具有疾病的生物学特征外，患者还具有“人”的社会学特征。因此，关注疾病与关注患病的“患者”同等重要。

古希腊的先哲希波克拉底曾说过：“了解你的患者是什么样的人，比了解他们患了什么病要重要得多。”可见古代的医生已经意识到关心患病的人比关心疾病本身更重要。事实上，无论西方还是东方，古代医生都很注意对患者的全面观察，包括他们的出身、籍贯、经历、体质状况、人格特征、生活方式、家庭与社会环境、职业与经济情况等。

以人为中心的照顾模式是在生物 – 心理 – 社会医学模式的指导下发展起来的，是一种重视人胜于重视疾病的健康照顾模式，它从生理、心理和社会3个方面去完整地认识和处理人的健康问题，将人看作是一个既具有生物属性又具有社会属性的“完整的整体人”，将患者看作是有个性、有情感的人，而不仅仅是疾病的载体。这种以人为中心的照顾模式，其照顾目的不仅是寻找出有病的器官，更重要的是维护服务对象的生理、心理和社会 3 个方面的整体健康，并满足患者生理、心理和社会 3 个方面的需求。为实现这一目的，医生必须从人的整体性出发，全面考虑其生理、心理和社会需求并加以解决，必须将服务对象视为重要的合作伙伴，以人格化、高度情感化的服务调动患者的主动性，使之积极参与其自身健康维护和疾病控制的过程，从而达到良好的服务效果。

全科医学的健康照顾模式是“以人为中心的健康照顾”。“以人为中心的健康照顾”是生物 – 心理 – 社会医学模式的要求，也是人们健康需求不断增长的必然结果。

2. 患者的宏观和微观世界　生物 – 心理 – 社会医学模式认为人的生命是通过与周围环境（宏观世界）的相互作用和系统内部（微观世界）的调控能力来维持健康状态的。宏观世界包括人与家庭、社区、文化、社会、国家和生态环境之间的关系，属于心理学、社会学、经济学、伦理学和人类学的范畴，是复杂的、难以量化的世界。微观世界包括人与其机体的系统、器官、组织、细胞和生物大分子的关系，属于生命科学的范畴，常常可以精确量化。所以，医学除了关注疾病这一生命科学领域所研究的微观世界，还要关注人文社会科学等领域所研究的人的宏观世界（图 2–1）。

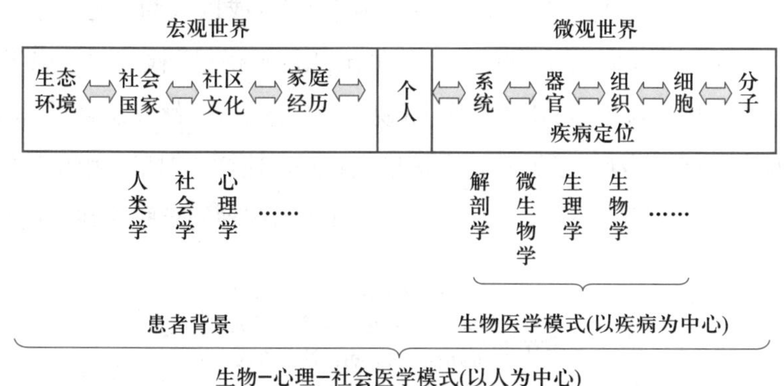

图 2–1　生物 – 心理 – 社会医学模式

生物 – 心理 – 社会医学模式以人的整体健康为最终目标，疾病是患者的一部分而并非全部，患者的需求、期望与生理疾病同等重要。全科医生在向患者提供以人为中心的健康照顾时需要了解患者的宏观和微观世界，同时了解患者的个性。患者是一个身心统一的整体，是具有生理功能和心理活动的生物体，精神和躯体是不可分割的，是生命活动中相互依赖、相互影响的两个方面，共同作用于机体的健康。因此，全科医生不仅需要了解患者的病理生理过程，还需要了解患者的心理过程。其次，具有独特个性的患者还有完整的社会背景，这些将对人的健康产生影响。因此，不了解患者的个性、背景和关系就不可能完整地认识患者，也就无法全面了解和理解患者的健康问题，更不用说解决这些问题了。

3. 全科医生的“患者”范畴　英语中与生病有关的词汇，最常用的是 disease、illness、sickness。现代医学心理学、医学社会学等学科通过健康问题的研究，将这 3 个词汇区分开来。

disease 译为疾病，为医学术语，指可以判明的人体生物学上的异常情况，可以通过体格检查、化验或其他特殊检查加以确定。

illness 译为病患，即有病的感觉，指一个人的自我感觉和判断，他有不适的感觉，可能同时存在疾病，也可能仅仅是心理与社会方面的失调。

sickness 译为患病，是指一种社会地位或状态，即他人（社会）知道此人处于不健康状态。本人可能有病，也可能是装病。

一个人可能有明显的“病患”，如胸闷、心悸，但却查不出是什么疾病，他如果因此告诉别人，就被认为是“患病”了，被别人视为患者。如一个人有严重的疾病，如肝癌，但在早期，并没有不适，即无“病患”，因而未就医，别人也不知情，因此别人不知道他“患病”，一旦病情进展，出现症状(病患)而就医，确诊为肝癌(疾病)，那么他就“患病”了。所以，这 3 种情况可以单独存在、同时存在，抑或交替存在。

“以疾病为中心”的模式充分强调了疾病（disease）的地位，却不重视病患（illness）和患病（sickness）这两种情况。而“以患者为中心”（或以人为中心）的模式则强调要对三者同等对待。全科医生应具备 3 种眼光：用“显微镜”检查明确患者身体器官上可能存在的生物致病因素；用“肉眼”审视面前的患者，了解其患病的体验；还要用“望远镜”观察患者的身后，了解其社会情境（背景）。这样，就把医生的全方位或立体性思维方式表达出来了，并将这种思维模式与患者的多种需求联系在一起（图 2-2）。

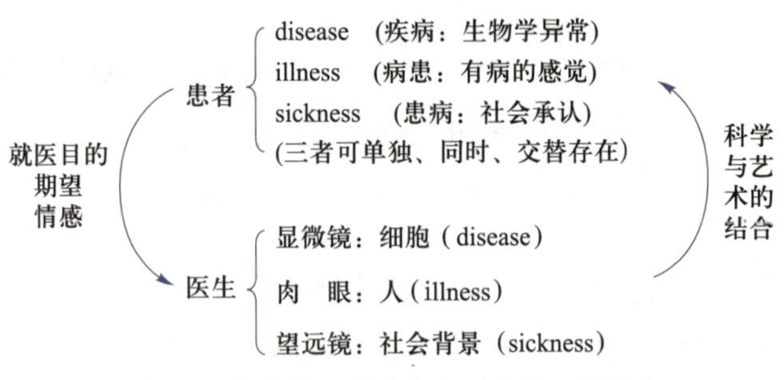

图 2-2　患者的 3 种需求和医生的 3 种眼光

4. 全科医生的诊疗原则　患者是一个不可分割的整体人，新的医疗框架是以人为中心的，人的生活质量将作为和疾病同等重要的另一个因素予以考虑。在基层工作的全科医生面对的多数是常见病、多发病、慢性病、轻症患者及健康人群。这就决定了全科医生必须对人负责，而不仅仅是对疾病负责。全科医生的服务对象包括患者、亚健康人群和健康人群，不同的人群有不同的医疗需要，因此全科医生需要根据服务对象的不同需要提供服务。

(1) 无疾病时，理解人的病患与苦恼，并提供相应的健康咨询、预防保健、关系协调、生活方式改善等整体性照顾。

(2) 疾病早期，医生应能识别问题，早查早治，提供预防性干预，使“健康—疾病”的进程逆转。

(3) 疾病(特别是慢性病)确诊后积极治疗，减少并发症和后遗症，避免残障，提供康复和临终关怀。全科医生应充分了解患者的患病体验，以及患者的生活态度与价值观，经过医患互动，双方商定其带病健康生存的最佳平衡状态，并制订长期管理计划，提高患者管理质量。

(4) 随着人类社会的进步和医学的发展，人们对生活质量的重视及对“优生”和“优死”认识的深入，临终关怀越来越受到社会的重视。疾病终末期的临终关怀是对临终患者及家属提供生理、心理、社会全方位的支持和照顾，以治疗为辅，心理安慰、生活护理和临床护理为主，不以延长临终者生存时间为重，目的是尽可能地提高临终患者在生命最后阶段的生活质量，缓解临终患者的病痛，维护其生命的尊严，使患者舒适安宁地度过人生最后的旅程，同时使家属的身心健康得到维护和增强。

因此，全科医生应为患者及其家庭提供综合性、整体性、持续性和人性化的卫生服务。

二、理解患者的角色和行为

1. 理解患者角色　一个人被认为是患者后，这个人便拥有患者角色或患者身份，原有的社会角色就会部分地或全部地被患者角色取代。患者角色是一种特殊的社会角色，患病是人的一生中必然会经历的一种现象，是一种生存状态的正常表现。患病的人其行为表现与健康人有所差别，将一个人看成患者的主要依据就是看他有无就医行为，虽然某些病患促使患者寻求医疗帮助，但并非所有生病的人都成为患者，也不是所有的患者都必定是患病的。

患者角色使患者有暂时免除社会角色义务或减轻日常责任的权利，如工作者患病后可以不去上班，学生患病后可以不去上学。免除的责任范围、持续时间与疾病的性质和严重程度相关：病情较轻时，不影响患者承担社会角色或影响程度较小；病情严重时，如需要住院治疗的患者一般就失去了原有的社会身份，患者角色代替了其他角色。

同时，患者角色也使患者有使自己尽快康复的义务。患者应该认识到患病是不符合社会需求的状态，每个社会成员都应该能承担各自的社会责任，因患病减轻或免除社会责任应该是暂时的。所以，患者须与医务人员合作，想办法尽快康复。发生疾病后，大多数不能靠机体自身自愈而恢复健康，因此需要寻求有效的帮助。这种帮助一般情况下主要来自医务人员，患者有义务与医务人员配合，接受医务人员的各种合理建议。

作为全科医生，应当理解患者角色的意义和病患的合理性，在工作中有针对性地提供以人为中心的全面的健康照顾。

2. 理解患者的患病体验　患病体验是指患者经历某种疾病时的主观感受。患者的患病体验是患者患病经历中最重要的体验过程，不了解患者的患病体验，医生对患者的理解便是不完整的。在生物医学模式下，专科医生要理解患者的患病体验是一件很困难的事，医生常常用没有时间去听患者诉说作为忽略患者患病体验的借口，甚至有个别医生因为找不到疾病的客观依据而否定患者的患病体验。这些都是只关心疾病、不关心患者的生物医学模式的表现，医生的兴趣只放在能客观测量到的疾病上，并不关心患者的患病体验。而在生物－心理－社会医学模式下，全科医生必须了解患者的主观症状和体验，这有利于取得患者的信任，建立良好的医患关系。相反，如果医生直接否认或怀疑患者症状与体验的真实性，会使患者产生不被接纳、不受尊重、不被信任的感觉，严重损害医患关系。全科医生在让患者了解疾病知识的同时，自己更应该了解患者的患病体验，并给予必要的解释与支持。只有这样，双方才能达成共识和谅解，建立良好的合作关系。

3. 理解患者的患病行为　患者的患病行为与患者的生活背景、个性特征、健康信念模式、疾病因果观、占主导地位的需要层次和生活目的有关。如一个经济状况很差的人患了绝症，往往表现为不愿意接受任何治疗；而对于一个经济状况很好又享受医保的人，则希望在这有限的时间里能最大限度地体现自己的人生价值，因而在积极配合治疗的同时，可能对工作表现出极大的欲望。人总是依赖生活的意义而活着，如果已经丧失了生活的全部意义，个人对健康就会采取漠不关心的态度。如果能完整地了解患者，就能理解患者因患病而表现出来的患病行为。

4. 理解患者的期望　患者总是带着对医生的期望来就诊的。患者对医疗的满意度取决于医生满足患者期望的程度。往往是患者的期望值越高，就越容易产生不满。从生物－心理－社会医学的角度去理解患者的期望，有助于全科医生不断改善自己的医疗行为与服务技巧，合理地满足患者的期望。

(1) 理解患者对医生医疗技术的期望：患者就医第一位期望的是医生的医疗技术，患者都希望医生能迅速对疾病做出诊断，并药到病除。

(2) 理解患者对医生高尚医德的期望：患者就医最直接的期望就是医生能工作认真、耐心细致、医德高尚、平等和蔼，自己能与医生轻松交流，建立朋友式的互动关系。作为全科医生要理解患者对医生的医德期望。

(3) 理解患者对医生服务技巧的期望：患者希望医生能让自己了解问题，并有机会参与讨论,发表自己的意见和看法,最后能与医生一起决定解决问题的方案。

(4) 理解患者对就诊结果的期望:患者不希望听到医生说“你的问题不属于我这个专科”或“我已经没有办法了”。患者更不希望医生说“你得了绝症,只能回家休息了”。

(5) 理解患者对医疗条件与医疗环境的期望:患者往往希望就医环境舒适,就医流程方便快捷,希望使用先进的医疗仪器与设备、药物和新技术,期望较低的医疗费用支出。

三、提供个体化的服务

1. 设置舒适的全科诊室环境　要提供以人为中心的医疗服务,诊室需要布置得使患者感觉舒适,一人一诊室。在全科医生诊室里,应有体现人文关怀的环境设施。诊室里的灯光要柔和,环境要宁静、整洁、卫生而优雅,有健康教育资料、报纸、杂志等,甚至还有专供儿童游戏的地方。

2. 提供以人为中心的个性化照顾　以人为中心的健康照顾是全科医学的核心理念之一,全科医生以生物－心理－社会医学模式为基础,根据患者的具体情况,在尊重患者的尊严、理解患者的期望与需求的前提下,充分了解每一个服务对象的家庭背景、社会背景,强调个性化的健康照顾,无论是基本医疗、基本公共卫生服务,还是康复、养生保健、健康教育,均需要综合考虑各方面的因素,提出最适合服务对象的建议与方案,真正体现以人为中心,体现个性化。

四、尊重患者的权利

患者的权利有如下几个方面:① 平等的医疗权。② 疾病的认知权。③ 知情同意权。④ 要求保护隐私权。⑤ 免除一定社会责任权。⑥ 诉讼权和赔偿权。要充分尊重患者的权利,需要做到以下几点。

1. 让患者参与到医疗实践中　在生物－心理－社会医学模式中,除药物和其他医学手段外,患者本身就是治疗疾病的重要资源,患者有权了解自身的健康问题及其严重性和处理方案,全科医生应利用患者本身的潜能和主观能动性,与患者一起协商处理方案,并征得患者同意,使患者能清楚治疗或处理的思路,使其成为治疗的积极配合者。

2. 做出的决策应符合患者的利益　无论如何,医生在对疾病做出处理决策时必须把患者的利益放在第一位,做出最有利于患者的临床决策。如果患者经济状况不好,就要权衡各种治疗对本人和家庭所带来的影响,选择最便宜、最可能、最方便、最符合患者经济利益的治疗方案，慎重考虑治疗效果和不良反应的平衡关系，制订出最符合患者利益的临床处理方案。

五、以人的需求为导向，强调服务的健康结局

1. 以人的需求为导向　卫生服务需要和卫生服务需求是两个不同的概念。卫生服务需要是依据人们的实际健康状况与理想健康状况之间存在的差距而提出的对医疗、预防保健、康复等服务的客观需要，主要取决于居民自身健康状况，包括个人觉察到的需要和由医疗卫生专业人员判定的需要。卫生服务需求是从经济学价值观出发，指在一定时期内，一定价格水平上，人们愿意并且有能力消费的卫生服务量。全科医疗服务以人的需求为导向，以家庭为单位，以社区为基础，协调利用团队的各种资源为患者提供连续的整体服务，做到防治结合，体现全科医学的要求。

2. 强调服务的健康结局　全科医生在为患者制订诊疗计划时应将医生的个人临床经验与科学证据相结合，疗效评价应以患者的最终结局（如死亡、功能丧失、生活质量及患者满意度等）为目的，选择的疗法应更安全、有效和经济，排除那些无效的、昂贵的和危险的医疗决策，全科医生提供的服务必须与这一总体目标紧密联系起来，力求公平、及时、经济、有效地利用各种资源维护居民健康，减少临床危险事件的发生，预防早死，提高生命质量。

第二节　全科医生的应诊任务

一、全科医生应诊的主要任务

全科医生应诊的主要任务可归纳为 4 个方面：① 确认和处理现患问题。② 对服务对象进行连续性管理。③ 适时提供预防性照顾。④ 改善患者的求医、遵医行为。

（一）确认和处理现患问题

全科医生应诊中的首要任务是确认和处理现患问题。现患问题主要是指患者近期所感觉到的身体不适或怀疑患的某种疾病。现患问题一般是患者前来就医的主要原因，全科医生在应诊中要正确分析、认识和处理患者的现患问题，这是门诊服务的核心任务。全科医生在确认和处理现患问题时，不仅要靠生物医学知识去认识、诊断患者的疾病性质和严重程度，而且要从心理、社会等多角度和多层面去剖析患者的就

诊原因及就医背景，以充分体现“以人为中心的健康照顾”特点，具体要做好以下几个方面的工作。

1. 了解患者的个性特点　全科医生在面对患者时，应首先了解患者是一个什么样的人，要熟悉他们的背景资料，如患者的社会背景、社区背景、家庭背景、个人背景等，只有深入全面地了解了患者的有关背景资料，才能真正地了解前来就医的患者，与患者建立起一种朋友式的和谐医患关系。全科医生在患者就诊时可先浏览一下患者的健康档案，以了解患者。

2. 了解患者的就医背景　患者都是在一定的背景下前来就医的，只有了解患者的就医背景，才能真正理解患者的主诉和现患问题的性质，才能发现产生这些问题的真正原因，才能找到真正的问题和真正的患者。

可通过开放式问诊了解患者的就医背景。开放式问诊不同于封闭式问诊，在医疗实践中接诊患者时，如果医生把注意力集中于所假设的疾病上，就会采用封闭式的问诊，例如医生会问如下一些问题：你感到头痛吗？夜里咳嗽吗？是否有腹痛？医生在采用封闭式问诊方式询问患者时，常集中于患者所患的疾病上，常有明确的询问对象和目的，患者的回答也只能是选择式和封闭式的，而非开放式的，如上所述医生所问的问题，患者的回答只能是痛或不痛、咳嗽或不咳嗽、有或无等，患者缺少充分回忆和倾诉疾患的机会。封闭式问诊方式有时会误导患者，使患者把对疾病的回忆仅仅局限在医生感兴趣的问题上，从而会漏掉其他重要线索，并且封闭式问诊也忽略了患者的主观情感需要和需求。

所谓开放式问诊就是要求医生把注意力集中于了解患者，既要了解患者所患的疾病，也要了解患者的心理、社会及就医背景等各方面情况。开放式问诊是对患者的开放式引导，医生要用耐心去倾听患者的诉说，不宜轻易打断患者的陈述，从患者的诉说中搜寻出蛛丝马迹，发现线索，找出问题所在。开放式的引导往往没有明确的询问目标和对象，只是提出一个话题作为引子，让患者自己去感觉和体会，发表自己的意见和看法，并加以充分发挥，开放式问诊在时间允许的情况下，医生并不去打断患者的诉说和思路，而是让患者围绕疾患充分地去想象和倾诉，当然有时也可给予适当的引导，以避免患者的诉说离题太远或占用太多时间。

开放式问诊常用于以下几个方面：① 了解患者疾患或问题的产生过程。医生可以问：“您能告诉我问题是怎样发生的吗？”② 了解疾患或问题所涉及的范围。医生可以这样问：“您觉得这个问题可能会与哪些因素有关系呢？”③ 了解患者的健康观、价值观及疾病因果观等思想观念。医生有时会问：“您觉得这个问题很严重吗？”“您觉得这个问题是怎么一回事呢？”④ 了解患者的需要、需求及对医生的期望。这时医生可以这样问：“您希望我能为您做点什么？”“您最迫切需要解决的问题是什么？”

在与患者沟通交流中，最重要的是了解患者想要什么，了解患者的需求，这是赢得患者满意的前提。

先问开放式问题:“我有什么能帮您的吗?”“哪里不舒服呀?”

后问封闭式问题:“您最近吃药了吗?”“您觉得这药效果怎么样?”

先问客观事实性问题:“您最近一次心电图检查是什么时候?”

后问主观看法性问题:“您觉得服用这种药后效果怎么样?”

先反应式聆听:鼓励患者流露信息。

后感觉式聆听:聚焦有利信息。

但是,有一些提问方式于获取信息毫无帮助,应该避免。引导性问题通常暗示了一定的答案,例如:

“关于这一点你没问题,是吧?”

“你也认为这是最好的解决办法吧?”

“你已经做过手术了,是吧?”

“今天感觉好些了吧?”

语言表达,我们可以使用如下句式:

“我知道这对于你来说并不容易。”

“我知道你并不希望听到这条消息。”

“我很抱歉,你必须接受这种治疗。”

另一种回应形式是针对患者的反应,例如:

“你看起来已经考虑清楚了。”

“很多人和你的感受是一样的。”

为了有效地与患者形成共情,我们可以注意以下技巧:

当你说“我想听听你的看法……”时,患者就会主动向你打开心扉。

当你说“我了解你的感觉……”时,患者会特别感动。

当你说“我理解你的观点……”时,患者会有被尊重和理解的感觉。

当你说“我能否这样理解你的意思……”时,患者会有遇到知己的感觉。

如果你能用眼睛注视着患者,说出上面这几句话,患者会觉得你就是人间“天使”……

为了有效地与患者形成共情,我们要注意以下禁忌:

当你总是“嗯……啊……哦……”时,患者会认为你其实不想听而对你关闭心门。

当你说“我知道了……你别说了……”时,患者会感到委屈、心酸。

当你说“我告诉你……你听我的……”时,患者会觉得你不愿耐心倾听、居高临下,甚至觉得你看不起他。

当你不用目光注视他讲话时,患者会认为你在敷衍他、不够重视他……

3. 分析现患问题的性质　全科医生要从系统论、整体论角度去考虑分析患者的现患问题，运用医学心理学、社会医学及社会学等知识去判断认定。具体说来，全科医生确认患者现患问题时的思维方式应以生物－心理－社会医学模式为指导（图 2-3）。

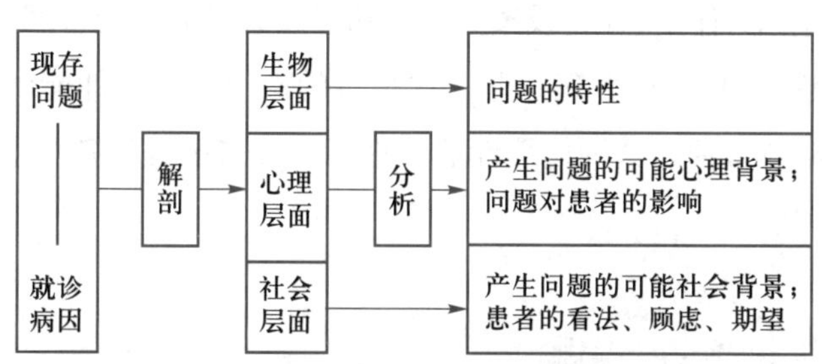

图 2-3　全科医生确认现患问题的思维方式

4. 处理现患问题　全科医生在生物－心理－社会医学模式指导下确认了现患问题的性质及有关心理社会背景之后，要针对患者的具体情况和现患问题的特性制订一个科学合理的处理计划和实施方案。处理现患问题，同样要遵循生物－心理－社会医学模式，从系统论、整体论角度出发，完整地处理现患问题，所以全科医生所制订的现患问题处理方案既包括生物医学疾病方面的治疗和预防措施，也包括心理抚慰、社会功能矫治与康复等措施。此外，全科医生制订处理措施时应注意在以下几方面加强与患者的沟通：① 向患者详细解释，说明病情，对患者的痛苦表示理解与同情，给予心理抚慰。② 向患者解释所制订的处理方案，征求患者对处理方案的意见和看法，并对患者的意见和看法表示极度的尊重。③ 就处理方案与患者交换意见，加强沟通，必要时做深入细致的解释说服工作，最终与患者达成共识，并根据具体情况及患者的态度适当调整处理方案。④ 调动患者的主观能动性，争取患者的自主性，鼓励患者承担起健康自我管理的责任，让患者充分参与处理方案的制订、修改与实施过程。

由于全科医生对现患问题的处理是整体性、系统性的，并不是单纯从疾病角度出发，没有忽略对患者的心理需求和社会功能方面的照顾，所以在确认和处理现患问题时，患者的依从性、遵医率及对全科医生的信任度和满意度都是非常高的。

（二）对服务对象进行连续性管理

“以人为中心的健康照顾”强调连续性管理。所谓连续性管理就是指在时间上的不间断性管理，乃至对服务对象一生的管理。其中，以对现患问题的管理为重点。

在确认现患问题并制订、实施处理方案之后，全科医生应对现患问题实施连续性管理。连续性管理主要体现在以下几个方面：① 对患者行为生活方式的管理，尤其是与现患问题关系密切的行为生活方式的管理，例如对现患问题以高血压病为主的患者，全科医生在完成及时的高血压诊断治疗的同时，应教育劝解患者及其家人控制或减少对食盐的摄入。② 对患者心理状态的管理，不良心理状态是构成现患问题的重要因素，也是长期连续性管理的主要内容，例如对高血压病患者进行管理时，应教育患者保持愉快、轻松、和谐的心态。③ 注重社会功能方面的长期管理，例如因现患问题引起的患者休工、休学、社会或家庭角色功能缺失等方面的管理。

有些现患问题尤其是慢性病并非一次短暂的诊治或处理即能解决所有问题，需要长期的、连续性的管理。这种连续性的管理可以覆盖患者的各个生活时期，也可以贯穿于患者的一生。

（三）适时提供预防性照顾

"以人为中心的健康照顾"注重提供预防性照顾。"预防为主"是医疗卫生服务的重要指导方针，也是与疾病做斗争最为明智的策略。全科医生在诊治患者、为患者提供服务的各个环节都应体现"预防为主"，尤其是一些慢性病，如高血压病、心脑血管疾病、恶性肿瘤及意外伤害等，其预防的意义更为重大，预防效果也更为理想。全科医生应发挥自身优势，将疾病的预防贯穿渗透到健康照顾的整个过程。

（四）改善患者的求医、遵医行为

改善患者的求医、遵医行为包括两个方面：① 教会患者适当利用医疗服务。② 提高患者对医生的依从性，即遵医行为。

全科医生对服务对象现患问题的处理、连续性管理及预防性照顾，都是在患者适当求医、遵医的基础上实施并产生效果的。如果医生为患者制订了科学合理的处理和实施方案，但由于患者求医和遵医行为不当，不能与医生协调配合，那么医生与患者对健康的共同期望同样会成为泡影。因此，"以人为中心的健康照顾"对于患者的求医行为、遵医行为格外关注，全科医生应想方设法提高患者的遵医率，纠正其不良求医行为，以保证医疗服务的质量。

1. 影响患者求医行为及遵医行为的主要因素　常见的影响患者求医行为及遵医行为的因素如下：患者的思想意识、价值观，尤其是健康观、健康因果观；患者的心理状态，如对疾病的敏感度；患者的经济条件与经济能力；当地医疗服务资源的数量、服务模式与水平；患者对医生的信任感等。

2. 改善遵医行为的方法　① 改善服务态度，提高医疗质量，赢得患者的信任，这是改善遵医行为的关键。② 强化患者对医嘱的理解、记忆和执行。③ 治疗要抓住主要矛盾，尽量减少药物种类。④ 努力改善医患关系，尽可能地让患者主动参与治疗过程，调动患者的主观能动性。⑤ 重视对患者心理行为的了解，有针对性地采取相应的措施，改善患者的遵医行为。

二、以患者为中心的接诊模式

全科医疗是集医疗、预防、保健、康复、健康教育及计划生育技术服务指导为一体的，全科医生作为团队的核心成员，工作任务较重，不同的患者又有其特殊的心理和社会背景，因此全科医生需要一个简明且系统的问诊方式，以便迅速了解患者心理、社会问题的核心。

（一）BATHE 问诊法

BATHE 问诊法是全科医生常采用的问诊方法。

B（background）——背景，了解患者可能的心理或社会因素。

A（affect）——情感，了解患者的情绪状态。

T（trouble）——烦恼，了解问题对患者的影响程度。

H（handling）——处理，了解患者的自我管理能力。

E（empathy）——移情，对患者的不幸表示理解和同情，从而使其感受到医生的支持。

案例 2-2

医生："你妻子做什么工作？"（background——背景，了解患者的心理和社会因素）

患者："她在社区打杂、帮帮忙，工资不高，也不稳定。"

医生："你孩子多大了？"（background——背景，了解患者的心理和社会因素）

患者："我女儿刚 20 岁，还在读大学。"

医生："哦，那不错。"

患者："女儿读书挺争气的，就是读书费用高，1 年光学费就要近 1 万元，还要生活费。"

医生："那你是挺不容易的，现在供个大学生的确开销不少。"（empathy——移情，对患者的倾诉表示理解和同情，从而使患者感受到医生对他的支持）

"你工作还不错吧？"（background——背景，了解患者的心理和社会因素）

患者："原来还可以，最近效益不好，可能要裁减人员。"

医生："你觉得这会对你有影响吗？"（affect——情感，了解患者的情绪状态）

患者："是的，我们这个部门最有可能裁员。"

医生："你是不是很担心？"（affect——情感，了解患者的情绪状态）

患者:“是的,家里现在主要靠我的收入,女儿还有 2 年才能毕业,说什么我也得让她读完大学。”

医生:“那是。还有什么让你担心的吗?”(affect——情感,了解患者的情绪状态)

患者:“医生,我的心脏问题是不是非常严重?心内科医生说要手术放支架,一个支架要上万元,这对我来说太贵了。一想到要裁员、要做手术,我就睡不着觉,血压怎么会不高呢!”

医生:“是呀,这些事凑在一起的确让人心烦。”(empathy——移情,对患者的不幸表示理解和同情,从而使患者感受到医生对他的支持)

“你最担心的是什么?”(trouble——烦恼,了解问题对患者的影响程度)

患者:“心脏问题,工作没有了还可以再找,身体垮了啥都不要说了。”

医生:“那你打算怎么办呢?”(handling——处理,了解患者的自我管理能力)

患者:“我也对自己说,不要老是去想这些事,车到山前必有路。我妻子也常劝我。但这些事怎么能让我不想呢?”

医生:“依我看来,要让你不担心这些事目前的确比较难,换作是我肯定也会担心的。”(empathy——移情,采用换位思考的方式对患者表示理解、同情和支持)

“但是仅仅担心是解决不了问题的,如果我是你,我除了担心外还要采取积极的措施。”

……

讨论:此案例中医生运用了什么样的问诊法?请总结并找出支持的依据。

通过案例 2-2 中的问诊,全科医生能很快了解这位患者的来访背景并及时给予安慰、支持,正是简朴而普通的言语帮助医生走近患者,让患者对医生敞开心扉,并使医疗服务变得更为有效。

(二) LEARN 模式

1983 年,Berlin 和 Fowkes 共同提出 LEARN 模式,目的在于避免因不同文化背景及社会地位、医生与患者对于疾病及其症状的解释模式存在差异而无法建立良好的医患沟通,进而影响疾病的诊断、治疗效果及依从性,或引发医疗纠纷等。此模式更加尊重患者本身对疾病的认知与理解,重视患者的表达与对疾病处置的看法,应用于全科医疗的接诊过程中更能体现以患者为中心的健康照顾理念。

所谓 LEARN 模式,就是整个接诊过程需经过 5 个步骤。① 全科医生要先站在患者的角度倾听(listen),收集患者所有的健康问题及其对健康问题的认知或理解。② 详细收集所有可供疾病诊治的资料后,医生需向患者及其家属解释(explain)对上述健康问题的诊断或看法。③ 在说明病情后,要容许(acknowledge)患者有机会参与讨论,沟通彼此对病情的看法,使医患双方对健康问题的看法趋向一致。④ 医生按所达成的共识提出对患者最佳或最合适的健康教育、检查及治疗建议(recommend)。⑤ 如患者对检查及治疗建议存在疑惑，则需要与患者进一步协商(negotiate)，最后确定医患双方皆可接受的方案。

第三节　全科医生的临床思维

面对一个具体的患者时，全科医生与其他的专科医生一样，最基本的任务之一就是判断患者的疾患，作为全科医生，应采用以患者为中心的诊疗模式，其中渗透了生物－心理－社会医学模式方法。因其学科的原则和特色，全科医生比其他的专科医生涉及的范围更广泛，较少使用高新技术，需要更多地强调临床资料的收集和临床思维或判断能力。以患者为中心的临床判断建立在生物－心理－社会医学模式的基础之上，采用归纳演绎的诊断思维方法，结合临床流行病学知识的运用处理疾患。

一、全面收集临床资料

1. 病史的采集、体格检查和实验室检查在临床判断中的作用　病史的采集在临床诊断中十分突出，病史是患者就医的直接原因，也是诊断的重要依据。下面就以案例 2-3 中的胸痛为例讲解如何采集病史。

案例 2－3

患者，男，56 岁，因“反复胸痛 1 个月”就诊。

患者自述本次胸痛始于 1 周前，晚上躺下后觉胸痛，部位为胸骨两侧(约第 4 肋间)，疼痛间断发作，每次持续 1~2 小时。常吐白色黏液，量多，无咳嗽，精神、食欲尚可。无头晕、头痛等其他不适，大小便正常。当地诊所疑诊冠心病，建议转我院查心肌酶、心电图、胸片。来诊时无胸痛。既往无慢性病史。体格检查：血压 144/84 mmHg，脉搏 75 次 / 分。双肺呼吸音清，未闻及干、湿性啰音。心率 75 次 / 分，心音清晰，各瓣膜听诊区未闻及病理性杂音。腹部膨隆，腹软，无压痛，移动性浊音阴性。余无特殊发现。

讨论：

1. 初步诊断是什么？

2. 需进一步做什么检查？

(1) 明确病因：胸痛是发生在胸廓与胸腔部位的疼痛，其病因繁杂，涉及多个器官和系统，病情程度轻重不一。面对主诉胸痛就诊的患者，首要任务是快速地查看患者的生命体征，简要收集临床病史，判别是否存在危险性或具有潜在危险性，以决定是否需要立即对患者实施抢救，如有生命体征异常，包括意识模糊和 / 或意识丧失、面色苍白、大汗及四肢厥冷、低血压[血压 < 90/60 mmHg（1 mmHg=0.133 kPa）]、呼吸急促或困难、低氧血症（SpO_2 < 90%），提示为高危患者，需紧急处理。在抢救的同时，积极明确病因。对于无上述高危临床特征的胸痛患者，需警惕潜在的危险性。

对生命体征稳定的胸痛患者，详细的病史询问是病因诊断的基石。大多数情况下，结合临床病史、体格检查及特定的辅助检查，可以准确地判断患者胸痛的原因。需要强调的是，临床医生面对每一例胸痛患者，均需优先排查致命性胸痛。胸痛的分类及其病因见表 2-1。

表 2-1　胸痛分类及其病因

分类	病因
致命性胸痛	
心源性	急性冠脉综合征，主动脉夹层，心脏压塞，心脏挤压伤（冲击伤）
非心源性	急性肺栓塞，张力性气胸
非致命性胸痛	
心源性	稳定型心绞痛、急性心包炎、心肌炎、梗阻性肥厚型心肌病、应激性心肌病、主动脉瓣疾病、二尖瓣脱垂等
非心源性	
胸壁疾病	肋软骨炎、肋间神经炎、带状疱疹、急性皮炎、皮下蜂窝织炎、肌炎、肋骨骨折、血液系统疾病所致骨痛（急性白血病、多发性骨髓瘤）等
呼吸系统疾病	肺动脉高压、胸膜炎、自发性气胸、肺炎、急性气管 – 支气管炎、胸膜肿瘤、肺癌等
纵隔疾病	纵隔脓肿、纵隔肿瘤、纵隔气肿等
消化系统疾病	胃食管反流病（包括反流性食管炎）、食管痉挛、食管裂孔疝、食管癌、急性胰腺炎、胆囊炎、消化性溃疡和穿孔等
心理精神疾病	抑郁障碍、焦虑障碍、惊恐障碍等
其他	过度通气综合征、痛风、颈椎病等

（2）详细问诊：

1）胸痛的起病情况：胸痛从何时开始，有何诱因，如起病前有无剧烈运动及外伤等。

2）胸痛的特点：胸痛的部位、性质、持续时间、加重或缓解因素等。如典型的稳定型心绞痛是在胸骨体后的压榨性疼痛，持续数分钟至十余分钟，可因运动而加重，休息或舌下含服硝酸甘油后可缓解。胃食管反流病引起的胸痛是在胸骨下方的灼热性疼痛，持续 10 分钟至 1 小时，在饭后躺下时症状会加重，给予制酸剂可帮助缓解症状。

3）胸痛的伴随症状：许多疾病除胸痛外，常伴有其他症状，在诊断上具有一定的价值。如气管、支气管、胸膜疾病所致的胸痛常伴咳嗽；食管疾病所致的胸痛常伴吞咽困难；肺结核、肺栓塞、原发性肺癌所致的胸痛常伴有咯血。

4）诊治经过：已行哪些检查，治疗经过，所用药物及疗效。

5）既往病史：既往有无冠心病、高血压、高脂血症、动脉硬化或糖尿病等病史，以及治疗情况、控制好坏。近期有无手术史或长期卧床等。

体格检查是采集病史的延续，与采集病史比较，体格检查获得的资料能够比较客观地反映病情，并可以补充病史资料的不足，还可以印证采集病史获得的资料。但是，体格检查也有局限性，它仅能反映患者就诊时的体征，不能反映疾病的发展进程和动态表现。各种常规检查和特殊检查对初步印象的验证和临床判断的形成具有极大的帮助，能够深化医生的认识水平，增加临床思维的新线索。

在全科医疗中经常会遇到复杂的难以区别的症状，而且缺乏伴随的体征。因此，如果全科医生掌握了询问病史的技巧，全面地了解问题的产生原因与发展过程，将有利于疾患的诊断和疾病的鉴别。根据病情将病史、体格检查和实验室检查三者互相配合、综合运用，做出分析和诊断。

2. 全科医生对心理社会资料的收集　全科医生除了全面收集临床资料如病史、体格检查和必要的实验室检查以外，关注"病患"的体验与"疾病"同等甚至更加重要，而且会影响到患者的生物学疾病。对心理、社会问题的探究可给以患者为中心的医生提供许多潜在的线索。

案例 2-4

患者："医生，你好！"

医生："请坐。"

患者："我的报告怎么样？"

医生："你的胃镜报告很正常，连幽门螺杆菌也没有，完全没有问题。"

患者："怎么会呢？我的胃经常痛，会不会是其他的问题，没查出来？"

医生："哦……我看出你很担心。"

患者："是的，医生。不如你安排我做 B 超吧，要么做个 CT，检查一下癌症指数。"

医生："根据医疗记录，你 6 个月前才做了一个腹部的 B 超，报告是正常的。你现在是不是遇到什么问题了？"

患者："我最近在写研究论文，有时熬夜，有时忘记吃饭。"

医生："你真是一个敬业的人，但是要注意饮食规律、清淡。为什么要查癌症指数呢？"

患者："我爸爸 1 年前肝癌去世了，我担心我的身体会像他一样。"

……

讨论：

1. 患者为什么要来就诊？

2. 患者的需求是什么？为什么？

麦克温尼（McWhinney）曾经指出，关注患者的心理、社会方面问题是最重要的，关注患者的期望、感受及与该疾患相伴随的恐惧，我们应采用开放性问题来询问。例如，"你对自己的病最担心的是什么？""是什么原因使你有这个要求？"对心理、社会问题的探究将有利于全科医生扩大思路，使之能从容面对具有各种复杂问题的患者。这类资料一般包括患者的个人资料、家庭背景和社会背景。

（1）个人资料：当全科医生面对一个患者时，首先要了解除了我们熟知的"一般情况"以外，还需要了解患者为什么要来，患者对问题的看法怎样，患者的需求是什么。

研究发现，有许多出现严重症状的人并没有来就诊，而又有许多只有轻微症状的人来就诊，因此促使患者就诊的原因不仅仅是疾病的严重性，它更涉及患者对症状的理解及功能障碍对患者的影响和意义。总之，只有将症状与出现症状的人联系起来，才能理解患者为什么会在这特定的时刻带着特定的问题来就诊。Mc Whinney 在他的著名文章《超越诊断》中详细描述了促使患者就医的原因，包括以下 7 个方面。① 躯体上的不适超过了忍受的限度：这个阈限有个体差异，有的人无法忍受轻微的不适，有的人却能忍受严重的痛苦。这种患者常常直接提出明确的问题，多属于急性或较严重的躯体疾病，患者的最大需求是尽快解除痛苦。② 心理上的焦虑达到了极限：患者尚能忍受疾病引起的痛苦或不适，但对症状或疾病的意义产生了误解，引起了严重的焦虑反应，迫使患者寻求医生的帮助。有时，患者会直接提出所担忧的问题，希望得到医生的合理解释；有时，患者会过分强调其痛苦的体验及症状的意义，却缺乏与严重疾病相应的客观证据，这间接反映了患者的严重焦虑。③ 出现信号行为：患者既没有难忍的病情，也没有严重的焦虑，只是认为发现了一些可能与疾病有关的信息（症状或体征），希望与医生一起讨论或做出诊断。这种情况不仅与患者具有的医学知识和健康信念模式有关，也取决于医疗服务的可得性，它往往使医生能在早期发现一些有严重后果的疾病。④ 出于管理上的原因：如就业前体检、病假条、医疗证明、民事纠纷等。⑤ 机会性就医：患者仅仅因为有机会接触医生，而顺便提及自己的某些症状，机会性就医常可发现一些早期的疾病。⑥ 出于周期性健康检查或预防、保健的目的，而无任何不适。⑦ 随访：患者应医生的预约而就诊，主要是一些慢性病患者。可能原因如下：出于诊断的需要；出于治疗的需求；出于支持的需要；为了维护良好的医患关系；出于职业兴趣或研究的需要等。

针对患者就医原因的复杂性与多样性，全科医生应保持开放的思路，以便最大限度地满足患者的需求。同样，全科医生也只有采取开放式而不是封闭式的问诊方法，才可能了解到患者真正的就医原因。

其一，疾病因果观：是指患者对自身疾病的因果看法，是患者解释自己健康问题的理论依据，它受到个人文化、个性、家庭、宗教和社会背景等因素的影响。就诊时，患者常常根据自己的疾病因果观来叙述病史，而忽视其他问题。医生若不了解这一点，就无法正确理解患者陈述问题的方式及症状的真实意义，容易漏掉一些重要的资料。患者的疾病因果观不一定是正确的，尤其是文化层次较低者。其二，健康信念模式：是人们对自身健康的价值观念，反映人们对自身健康的关心程度。珍惜健康的人常因轻微的症状就诊，而忽视健康的人常常延迟就诊，健康信念模式与求医行为直接相关。医生在制订处理计划时需要涉及患者的健康信念问题。其三，患者的期望——医生如何满足需求：患者对医生的期望除了解决其客观存在的问题外，还有其主观方面的需求；而医生如何满足患者的期望，则取决于医生对其主观需求的判断。

全科医生只有通过开放式问诊，关注患者的情感、背景、烦恼、期望，使患者产生信任感，才能与患者建立固定的良好关系；这种关系也将有助于发现患者对疾病的认知和自我管理能力，确保能满足患者的需求，更好地服务于患者。

(2) 家庭背景：对患者家庭背景的了解和分析，是全科医生临床判断的重要组成部分，也是全科医疗的原则和特色之一。通过绘制“家系图”，了解家庭结构并评价其功能，以及家庭各个角色之间的相互关系和相互作用，判断患者疾患的发生、发展和预后与其家庭之间是否存在着联系，以便通过家庭评估，利用家庭的内外资源进行必要的协调指导，使其对患者问题的解决起到积极的作用。

(3) 社会背景：人具有双重属性——自然属性和社会属性。全科医生不仅要考虑人的自然属性，而且要考虑人的社会属性，每个患者都有自己特定的社会地位、社会角色和社会关系，全科医生应研究社会背景对人体健康的影响及其规律，消除直接或间接地影响人体健康的因素（如社区、工作、学习、恋爱、荣誉、理想、前途及情绪等因素）；反之，患病也将会使患者原有的社会背景发生一定的变化，对某些患者来说，这种变化可能有利。如一个受群体或社会歧视的孩子，患病使其得到比平时更多的关怀；而对另一些患者来说，患病将使其丧失原有角色的优势（如晋升、就业、升迁、社会关系等），并对角色改变和转换不能适应，可能会加重病情。因此，全科医生需要通过有效的途径去了解患者的社会背景，以了解“疾患”的体验，帮助临床判断。

二、临床判断

（一）诊断思维的类型

诊断思维一般包括以下几种类型：模型辨认、归纳法和假说－演绎方法。

1. 模型辨认　对与已知“疾患”的图像或模型相符合的患者问题的判断，仅靠观察患者即可得出诊断，这种方法对医生判断患者的疾病十分有用，但只有在患者的病史、体格检查或实验室检查结果典型，符合唯一的疾病模型时，才能使用这种方法。因此其应用是很有限的。同时，经常使用这种方法的医生，有可能以教科书对特定疾病概率的描述代替该疾病在特定患者身上的真实发生率，而且一旦做出诊断，很少会改变判断。

2. 归纳法　这种方法不管患者的主诉，主要强调医生全面的详细的病史询问，并结合体格检查和实验室检查，对所收集的病情资料进行细致的、一成不变的系统回顾，然后收集所有的阳性发现进行归纳推理，得出最后可能的诊断。在得出最终结论之前不提出任何假设。实际上，这种方法多用于医学生的教学，它可以锻炼学生采集患者资料的技能，但因其效率低并往往流于形式，在日常临床诊疗中应用较少。

3. 假说－演绎方法　这种方法包括两步：第一步，从患者的最初病情资料中快速形成一系列可能的诊断假说；第二步，从这些假说中推出应进行的临床和实验室检查项目并实施，根据检查结果对系列假说逐一进行排除，最后得出最大可能性的诊断结果。

这种方法的第一步实际上是“猜想”：医生将自己的临床知识和经验与患者病情的相似之处进行类比猜测，形成一系列候选的假说，有经验者往往能提出较多且接近事实的假说继而进行第二步，根据这些假说推论出一系列可操作的检验内容，如进一步的病史、症状和体征及实验室检查，然后根据结果逐项鉴别、确认或排除。

在推理过程中仍需要运用归纳法，但不是毫无前提地使用，而是用于归纳假说－演绎推理的检验结果。医生运用假说引导病史采集和体格检查，使之能够深入、有目的地进行，以便能在短时间内形成较为集中而可靠的诊断。这种方法的有效性和高效率使其成为临床医生最常用的诊断策略。

（二）临床判断的基本过程

首先，医生往往会进行模型辨认并形成诊断，但若不能辨认成功，医生则会对问题的性质形成一个初始的意向，并沿着这个思路去收集资料，形成几个诊断假设来解释这一意向。然后，将这些假设按照疾病发生率、严重性和可治疗性来排列优先顺序，对疾病发生率不很高但有较严重后果的疾病，其排列顺序需要提前。例如，对一个腹痛的儿童，即使阑尾炎的概率大大地低于胃肠炎，但由于考虑到其严重性和可治性，阑尾炎还是该排在第一位——没有医生愿意在阑尾炎问题上误诊，所以常把它作为第一个要排除的问题。此外，不能忽视严重的问题，如心肌梗死对于40岁以上的胸痛患者，宫外孕对于下腹痛或非月经期阴道出血的育龄妇女，脑膜炎对于婴儿，肺栓塞对于急性气促的成年人等，都是虽然少见但必须要进行鉴别诊断的疾病，此类假说不可遗漏。

医生需要进一步以向患者询问的方式来检验假设，有经验的医生会运用与其前面形成的假说有关的开放性问题进一步收集资料，针对各个假设来检查患者的症状，直到医生发现那些症状集中在一个假设上为止。这样，医生可以进一步缩小视野，用一些特异的问题来确认或否定先前选择的这一假设，这些问题对诊断假设具有最大的鉴别力。例如，如果医生怀疑患者的胸痛是由心肌缺血引起，医生就要询问其症状与劳累的关系；如果医生怀疑其胸痛是因反流性食管炎所致，就会询问症状与姿势的关系。特别要提醒那些缺乏经验者，不要过早地把问题特异地集中到某一个假设上，而应“由宽到窄”逐渐进行，最后再“敲定”诊断，这样可以避免因过早地把问题局限而漏诊。

然后，医生往往会“扫描”式地询问患者的背景问题：既往史、个人和家庭背景、社会交往和职业史，以及吸烟、饮酒、进食、睡眠和锻炼习惯，最后为系统回顾。

体格检查完成后，结合收集的资料和假设推理的过程，医生如能证实一个或几个诊断假设，便形成诊断，但往往有时医生可以排除一些假设，却得不到足够的关键性的资料来确认初始假设。在这种情况下，医生需要再把视野放大，把另外一些假设考虑进去，对这些假设作修改后重新确定先后顺序并进行检验，这一循环过程将继续进行，直到医生确认了一个或几个诊断，或接受其中的部分诊断作为试验性诊断为止。

下面就是做出诊疗计划决定，此时经常可以引出与诊疗计划相关的更多资料，并叮嘱患者按时随访。在随访阶段，由于患者提供了更多的资料，医生据以建立处理计划的诊断假设会得到证实。如果仍未证实，则再开始修改假设并检验之，由于全科医疗面对健康问题的早期性和多样性，医生有时到了随访阶段还不得不接受一个试验性诊断，而无法获得确定的诊断结果。

尽管上述假说－演绎方法是一种高效率和有效的临床诊断策略，但因其对于假设和检查项目的数目不加限制，故有可能导致医疗资源的过度利用。为了适应“守门人”角色的要求，全科医生的临床思维应是一种有限制的假说－演绎过程。全科医生必须掌握卫生经济学的成本－效益原则，即利用低成本的诊疗手段获取最大的健康效果和经济效益。因此，物理诊断技术在全科医疗中得到最充分的应用。对于其他任何诊疗技术，全科医生都应在评价其技术效果的同时，考虑它究竟能给患者带来什么实际好处，其成本能否被患者及医疗保险部门所承受，社会效果如何等问题，因此常常制定一些有效的临床技术指南（诊疗规范）对基层医生的行为加以引导和限制。此外，医生还可根据当时、当地特定人群某种问题的流行病学概率，以及各种检查项目的灵敏度和特异度等，来缩小诊断假设与检查的范围，从而在短时间内以最少的资源获得较为可靠的临床判断。

（三）临床流行病学：概率方法在临床判断中的作用

在临床判断过程中，医生需要思考一系列的问题，诸如：① 在此情况下，这一个患者可能是什么问题？② 应该选择什么检验方法？③ 对于检验结果如何判断？这三类问题贯穿假说形成、排列和检验的全过程。在回答这些问题时，除了考虑疾病的严重性与可治性以外，概率是主要的判断依据。

当医生接触患者时，从患者那里获得的信息使其下意识地排列着诊断假设，各个假设的概率随着资料信息的增加而有可能发生变化。

例如，一位 59 岁男性患者就诊于某位医生。

患者说："医生，我咳嗽得好厉害呀！"

医生想："感冒为 85%，慢性支气管炎为 10%，肺癌为 5%。"

患者说："我咳嗽时有痰，有时还带血丝，我从 15 岁起就抽烟，每天要抽 2 包。"

医生想："感冒为 20%，慢性支气管炎为 60%，肺癌为 20%。"

患者说："从 3 个月前开始，我咳嗽得越来越厉害了，而且体重减轻了 15 kg。"

医生想："感冒 < 1%，慢性支气管炎为 10%，肺癌为 89%。"

这位医生使用的就是概率方法，根据病史、症状或症候群与特定疾病的关系判断患者每一种疾病的可能概率。医生是在没有意识的情况下使用了概率推理法，当问诊结束时，医生心里已经大概形成了几种假说，开始做鉴别诊断。

许多医生都认为实验室检查是 100% 的准确，这是一种误解。事实上，所有的检验结果都会因为特定的人类体质而有差异，如高血压诊疗指南东西方国家是有差异的。另外，检查值都有一个分布的范围，在此范围内我们认为是"正常"的，否则就是"异常"的。然而，由于这种范围的划分是根据统计学确定的，因此真实的人体总会有些例外：有些患者的数值在"正常"范围内，有些健康人的数值反而是"异常"的。同样，症状和体征也会因人而异，使用概率方法显然可以增加临床判断的合理性。医生对该方法应给予应有的重视，减少工作中的盲目性。

由于全科医生的工作兼顾个体与群体，熟悉社区居民的疾病患病率和家庭背景，因此流行病学概率方法成为十分方便而有效的临床判断工具之一。医生可根据社区与家庭的背景多方收集资料，并根据病史、体格检查和实验室检查的结果，以流行病学的方法得出最可能的判断，制订处理计划，并予以追踪和不断修正。运用流行病学方法还能帮助全科医生随时从个别患者发现人群的疫情,从而将临床医学与社区疾病监测有机地结合。

思考题

在线测试:以人为中心的健康照顾

1. 全科医生如何才能为患者提供以人为中心的健康照顾?
2. 全科医生在应诊时的主要任务是什么?
3. 全科医生的临床思维要点是什么?

(史卫红)

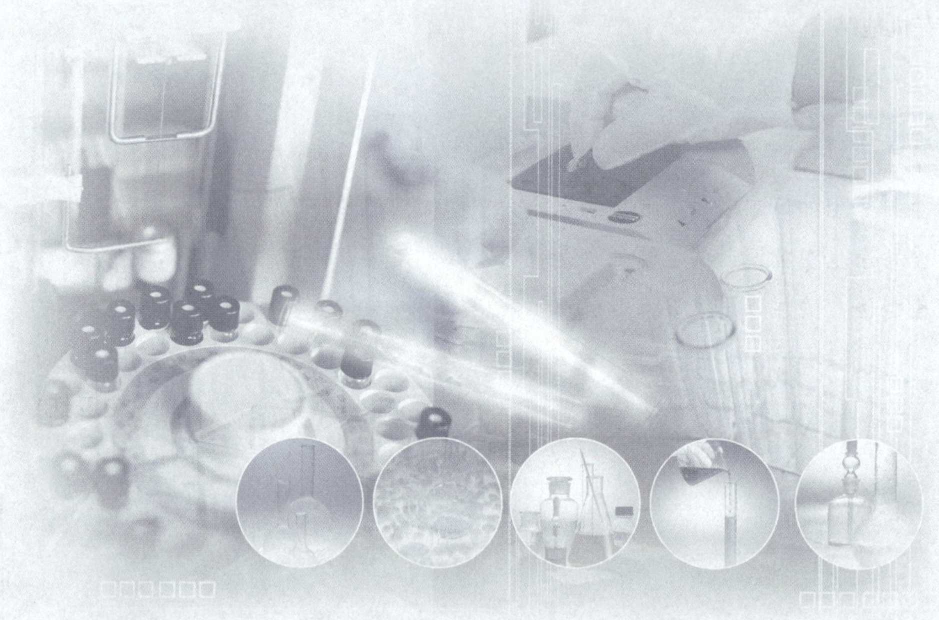

第三章　以家庭为单位的健康照顾

思维导图：以家庭为单位的健康照顾

学习目标

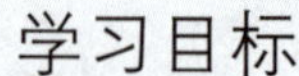

知识目标

1. 掌握家庭评估的常用工具（家系图、家庭圈、家庭关怀度指数）。

2. 熟悉家庭生活周期、常见家庭问题和以家庭为单位提供照顾的方式。

3. 了解家庭结构和功能的概念，家庭对其成员健康的影响因素。

能力目标

在日后工作中，能熟练运用家系图、家庭圈等工具对居民进行健康管理。

素质目标

能充分理解家庭与健康的关系，服务基层，运用适宜技术和方法，为我国的社区卫生服务工作贡献力量。

案例 3－1

患者，男，43 岁，因焦虑、乏力 4 个月前来就诊。测量血压为 150/98 mmHg，患者的不适表现始于其妻子在家中照顾 78 岁的父亲。患者岳父因摔倒致腰椎骨折，手术后出现大小便失禁，无法行走，长期卧床，需要 24 小时护理。其妻子一直在岳父家照顾老人，近期很少回家。女儿高三，即将参加高考。患者以前健康状况良好，无高血压病史，家庭关系和睦。

讨论：

1. 该患者焦虑、乏力的可能原因有哪些？
2. 建议该患者怎样面对这些问题？采取哪些干预措施？

第一节 家庭的结构与功能

一、家庭的定义

家庭是一个特殊的社会团体，是社会活动中的最基本单位。随着现代社会结构和功能的变化，以及人们意识形态的变化，家庭的定义也在慢慢发生变化。

传统的家庭定义为“由一对通过婚姻而结合的、有或没有子女、有或没有健在父母的成年男女所组成的生活单元”。该定义着眼于婚姻、生殖和血缘关系的家庭，法律界对家庭的定义是“由婚姻关系、血缘关系或收养关系，或以共同经济为纽带结合成的亲属团体”。但随着社会的变迁，在现实生活中，人们发现一些具有家庭功能的团体，如同性恋、同居、群居等家庭，传统的家庭定义并不能完整概括所有家庭的形式。现代家庭的定义是：“家庭是通过生物学关系、情感关系或法律关系连接在一起的一个群体。”该定义涵盖了现代的各种家庭类型，包括家庭的法律、血缘或收养和情感三大要素。

二、家庭的结构

家庭的结构主要是指家庭成员的组成和类型及各成员间的相互关系，包括外部结构和内在结构两部分。

（一）家庭的外部结构

家庭的外部结构即人口结构，又称为家庭的类型，由家庭成员的组成和数量决定，分为核心家庭、主干家庭、联合家庭和其他类型家庭等。

1. 核心家庭　是指由父母及其未婚子女组成的家庭，也包括无子女夫妇或养父母及养子女组成的家庭。现代社会中核心家庭逐渐成为主要类型。据统计，核心家庭占我国城市家庭的 80%。核心家庭的主要特征：规模小，人数少，结构简单，关系单纯，家庭内部只有一个权力和活动中心，便于做出决定等。从医疗保健的角度考虑，核心家庭的家庭资源较其他家庭类型少，家庭关系存在着亲密和脆弱的两重性，一旦家庭出现情感危机，得到家庭内外的支持较少而易导致较多的家庭问题，如离婚率增高、留守儿童等家庭问题。

2. 主干家庭　是由一对已婚夫妇同其父母、未婚子女或未婚兄弟姐妹组成的家庭。主干家庭在垂直的上下代中有两对或两对以上夫妇，是核心家庭的扩大，主干家庭往往有一个权力和活动中心，还存在一个次中心，但家庭关系不像联合家庭那样复杂。

3. 联合家庭　又称为复式家庭，指由两对或两对以上同代夫妇及其未婚子女组成的家庭。这种类型的家庭结构相对松散、不稳定，人数多，关系复杂，家庭内存在着多个权力和活动中心，多种关系和利益交织，决策过程复杂。但可利用的家庭内外资源较多，有利于家庭遇到压力时提高适应度，易于应对压力事件，克服危机。

4. 其他类型家庭

（1）单亲家庭：单亲家庭也称单身父母家庭，是父母单方及其子女或收养的子女组成的家庭，包括未婚有子女及未婚领养孩子组成的家庭。造成单亲家庭角色缺失的各种原因需要更大的关注。

（2）重组家庭：重组家庭也称继父母家庭，是由再婚而组成的家庭，包括前段婚姻的子女及再婚所生育的子女。家庭的重组使家庭结构发生变化，面临许多压力，家庭的新成员都经历过痛苦与失落，适应新的家庭环境需要一个复杂的调整过程，建立良好的继父母与子女的关系需要双方的调整与努力。

（3）特殊家庭：包括同居家庭、单身家庭、丁克家庭、同性恋家庭和群居家庭等，这些家庭虽然背离了传统意义上的家庭形式，但仍行使着家庭的部分功能，具备家庭的某些主要特征。

（二）家庭的内在结构

家庭的内在结构是指家庭成员之间的相互关系及相互依存关系，反映了家庭内部动力和运作机制，主要表现在家庭权力结构、家庭角色、家庭沟通类型和家庭价值观 4 个方面。

1. 家庭权力结构　家庭权力结构是指权力在家庭内部的分布情况及在家庭决策中家庭成员之间的相互作用方式，具有对家庭的绝对影响、控制和支配的权力。

常见的家庭权力结构有以下 4 种类型。

(1) 传统权威型：以家庭所在的社会文化传统“规定”而形成的权威。如一般家庭把父亲视为权威人物，而不考虑他的社会地位、职业、收入、健康和能力等。

(2) 工具权威型：负责供养家庭、掌握经济大权的人，被认为是家庭的权威人物。如果妻子或子女处于该位置，也会成为家庭的决策者。

(3) 分享权威型：家庭成员分享权力，共同协商、共同决策，以个人的能力和兴趣为家庭分担责任，是理想的家庭权力结构，有利于家庭发展和个人健康成长。

(4) 情感权威型：在家庭感情生活中起决定作用的人担当决策者，其他的家庭成员因对他（她）的情感而承认其权威。

家庭权力结构并非一成不变，它随家庭生活周期、家庭的变故、社会价值观等家庭各种因素而发生变化。家庭权力结构是全科医生进行家庭评估和家庭干预的重要参考资料。只有了解了家庭的决策者，与之协商，才能有效地提供建议，实施干预。

2. 家庭角色　角色是社会客观赋予的，而不是自己认定的。生活在自然社会中的自然人，每个人都有几种不同的社会与家庭角色，如男性有男人、儿子（学生、劳动者）、父亲（丈夫、劳动者）、爷爷等角色；女性有女人、女儿、母亲、奶奶等角色。家庭角色是家庭成员在家庭中的特定身份，代表着他（她）在家庭中应执行的职能，反映着他（她）在家庭中的相对位置及与其他成员之间的关系。

(1) 角色期待：是指社会或家庭对成员所期望的特定行为模式，包括传统的角色期待和具体的角色期待两个方面。例如，某家庭有一对龙凤胎已成年，社会和家庭期望儿子养家糊口，为家庭生活提供经济支持，教育子女，决策大事，能撑起家庭大梁，维持家庭在社会上的声誉和地位；期望女儿能嫁一个好人家，为家庭生活持好家务，生育、照顾子女。这是传统的角色期待。不同的家庭对每一个成员的角色期待是不同的，角色期待也意味着人们对个体的关心、信任和鞭策，是个人实现某种角色的动力，儿童的成长与家庭角色期待是分不开的。角色期待是极其复杂的行为模型，包括认知、态度和情感等的总和。

(2) 角色学习：家庭成员要实现角色期待，完成相应的角色行为，需要一个学习和发展的过程，这个过程被称为角色学习，包括学习角色的责任、义务、权利和学习角色的态度与情感。角色学习常因周围环境的积极反应而得以强化和巩固，也会因周围环境的消极反应而对其进行否定或修饰。角色学习在人与人的互动和角色互补中进行，需要不断适应角色的转变。

(3) 角色认知：是根据一个人所表现出来的行为（如言语、表情、姿态）来认识他

(她)的地位或身份,包括对角色规范的认知、对所扮演角色的认知和关于角色扮演是否恰当的判断。我们常常将扮演某个角色的人的言行与我们所认同的这一角色的行为规范进行比较,然后判断这个人是军人、农民、学生、教师还是其他身份。同时,评价这个人的言行是否合格。

(4) 角色冲突:当个体在扮演角色中不能适应其角色期待,或不能适应其角色转变时,便会在内心产生矛盾和冲突的心理变化,称为角色冲突。一个人在家庭中的位置和所扮演的角色会随着年龄的增长而发生改变,角色冲突可能是由于不同的人对一种角色产生相互矛盾的角色期待所引起,也可能由发生在一人同时身兼几个角色时的角色转化不适应引起。

案例 3-2

患者,张某,女,49 岁,丈夫 51 岁,公公 78 岁,婆婆 75 岁,儿子 26 岁,小姑子 37 岁一直未婚。因儿子找女朋友引发紧急家庭冲突事件,全科医生在家访过程中评估家庭角色,张某在家中身兼妻子、儿媳、母亲、嫂子等多重角色。

3 年后公婆因病去世,儿子已结婚成家,孙女出生,因对孙女的抚养、婆媳生活方式、姑嫂不和等引发紧急家庭冲突事件,全科医生在家访过程中评估家庭角色,张某扮演的是妻子、嫂子、母亲、婆婆和奶奶的角色。

讨论:如何看待张某在家庭中的角色冲突?

家庭成员也可在还没有足够准备的情况下进入另一家庭角色,家庭角色的这种不正常转变会导致家庭功能的异常改变,从而影响家庭成员的身心健康。如未婚生育的少女母亲。

角色冲突有 3 类。第一类是角色间的冲突,多个不相容角色之间无法协调,如担任销售工作的父亲经常出差,而孩子希望能和父亲长时间相处,这样父亲的角色与工作的角色就存在冲突。第二类是角色内冲突,对同一个角色有几个不相容的期待,如妻子希望丈夫在家任劳任怨做家务,在外面又出人头地挣大钱,让妻子在别人面前以丈夫为荣,但是,丈夫知道自己的能力水平一般,很难在家庭内外样样出色,双方在丈夫这个角色的期待上就存在矛盾。第三类是角色与人格冲突,或角色人格与真正人格相冲突,角色的行为规范要求与本人真正的人格特质相冲突,如家庭中丈夫应该做事果断,敢于承担责任,但某家庭中丈夫的性格懦弱,胆小怕事,遇事依赖妻子,丈夫的性格与丈夫的角色之间产生冲突。

家庭角色的功能是影响家庭功能和家庭健康的重要因素之一,全科医生进行家庭评估,判断家庭角色是否具有充分功能时,通常依据以下 5 个标准。

(1) 家庭各成员对某一角色的期待趋于一致。

(2) 家庭各成员适应自己扮演的角色模式。

(3) 角色期待能满足成员的心理需要,符合自我发展的需要。

(4) 家庭角色具有灵活性,在发生角色转换时都能适应转换的角色规范。

(5) 家庭角色的模式符合社会规范,能被社会认可。

每个家庭成员在家庭中的一切行为都与各自特定的角色有着密不可分的联系。因此,每个家庭成员都应对自己的家庭角色有所认知,尽力履行家庭和社会赋予自己的角色行为,同时掌握不同角色的行为技巧,以适应角色的变化。

3. 家庭沟通类型　家庭成员间的沟通是家庭成员间交换信息、沟通情感和调控行为的手段,也是维持家庭正常功能的重要途径及评价家庭功能状态的重要指标,通过语言和非语言(如手势、表情、姿势、眼神等)方式进行。沟通是通过发送者(S)—信息(M)—接收者(R)这一传递轴完成的,沟通的问题可能因信息传递轴的任何一个部分出现故障而产生。例如,发送者发送模糊信息或接收者没有接收到信息或误读、误解信息。爱泼斯坦(Epstein)等描述了家庭中3种水平的交往方式。

(1) 根据沟通的内容分为情感性沟通与机械性沟通。如沟通的内容与情感有关,则称为情感性沟通,如“我爱你!”若沟通内容仅为传递普通信息或与居家活动有关,则称为机械性沟通,如“把盐递给我”。家庭成员之间的交往以情感交往为主,旨在满足情感需要。

(2) 根据沟通时表达信息的清晰程度分为清晰性沟通与模糊性沟通。前者的表达是清楚、明白、坦率的,如丈夫抽烟,妻子提出“我不喜欢你吸烟!”后者的表达是掩饰、模棱两可、混淆不清的,如“喝茶比抽烟好”掩饰着“我不喜欢你吸烟”。

(3) 根据沟通时信息是否直接指向接收者分为直接沟通与间接沟通。直接沟通必须清楚地表明所指的接收者,如“你要理解我的做法!”间接沟通没有针对某个接收者,而是泛指一些人,深层的含义是针对某个人,如“男人就是不会理解人”。间接沟通又称为掩饰性和替代性沟通。

观察家庭沟通的意义在于通过它了解家庭功能的状态。家庭成员之间缘于血缘与亲情关系,交往方式多直接而明白,一般不采取掩饰而间接的交往方式,有时,家庭成员之间交往方式的问题是引起家庭问题的根本原因。当家庭成员之间出现交往障碍时,感情交往最先受影响,人们发现,情感性沟通受损一般发生在家庭功能不良的早期,而当机械性沟通亦中断时,家庭功能障碍通常已经到了相当严重的程度。掩饰性或替代性沟通更容易出现在功能不良的家庭中。很多时候,缺乏沟通或沟通方式不良(例如:责备对方,不愿澄清问题,以偏概全等)成为家庭问题的根本原因。

家庭要维持和谐,必须进行有效的沟通。有效的沟通应该是明确、平等和开放的。维持有效的沟通需要注意:① 沟通的内容必须是明确具体的。② 对自己有高度的自我了解，对别人有高度的敏感性，确实省察自己的感觉、愿望及需求，并倾听与觉察发送者的言行一致性。③ 以自我负责的态度清楚地使用第一人称“我”传达信息。④ 能给予发送者适当的反馈。⑤ 坦诚、开放地表述自己的感觉、愿望、需求及认识。

4. 家庭价值观　家庭价值观是指家庭判断是非的标准及对外界事物的价值所持的态度，主要指家庭的疾病观、健康观等健康信念模式。家庭价值观常潜移默化地规范着家庭成员的行为方式，同时也影响着家庭成员对社会压力的态度和反应。价值观的形成受传统观念、文化背景、宗教信仰等因素的影响。家庭的健康观和疾病观更是关系到家庭成员的就医行为、遵医行为、预防保健的实施等，对维护家庭的健康至关重要。全科医生可通过对家庭成员价值观的了解，制订出切实可行的保健治疗计划，并采用健康教育手段，培养家庭成员树立科学的健康观和疾病观。

三、家庭的功能

家庭有自然属性和社会属性，如家庭有通过自身繁衍而形成的血缘关系的自然属性，这种自然属性是区别家庭与其他社会关系的重要特征；婚姻家庭是一定的物质社会关系和一定的思想社会关系的结合，作为社会关系的特定形式，婚姻家庭与社会诸关系有着密切的内在联系，家庭是个人与社会联系的最基本的单位。

家庭功能是指家庭本身所固有的性能和功用，家庭功能决定是否满足家庭成员在生理、心理及社会各方面、各层次的要求。现代家庭的主要功能有以下几个方面。

1. 满足情感需要的功能　家庭能够满足人的爱与被爱的需要，以血缘和婚姻加固的情感纽带相联系，家庭成员之间的情感交流最为直接、频繁、深厚，体现在以下 3 个方面。

(1) 家庭成员之间能交流内心的深层情绪与感受，形成共同的情感基础。

(2) 家庭成员之间能享受家庭之外无法得到的精神安慰与寄托，从而缓和与协调个人与社会之间的某些紧张关系。

(3) 家庭成员通过共同的娱乐活动，调节心身，恢复体力，并增强家庭成员间的亲密程度。

2. 性生活调节的功能　性的需要是人类基本的生理需要，性生活是家庭中婚姻关系的生物学基础。家庭在保证夫妻正常性生活的同时，又借助法律、道德和习俗的力量来限制家庭之外的各种性行为。

3. 生育的功能　家庭是人口再生产和教育的基本单位，家庭有着生育子女、传宗接代、延续种族的功能。

4. 抚养和赡养的功能　家庭具有抚养照顾下一代、赡养老人、家庭成员之间相互帮助和救援的责任与义务。家庭是社会最基本的消费单位。家庭必须为其成员提供充足的物质资源，如金钱、生活用品、居住空间等。只有具备充足的经济资源，才能满足家庭成员的生理需要和医疗保健、健康促进的需要。

5. 社会化功能　家庭作为将生物人转化为社会人的第一重要场所，具有把其成员培养成合格的社会成员的社会化功能。家庭在日常生活中向其成员传授生活知识和技能的同时传授社会技巧和知识，学习社会行为规范，发展建立人际关系的能力，以胜任自己的社会角色。人的心身发育特别是心理发育的关键时期，主要是在家庭内度过的。如果在关键时期失去家庭的支持、关爱、帮助，可能在多个方面影响到成年后的个体。

6. 赋予家庭成员地位的功能　父母合法的婚姻本身给子女提供了一个合法的地位，家庭成员还能依靠家庭背景获得某种社会地位。

第二节　家庭与健康的关联

案例 3-3

患者，男，42 岁，当地某高中数学教师，因“便秘、腹泻交替出现半年”到社区卫生服务中心就诊，患者曾多次在当地某三甲医院消化内科就诊，医生建议行肠镜检查，但患者犹豫不决，3 天前，刚做完肠镜，具体诊断还未最后确定。叙述病史时，患者一直强调自己平时身体状况良好，大学期间是学校长跑运动员。全科医生进一步问诊，患者无法说出具体何时出现便秘和腹泻。

不久后，患者和妻子一起带儿子来就诊，妻子 39 岁，售货员，儿子 13 岁，中学生。这次是带着儿子来看头痛，叙述病史时，夫妻双方各执一词，均无法准确说出儿子头痛的原因。儿子上小学时就有头痛的问题，但一直未查出原因。

3 天后，该男子背着妻子来看双膝关节痛，描述病史时，男子表示，妻子的关节痛早就存在，多在天气阴冷或环境潮湿时出现，服用多种药物仍无法根治。当地专科医院已排除关节炎，全科医生解释“怀疑是关节劳损，可能与长期处于站立的姿势有关”，夫妻双方都很乐意接受全科医生的观点。患者后来多次陪同妻子前来就诊咨询，表示很希望全科医生能尽早治好其妻子的腿病。

最近一次是男子独自前来就诊，在和全科医生的交谈中，男子情绪较激动，表示最近一段时间睡眠很差，每天睡眠约 3 小时，常常夜里 2—3 点钟起床，在阳台上默默抽烟。平时工作也无法集中精力，被领导多次约谈，已有辞职的想法。

全科医生详细了解患者的情况后，仔细帮患者分析了可能的病因，认为应把个人的健康问题放在家庭的背景下来考虑，只有以家庭为单位，才能找到真正的原因、真正的问题和真正的患者，才能厘清问题的来龙去脉，才能切实有效地解决这些问题。全科医生多次分别与夫妻双方交流，耐心地听取他们各自对家庭生活的感受和看法，从大量信息中整理出家庭生活中的紧张事件。如经济拮据、负债、吵架、分居等。然后进一步分析夫妻关系紧张和孩子经常头痛的原因，如妻弟因纠纷坐牢，妻子背着丈夫替弟弟还账导致经济拮据、负债，经常当着孩子的面吵架等。通过定期家访，及时沟通夫妻间的情感，帮助解决家庭的主要矛盾，提供有效的治疗和帮助。约5个月后，全科医生家访，家庭成员的沟通和健康状态均有明显改善。

讨论：如何理解家庭关系与疾病的联系？

一、家庭对健康的影响

（一）家庭对健康和疾病的影响

家庭是个人健康和疾病发生、发展的最重要场所，因此全科医生要在家庭背景下了解个人的健康问题，才能找到真正的原因、真正的问题和真正的患者，才能更有效地维护个人的健康。

家庭对健康和疾病的影响可从以下几个方面来考察。

1. 家庭与遗传病　家庭遗传基因和母亲孕期各种因素，包括生物、心理行为、精神的遗传，可以影响和传承到下一代而出现家庭及家庭个体的病理改变，如血友病、地中海贫血、先天性畸形等。不仅如此，家庭病理影响因素还通过妊娠母亲的情绪-神经-内分泌轴影响胎儿的生长和发育。研究表明，妊娠期间严重焦虑的母亲所生的婴儿有神经活动不稳定的倾向；神经质人格在家庭常重复出现。

2. 家庭对儿童发育及社会化的影响　家庭会对每个人的生活产生最强烈和最持久的影响。个人身心发育的最重要阶段(0~20岁)大多是在家庭内完成的。儿童躯体和行为方面的异常与家庭病理有密切的关系。

(1) 家庭经济对健康的影响与年龄有关：年龄越小，相关性越大，肥胖是高血压、冠心病等疾病的危险因素，营养不良严重影响机体健康。所有儿童年龄组，下呼吸道感染的发病率和严重性与不利的家庭因素明显相关。肠道感染、链球菌和葡萄球菌感染、婴幼儿意外事件与不良的家庭照顾有关。

(2) 儿童的躯体和行为异常与家庭病理相关：父母亲情的长期剥夺与自杀、抑郁和社会病理人格障碍相关。3个月至5岁是儿童身心发育的关键时期，可以说是父母亲在造就孩子的人格，家长应尽可能地避免与孩子的分离，无法避免时，应采取一些必要的措施，尽量减少儿童心灵上的创伤。

3. 家庭对疾病恢复的影响　家庭的支持、合作与监督对各种疾病尤其是慢性病和残疾的治疗及康复有很大的影响。如在糖尿病患者的饮食控制中，家人的合作与监督是关键的因素；脑卒中瘫痪患者的康复，更与家人的支持密切相关。对于成年人的大部分疾病来说，丧偶、离异和独居者的死亡率均比结婚者高得多，鳏夫尤其如此。有严重家庭问题的男性产生心绞痛的概率比那些家庭问题较少的人高出 3 倍；在有较高焦虑水平的男性中，能得到妻子更多支持和爱的那些人产生心绞痛的危险性明显低于那些得不到妻子支持和爱的人。

4. 家庭对疾病传播的影响　疾病在家庭中的传播多见于感染和神经质。病毒感染在家庭中有很强的传播倾向。链球菌感染与急、慢性家庭压力有关。母亲患精神性疾患的孩子更可能患上神经症。

5. 生活习惯和行为方式对疾病的影响　有资料表明，共同居住的家庭成员，即使他们并不是亲属关系，也经常会出现同样的健康问题。诺丁汉大学的研究人员对 8 400 对已婚夫妇的健康报告进行分析后，发现那些患有哮喘、抑郁障碍、溃疡或高血压等疾病的人，他们的配偶出现同样病症的危险性也非常高。研究人员发现，一个家庭成员的健康状况会影响其他家庭成员的健康。一些不良的生活习惯和行为方式也常成为家庭成员的"通病"，明显影响家庭成员的健康。

（二）影响的可能机制

1. 直接影响心理 – 生理机制　家庭因素如家庭压力或生活事件等，直接影响个体的情绪状态，从而导致机体发生病理、生理变化，出现病态表现。在家庭压力事件等多种因素的作用下，通过中枢神经系统、内分泌系统和免疫系统，影响和 / 或改变生理活动，导致相应的器官发生器质性病变。其中，心理因素既可以是主要病因，又可以是重要诱因。

2. 影响行为机制　家庭影响着个体的健康相关行为，如饮食、锻炼、吸烟、遵医性等，而这些行为又影响着个体的健康。

（三）家庭压力和危机与家庭健康

家庭危机实际上是家庭功能被破坏、家庭平衡被打破的状态。家庭生活及个人生活事件产生的压力主要来自家庭的内部，家庭内痛苦与高兴的事件都可以产生家庭压力，家庭生活及个人生活的重大事件可能会引起一系列的变化，这些变化对具体的家庭成员可产生短期的危机，也会产生长期的作用。如家庭的离异事件对父母可产生焦虑、抑郁、性无能、溃疡和偏头痛等，离异可引起极大的悲伤或产生愤怒、自我否认等；对孩子会产生丧失感、发育延迟、抑郁，出现生活、学习、情感、人格等方面的问题。常见的家庭生活压力事件有以下几个方面。

1. 家庭生活事件　如丧偶、夫妻感情破裂、子女行为不端、家庭成员健康的变化、家庭矛盾与和解及新家庭成员的加入等。

2. 个人生活事件　如开始恋爱、妊娠、疾病、残疾、生活习惯与环境的改变、获得荣誉、家属受到行政处分等。

3. 工作生活事件　如退休、严重差错事故、失业、工作调动等。

4. 经济生活事件　如大量借贷、收入显著增减、财产损失等。

急性生活事件的变化引起家庭问题是以一种蓄积的方式发生的，家庭事件引起家庭或家庭成员的改变最终会产生一种紧张后效应。

生活变化单位(life change unite，LCU)累计积分对预计家庭成员疾病有一定的意义。中国正常人生活事件评定量表见表3-1。

表3-1　中国正常人生活事件评定量表　　单位：LCU

家庭生活事件	合计	青年	中年	更年	老年	个人生活事件	合计	青年	中年	更年	老年
配偶死亡	110	113	112	100	104	开始恋爱	41	45	36	38	57
子女死亡	102	102	106	97	84	行政纪律处分	40	36	43	42	43
父母死亡	96	110	95	81	60	复婚	40	42	40	36	35
离异	66	65	68	61	60	子女学习困难	40	34	44	44	29
父母离异	62	73	58	58	54	子女就业	40	29	44	52	39
夫妻感情破裂	60	64	60	53	56	妊娠	39	44	38	33	27
子女出生	58	62	60	49	48	升学就业受挫	39	41	39	41	26
开除	57	61	52	54	74	晋升	39	28	44	47	40
刑事处分	57	49	59	62	80	入党入团	39	29	41	53	59
家属亡故	53	60	52	44	32	子女结婚	38	34	41	39	33
家属重病	52	56	53	48	37	免去职务	37	36	38	36	34
政治性冲击	51	47	52	51	71	性生活障碍	37	42	36	32	19
子女行为不端	50	51	52	47	46	家属行政处分	36	31	40	42	36
结婚	50	50	50	50	50	名誉受损	36	37	37	35	33
家庭刑事处分	50	43	53	54	53	中额借贷	36	32	38	40	33
失恋	48	55	45	44	42	财产损失	36	29	40	43	34
婚外两性关系	48	48	52	41	39	退学	35	44	30	33	33
大量借贷	48	43	50	49	53	好友去世	34	40	33	28	26
突出成绩荣誉	47	43	49	47	47	法律纠纷	34	32	35	34	37
恢复政治名誉	45	41	46	51	46	收入显著增减	34	28	38	42	23
重病外伤	43	42	43	46	47	遗失重要物品	33	31	34	39	31
严重差错事故	42	42	41	47	40	留级	32	38	29	30	26
夫妻严重争执	32	30	34	29	28	和上级冲突	24	21	27	23	30
搬家	31	22	36	39	25	入学或就业	24	26	25	23	14
领养继子	31	32	32	29	16	参军复员	23	20	23	32	25
好友决裂	30	36	28	25	23	受惊	20	20	21	25	14
工作量显著增减	30	25	31	35	38	业余培训	20	20	21	22	16
小额借贷	27	23	30	32	20	家庭成员外迁	19	17	20	20	19
退休	26	18	28	35	29	邻里纠纷	18	16	20	21	17
工作更动	26	25	27	26	25	同事纠纷	18	16	20	19	16
学习困难	25	26	25	23	17	睡眠重大改变	17	12	19	21	25
流产	25	25	26	25	23	暂去外地	16	12	18	28	22
家庭成员纠纷	25	23	25	29	19						

将过去一年个人遭遇到的生活变化单位进行累计，0~149 分：无意义；150~199 分：轻度生活变故（33% 得病机会）；200~299 分：中等生活变故（50% 得病机会）；300 分及以上：重大生活变故（80% 得病机会）。

研究者发现，生活变化单位分值与心源性猝死、心肌梗死、结核病、白血病、多发性硬化、糖尿病、运动创伤和交通事故等事件有类似的关联。

二、家庭生活周期

家庭生活周期是家庭遵循社会与自然的规律所经历的产生、发展与消亡的过程。通常经历从夫妻组成家庭开始，到孩子出生、成长、工作、结婚、独立组成家庭，而后夫妻又回到二人世界，最后夫妻相继去世等时期。新的家庭诞生，旧的家庭终结，形成家庭的周期循环。在家庭的建立与终结过程中，家庭要经历不断的变化和发展。

个体发育周期一般经历胎儿、新生儿、婴幼儿、学龄前儿童、学龄儿童、少年、青年、中年、老年和死亡。从 20 世纪 70 年代开始，在“个体生命发展模式”的基础上，人们提出了各种“家庭生活周期”的模型，将家庭生活分为数个阶段，每个阶段包含了正常和可预见的转变。家庭生活周期通常经历恋爱结婚、妊娠、抚养孩子、孩子成年离家、空巢、退休、独居和死亡等阶段。

有学者根据家庭结构来分，可有新婚期、成员增加期、成员扩展期、独立期、退休期与死亡期 6 个阶段。迪韦尔（Duvall）根据家庭的功能将家庭生活周期分为新婚期、第一个孩子出生期、有学龄前儿童期、有学龄儿童期、有青少年期、子女离家期、父母独处期（空巢期）和退休期 8 个阶段。家庭的生活周期与个体的发育时期是交织在一起的。某些特殊的家庭并不经历生活周期的所有阶段，可在任何一个阶段开始或结束，如离异和再婚，这种家庭往往存在更多的问题。家庭生活周期见表 3-2。

表 3-2　家庭生活周期

阶段	时间	定义
新婚期	2 年	男女结合
第一个孩子出生期	2 年 6 个月	最大孩子介于 0~30 个月
有学龄前儿童期	3 年 6 个月	最大孩子介于 30 个月到 6 岁
有学龄儿童期	7 年	最大孩子介于 6~13 岁
有青少年期	17 年	最大孩子介于 13~30 岁
子女离家期	8 年	最大孩子离家至最小孩子离家
父母独处期（空巢期）	15 年	所有孩子离家至家长退休
退休期	10~15 年	退休至死亡

三、预防性的家庭保健服务

家庭生活周期的变化与发展的 8 个阶段中家庭的发展任务各不相同，能够顺利地适应这些家庭发展任务，就能为适应下一阶段任务做好准备，否则，将出现相关的家庭问题而影响家庭的正常发展。为了更好地适应这些发展性任务，家庭成员应从个体角度正确理解改变自己行为的可能性，适应新的角色，有效地处理角色冲突事件，更积极主动地迎接家庭不同发展阶段角色变化的挑战。

每个家庭在不同的发展阶段都会面临一些共同的、特定的、可预见的家庭问题，尤其是在生活周期的转折阶段，因为每一次生活周期的转折对家庭都是一种紧张刺激，而家庭对于这类问题可事先采取预防措施或做好充分的准备，以避免陷入危机状态。

根据家庭生活问题所处的不同时期，有学者将其分为 3 种状态。① 预测时期：问题还未发生，但根据一般的规律和有关的理论及家庭所处的发展阶段，问题被预见为可能发生，而这种预测是有充分根据的。② 筛查时期：问题正在发生，但还不明了，可以通过各种有效的检测手段显示出来（如通过家庭功能的 APGAR 评估）。③ 有症状期：问题已经比较严重，常常表现出明显的家庭功能障碍或家庭成员的躯体症状、情绪反应、社会适应不良等状况。全科医生可以了解服务对象的家庭生活周期，预测家庭问题，帮助个人或家庭了解即将面临但还没意识到的问题，并在应对和解决问题方面提供必要的指导，以便维护个人和家庭的健康。

全科医生预测家庭问题的条件：① 掌握有关家庭动力学的知识。② 有丰富的家庭生活和家庭保健经验。③ 了解家庭生活周期及其转变。④ 了解家庭的结构和功能状态。⑤ 了解家庭的内外资源。⑥ 了解家庭的生活事件。

预测家庭问题是全科医生工作的一部分，投入极少的时间，可以收到很好的效果。

根据家庭生活周期预测家庭问题：

1. 新婚期　是组成家庭后的第一个家庭生活周期，夫妻双方从不同的家庭或从不相识走到一起共同生活，要适应角色的转换。新婚期的预防保健包括以下几个方面。

（1）婚前检查，结婚前对男女双方进行常规体格检查和生殖检查，以便发现疾病，保证婚姻幸福。婚前检查对于男女双方和家庭健康都有着重大意义。

（2）性生活知识、计划生育和遗传病的咨询与教育。

（3）家庭与健康的关系，夫妻双方的重新适应与沟通，新的亲戚关系的适应，双方及双方家庭感受的接纳与理解，家庭、家族、社区等共同社会关系的建立和交往方式。

康德尔（Kandel）提出，婚姻必须面对的适应问题有 7 点：① 做出决定的模式。② 经济来源与支配。③ 学习沟通与接纳对方的感受。④ 在物质与精神上做好为人父母的准备。⑤ 学习夫妻生活所必需的人际交往技巧，建立共同的社会关系。⑥ 建立解决问题的共同合作模式。⑦ 建立共同的生活习惯，分担家务。如何在婚姻生活中保持适当的自主性、合作性和良好的适应性是这个阶段成败的关键。

案例 3－4

患者，女，28 岁，公司会计；男，32 岁，信息技术行业主管。新婚 1 年，夫妻准备生孩子，妻子怀孕 4 个月时，夫妻先后出现胸闷、心悸、失眠半月就诊。

全科医生检查夫妻二人身体均无器质性异常变化，既往无健康问题。医生询问家庭生活背景，女方母亲已故去，父亲在农村老家与弟弟生活，平时要帮忙照顾弟弟的孩子，男方父母均在外地，父亲患有脑梗死，需要母亲长年照顾，双方父母都不能来帮忙照顾小夫妻，夫妻二人倍感工作生活和经济压力巨大。

全科医生对这对夫妻进行了心理咨询，指导家庭进行规划与调整，提出了如下建议。① 规划家庭经济开支。② 体验一段时间的“父母角色”。③ 临产前预约月嫂。3 个月后全科医生家访，夫妻二人仔细规划家庭经济收入，足以保证婴儿出生的开支。夫妻共同照顾亲戚 4 岁的小孩 2 个月，虽然生活节奏加快，但感到其乐无穷。已在月子中心预约满意的月嫂。夫妻胸闷、心悸、失眠等症状已消失，对生活充满信心。

讨论：结合案例，谈谈如何做好家庭保健服务。

2. 第一个孩子出生期　是家庭生命周期的第二期，常见的家庭问题有新生儿和婴幼儿的预防保健服务、母亲产后康复及父亲的责任 3 个方面。

（1）新生儿和婴幼儿的预防保健服务：

1）预防接种：预防儿童的传染病，必须让儿童按照规定按时接种各类免疫制剂。

2）详细的体检：婴儿出生后，医务人员上门进行新生儿家庭访视，满 28 天起应全面进行体格检查。1 周岁内，满 3、6、8、12 个月时各检查一次；1~3 周岁每半年检查一次。

3）身心发育情况：维护婴儿的身心发育，各种感官刺激是婴儿认知发展所必需的动力，予以相适应的体格锻炼，观察身心发育是否有异常或迟缓的现象。

4）喂养方法：母乳是婴儿最理想的天然食品，世界卫生组织要求 4 个月以内母乳喂养率达到 80%；及时添加辅食，添加辅食可以训练婴儿的咀嚼、吞咽功能，满足婴儿不断增长的营养需求。

5）预防意外伤害的发生：年幼儿童缺乏独立生活能力，生活经验少，对危险的判断能力差,无自身防卫能力,好奇、多动,发生意外事故者较多,如外伤、灼伤、窒息、车祸、触电或溺水等。据调查,全国1~4岁儿童的死因中,意外事故为首位,应引起家长重视。

(2) 母亲的预防保健服务:

1) 产后的身体恢复与照顾:如产道清洁、伤口愈合、产后活动和避孕方法的选择与使用等。

2) 家庭角色转换与心理调适:初为人母,由女儿转换为母亲,需学会处理婴儿的生活与健康问题,减轻焦虑;夫妻关系的重新适应,照顾孩子的同时不要忽略丈夫的感受;婆媳关系、母女关系的重新适应。

(3) 父亲的预防保健服务:

1) 家庭角色转换与心理调适:家庭角色发生转换,理解妻子的角色转换与照顾重心的转移。

2) 家庭经济压力调适:家庭成员增加,家庭经济开支加大,责任更重。

3. 有学龄前儿童期　是家庭生命周期的第三期,要面临3个关键的问题:① 学龄前儿童的身心发育、人格发展。② 父母的角色功能与技巧。③ 如何运用各种资源去平衡子女发展的需要与父母成就发展的需要。

学龄前儿童身心健康的要点如下。

(1) 身体健康:培养儿童良好的生活卫生习惯和独立生活能力;掌握某些技能,使儿童的骨骼、肌肉和各种脏器得到锻炼,提高适应能力和各种功能;预防意外伤害和感染。

(2) 智能发育:身体发育的速度较前减慢,但智能的发育却明显加速。此期应将开发儿童的智力即发展儿童的注意力、观察力、记忆力、思维力和想象力及口语表达能力作为重点。帮助儿童发展需提供足够的感官刺激与人际活动,游戏学习是最佳的途径。

(3) 人格发展:学龄前期是人格发展的重要时期,模仿是儿童人格发展的最大特征,父母的思想、性格和行为对这个时期的儿童具有潜移默化的重要作用,父母是儿童的榜样。学龄前儿童对事物的认识水平比较低,许多抽象的道理还不能理解,直接的、形象的行为习惯常影响他们终身,如礼貌、善良、诚实等。

此期家庭健康的发展要点是:① 父母的角色功能与沟通技巧符合家庭成员的心理需要;父母具备榜样的作用,与子女一起成长,不断进步;父母经常与子女沟通,努力缩短与子女心灵的距离,愿意听子女谈知心话,真实地了解自己的子女,教育子女健康成长。② 父母能合理地运用家庭内外各种有效的资源去满足子女发展和父母成就发展的共同需求。

4. 有学龄儿童期　此期面临的是儿童的身心发展、上学和性教育问题。

儿童入学是走向社会的起点，开始离开父、母亲的怀抱，与家庭之外的环境、个人接触，生活环境、人际关系都发生了重大变化。学习知识、社会规范、道德价值及人际交往，认知能力和社会能力增加，自我中心的成分减少；思维方式由具体的形象思维逐步实现向抽象思维的转化，在认知能力上大有进步，对现实的知觉增加，自主能力、性格逐渐形成，自尊心明显形成。

常见的问题：学龄儿童出现适应、学习、行为障碍，表现出情绪不安和身体不适等躯体症状；还有意外事故、感染、身体发育、营养和智力发育等问题。

5. 有青少年期　此期面临青少年的教育与沟通、社会化，青少年的性教育及与异性的交往、恋爱的问题。

青少年期是人身心变化最显著的阶段。心理社会方面，青少年追求自我认同和独立自主的自我形象，要求家庭建立新的人际关系和交往方式。生理方面，身高、体重、体型发生重大变化，第二性征出现，性器官发育成熟，性功能出现。

常见的问题：青少年恋爱、婚前性行为及精神问题，青少年易于冒险，可能养成不良嗜好及不良习惯。

全科医生除了应在性知识方面提供必要的教育与咨询外，还应注意体格发育的个体差异和所产生的心理障碍。

案例 3－5

患者，女，18 岁，大学一年级学生。因急性右下腹痛半小时由辅导员和同学陪同来医院急诊就医，外科值班医生询问病史，请妇科医生会诊，患者一直支支吾吾，隐瞒月经史，后患者疼痛加剧，血压出现下降，须急诊手术，经辅导员和父母电话沟通后，立即剖腹探查，术中未见阑尾病变，同时发现患者腹腔内有出血表现，遂请妇科医生急会诊，考虑右侧输卵管异位妊娠伴破裂出血，立即给予处理，病情渐好转。后辅导员将病情如实告知患者父母，患者母亲无法理解，表示女儿一直乖巧，无不良嗜好。

讨论：为什么会出现这些问题？

6. 子女离家期　此期要面对的是家庭结构和家庭关系的改变，生活重心完全转移到父母，中年父母的身心健康问题等方面的照顾。

随着子女离家求学、创业、结婚，父母与子女的关系已逐渐转换为成人间的关系，家庭结构和家庭关系发生变化；子女要自立、创业，父母不要过多地干预成年的子女，以精神支持子女为宜。

子女离家，父母开始重新关注对方，生活重心由子女身上重新转移到配偶身上，已沉睡的矛盾可能会重新触发而产生新的家庭危机。子女离家，父母感到空虚、寂寞，产生失落、无奈、无所依靠的感觉(尤其是母亲),严重时可演变成各种身心疾病。

此期家庭的父母年龄已到中年,事业发展已到巅峰,工作生活的压力会引发身心健康问题,慢性病尤其是心脑血管疾病可能开始侵扰中年父母。

7. 空巢期　由于我国独生子女家庭的比例较大,以及社会流动的加速,使得年轻一代离家的人数增多,我国大部分家庭提前进入空巢期。

此期要面对的是身体功能出现减退,更年期综合征,夫妻关系的重新适应,计划退休后的生活,适应新家庭成员的关系等问题。

父母随年龄的增长,开始感觉到机体老化的过程,已明显感到体力减退、食量减少、睡眠时间与质量等身体状况的变化,中老年常见疾病,如心血管疾病、关节炎、骨质疏松、前列腺增生等发生率增高。

父母可能会先后不同程度地出现生理异常表现(如心悸、胸痛、胸闷、失眠、多汗、胃肠功能紊乱、月经紊乱和性功能减退)和精神异常早期表现(如敏感、多疑、烦躁、情绪低落、注意力不集中和情绪抑郁)等更年期综合征的表现。

更年期综合征是这一阶段的特征性表现,除了接受精神、行为治疗外,必要时应考虑使用药物治疗。

在婚姻生活中,夫妻关系和性生活的重新适应常出现新的危机。

此期的家庭常有新家庭成员的加入,双亲可能升格为祖父母或外祖父母,家庭成员的关系要适应家庭结构与关系变化的转换。

8. 退休期　此期要面对的是老年性疾病及老年人的生活照顾、失落、无助和孤独的心理关爱等问题。

退休的父母身体功能逐渐衰退,各种慢性疾患困扰他们,防治慢性病、预防残疾尤为重要。

退休后经济收入减少,生活自理能力、社会适应能力减弱,精神与经济的支持和生活上的照顾,以及对下一代的依赖在两代关系中逐渐占据重要地位。

年老的父母可能会由于疾病或疾病引起的残疾,朋友和亲戚逐渐去世,丧偶等产生无助、失落、孤独、焦虑和抑郁等心理与精神异常的健康问题,因此对老年父母的心理关爱和精神支持是非常重要的。

在老年期,面临着丧偶和临终的问题。丧偶后,家庭原有的某些生活方式和规律几乎全部被破坏。家庭应该调整生活方式,使子女、亲友重新建立和谐的依恋关系,使老人感受到虽然失去了一个亲人,但家庭成员间的温暖与关怀依旧,使他们尽快走出丧偶的阴影,投入新的生活。

高龄或重病的老人面临着临终的问题,要给予他们精神上的抚慰,目标是提高临终者的生命质量,通过消除或减轻病痛与其他症状,排解心理问题和精神烦恐,帮助病患家庭成员承担一些劳累与压力。

在迪韦尔(Duvall)提出的家庭生活周期中没有恋爱和丧偶独居这两个阶段,其实这两个阶段对家庭保健来说具有十分重要的意义。

第三节 家庭评估

一、家庭评估的概念

家庭评估(family assessment)是针对家庭与家庭相关的个体、家庭健康问题,综合分析家庭相关资料,对家庭结构和功能、家庭生活周期等做出的评价。家庭评估通过了解家庭的结构和功能状况,分析家庭与个人健康之间的相互作用,掌握家庭问题的真正来源,找出解决个体和家庭问题的途径。

二、家庭评估的内容

家庭评估的内容包括家庭结构评估和家庭功能评估两个方面。

家庭结构与家庭功能状态密切相关、相互影响;不同的家庭结构有与之相对应的家庭功能状态,家庭功能会影响家庭的内在结构。

三、家庭评估的方法

家庭评估的方法有客观评估、主观评估、分析评估和工具评估等几种类型。

(一) 客观评估

客观评估是指对家庭的客观环境、背景、条件、结构和功能进行了解和评价,如家庭基本资料、家系图等。

1. 家庭基本资料

(1) 家庭的环境:① 家庭的地理位置,即在居住区的位置,离学校、商店、车站、公路、医院、派出所和邮局等社区机构的距离。② 周围环境,如工厂、空气、绿化、用水、土壤、噪声、震动和辐射等。③ 居家条件,如居住面积、空间分配、居住设施、卫生条件、安全程度、舒适程度、潜在的危害、饮用水、厕所、食物来源、厨房设施和烹调方法等。④ 邻里关系。⑤ 社区服务状况。

(2) 每个家庭成员的基本情况:可列表填写,项目包括姓名、性别、年龄、家庭角色、职业、文化程度、婚姻状况和主要的健康问题等。

(3) 家庭的经济状况:包括家庭的主要经济来源、年总收入、人均收入、年总开支、年医疗开支、消费观念、经济目标。

(4) 家庭生活史:包括主要的家庭生活事件、家庭生活周期、家庭问题、家庭成员的健康问题等。

(5) 家庭的健康信念和行为:① 生活方式、健康维护和健康促进,如吸烟、酗酒、食物和营养、体育锻炼等。② 疾病预防,如免疫接种、疾病筛查,预防性的口腔保健、儿童保健、妇女保健、老年保健和计划生育等。③ 有无能力提供主要疾患的自我保健。④ 如何选择卫生保健的类型及得到这种保健的经济能力。⑤ 对健康的关心程度,能否及时做出求医决定,家庭能否对个人的疾患做出适当的反应,家庭照顾患者的能力如何。⑥ 医疗保健服务的可用性、可及性、熟悉程度和利用程度。

2. 家系图　是描述家庭结构、人口学特征、家庭生活事件、家庭成员疾病间有无遗传联系及社会资料的家族树状图谱。家系图一般由三代人组成,依次按辈分从上到下分级排列,年龄排列长者位左,幼者位右;夫妻关系排列一般男位左、女位右。每个人的符号旁边可按需要加注年龄、婚姻状况、出生或死亡日期、遗传病或慢性病等资料。从家系图中可获得以下几个方面的资料:家庭的结构类型,家庭生活周期,遗传病的发病情况,家庭成员的基本资料。家系图变化较小,是了解家庭客观资料的最佳工具,是家庭档案的重要组成部分,一般可在5~15分钟内完成。家系图符号及含义见图3-1。

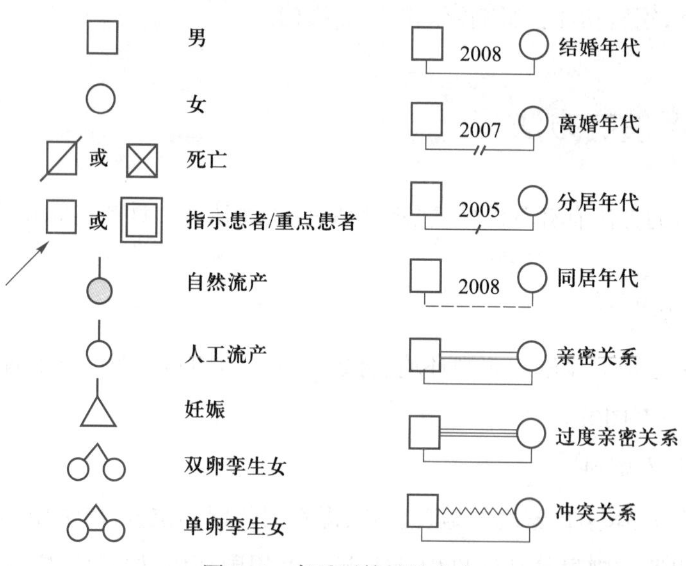

图3-1　家系图符号及含义

通过家系图,全科医生可以快速地了解、评估家庭情况,从而改善连续性和综合性的照顾;快速识别家庭成员中的危险因素,如糖尿病的家族史等;便于识别并进行高危人群的筛查;促进家庭生活方式的改变并加强健康教育。家系图图例见图3-2。

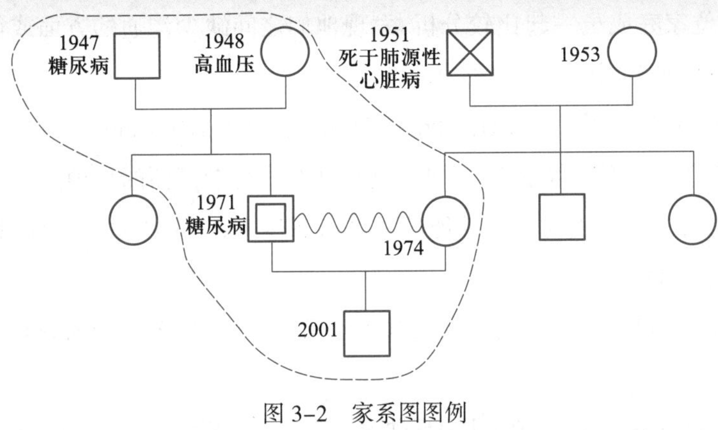

图 3-2　家系图图例

（二）主观评估

主观评估是指用自我报告或主观测验等方法分别了解家庭成员对家庭的主观感觉、印象、愿望和反应，如家庭圈、家庭关怀度指数、家庭适应度与凝聚度。

1. 家庭圈（family circle）　是由家庭成员以简单的图解方式描述家庭关系的感性认识、情感倾向、家庭成员间关系的亲密程度及与重要社会网络的联系。具体方法是先让患者画一个大圈，然后在圈内画上多个小圈，小圈代表自己和家庭中的其他成员，圈的大小代表家庭成员的权威性或重要性的大小，圈与圈之间的距离表示相互之间的联系或亲密程度（图 3-3）。其他朋友和宠物，只要患者觉得他们也是“家庭”的一部分，也可画在圈内。患者画圈的时候，全科医生可离开房间，一般只需要 2~3 分钟，画完后，要求患者解释家庭圈的含义，同时，全科医生可询问一些与家庭关系有关的特殊问题，如距离与亲密度的关系、决定权、角色关系、交往方式、个人界限及家庭生活史的变化情况等。

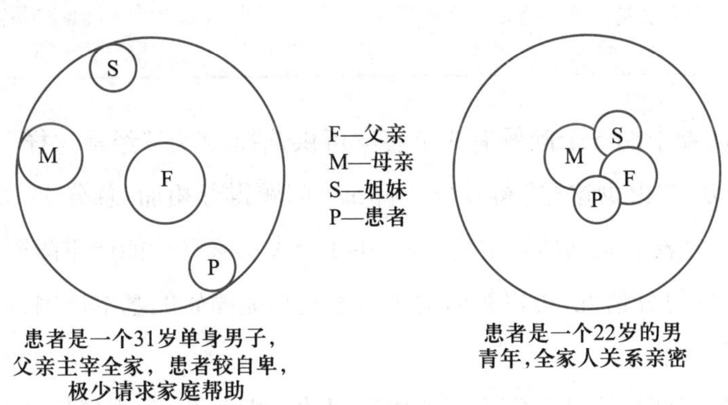

图 3-3　家庭圈示例

全科医生必须明确地指出，家庭圈无所谓对或错，每位家庭成员所画的家庭圈可能是不同的，通过对家庭圈的讨论，全科医生可以了解患者的情感反应和可能存在的与家庭有关的心理、社会问题。全科医生还可以比较两个不同家庭成员的家庭圈，并

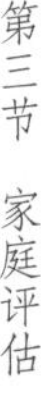

与两位或几位家庭成员一起比较分析，发现他们之间缺少沟通的方面或彼此间不同的期望，继而采取干预措施以改善家庭功能。

2. 家庭关怀度指数（APGAR 问卷） 斯米克斯坦（Smilkstein）根据家庭功能的特征，设计了家庭关怀度指数量表，它是主观评估法中比较简便的一种。

第一部分：测量个人对家庭功能的整体满意度，共 5 个题目，每个题目代表一项家庭功能（表 3-3）。

（1）适应度（adaptation，A）：主要反映家庭遭遇危机时，个人和家庭利用家庭内外资源的情况。

（2）合作度（partnership，P）：主要反映家庭成员间互相分担责任和做出决定的方式。

（3）成长度（growth，G）：主要反映家庭成员在身心发展与自我实现方面如何获得家庭其他成员的支持和指导。

（4）情感度（affection，A）：主要反映家庭成员间相爱的程度。

（5）亲密度（resolve，R）：主要反映家庭成员间共享相聚时光、金钱和空间的情况。

表 3-3 家庭功能 APGAR 问卷

问题	经常这样（2 分）	有时这样（1 分）	很少这样（0 分）
A. 当我遇到问题时，可以从家人那里得到满意的帮助 补充说明	□	□	□
P. 我很满意家人与我讨论各种事情及分担问题的方式 补充说明	□	□	□
G. 当我希望从事新的活动或发展时，家人都接受且给予支持 补充说明	□	□	□
A. 我很满意家人对我表达感情的方式及对我情绪的反应 补充说明	□	□	□
R. 我很满意家人与我共度时光的方式 补充说明	□	□	□

APGAR 问卷中的 5 个问题有 3 个答案可供选择，若答“经常这样”得 2 分，“有时这样”得 1 分，“很少这样”得 0 分。将 5 个问题得分相加，总分 7~10 分表示家庭功能良好，4~6 分表示家庭功能中度障碍，0~3 分表示家庭功能严重障碍。另外，通过分析每个问题的得分情况，可以粗略地了解家庭功能障碍的基本原因，即哪一方面的家庭功能出了问题。

第二部分：了解受测者与家庭其他成员间的个别关系，分为良好、较差、恶劣 3 种程度。

以上方法属于患者自我评价的一种类型，主要反映个别家庭成员对家庭功能的主观满意度。这种方法简便易行，可在 5 分钟内完成，一般用于门诊患者的家庭功能筛检。家庭关怀度指数可以帮助全科医生了解患者可能得到的家庭照顾或支持的程度，指数较高表明患者能得到良好的家庭照顾或支持。相反，患者将更依赖于医疗保健服务。应该注意的是，个人对家庭的满意度不能完全反映家庭功能的实际状况；儿童与父母对家庭的期望和满意程度明显不一致；婚姻满意度会随着家庭生活周期的转变而变化。

3. 家庭适应度与凝聚度　家庭适应度与凝聚度评估（FACES）也是一种主观评估方法，由奥尔森（Olson）等于 1982 年和 1985 年修改为 FACES Ⅱ和 FACES Ⅲ，用来测定家庭的适应度（adaptation）与凝聚度（cohesion）。

家庭的适应度与凝聚度是家庭行为的两个方面。凝聚度描述了家庭的两个方面：① 家庭成员之间感情的联系。② 家庭成员各自的自主性。适应度则描述了家庭重组结构、进行变化的能力。二者反映家庭面对压力时对家庭权力结构、角色关系的调节能力。

在凝聚度极高的缠结型家庭中，成员之间的联系过强而自主性不足；在凝聚度极低的破碎型家庭中，成员之间的联系过弱而自主性过度。

当适应度与凝聚度达到平衡时，家庭功能状态最佳。在凝聚度方面，需要在过度亲密（它导致家庭系统缠结状态）和过度疏远（它导致家庭系统破碎状态）之间找到平衡点；在适应度方面，也需要在变化过多（它导致家庭系统混乱状态）和变化过少（它导致家庭系统僵硬状态）之间达到平衡。各种状态的过渡和组合可用 Circumplex 模型（Olson，1979）来表达（图 3-4）。

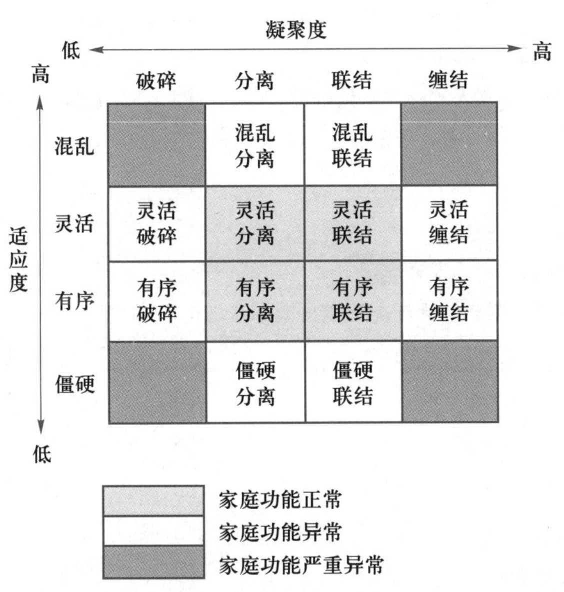

图 3-4　用 Circumplex 模型将家庭分为 16 种类型（Olson，1979）

在 Circumplex 模型分出的 16 类家庭中，中心的 4 类为凝聚度、适应度均达到平衡的家庭，是功能正常的家庭；最外围的 4 类为功能障碍最严重的家庭。

FACES Ⅱ问卷分为3种，分别用于成人家庭、有青少年的家庭和年轻夫妇双人家庭。每种问卷都由30个问题组成(表3-4)，问题的右侧有与各个答案相对应的分数。首先，将答卷者各题的分数用表3-5中的方法分别算出凝聚度和适应度的得分；然后，根据表3-6找出得分所对应的凝聚度和适应度的性质；最后，便可将所评估的家庭归入16种家庭类型中的一种。

表3-4 FACES Ⅱ 成人问卷

问题	从不 1	很少 2	有时 3	经常 4	总是 5
1. 遇到困难时，家人能互相帮助	□	□	□	□	□
2. 在家里，每个人都能自由发表意见	□	□	□	□	□
3. 同外人讨论问题比同家人容易	□	□	□	□	□
4. 做出重大的家庭决定时，每个家庭成员都能参与	□	□	□	□	□
5. 家庭成员能融洽地相聚在一起	□	□	□	□	□
6. 在为孩子定规矩时，孩子也有发言权	□	□	□	□	□
7. 家人能一起做事	□	□	□	□	□
8. 家人能一起讨论问题，并对做出的决定感到满意	□	□	□	□	□
9. 在家里，每个人都各行其是	□	□	□	□	□
10. 家务活由各家庭成员轮流承担	□	□	□	□	□
11. 家庭成员相互了解各自的好友	□	□	□	□	□
12. 不清楚家里有哪些家规	□	□	□	□	□
13. 家庭成员在做决定时同其他家人商量	□	□	□	□	□
14. 家庭成员能畅所欲言	□	□	□	□	□
15. 家庭成员不太容易像一家人那样共同做事	□	□	□	□	□
16. 解决问题时，孩子的建议也予以考虑	□	□	□	□	□
17. 家人觉得互相很亲密	□	□	□	□	□
18. 家规很公正	□	□	□	□	□
19. 家庭成员觉得同外人比同家人更亲密	□	□	□	□	□
20. 解决问题时，家庭成员愿意尝试新途径	□	□	□	□	□
21. 各家庭成员都尊重全家共同做出的决定	□	□	□	□	□
22. 在家里，家人一同分担责任	□	□	□	□	□
23. 家人愿意共同度过业余时间	□	□	□	□	□
24. 要改变某项家规极其困难	□	□	□	□	□
25. 在家里，各家庭成员之间相互回避	□	□	□	□	□
26. 出现问题时，我们彼此让步	□	□	□	□	□
27. 我们认同各自的朋友	□	□	□	□	□
28. 家庭成员害怕说出心里的想法	□	□	□	□	□
29. 做事时，家人喜欢结对而不是形成一个家庭群体	□	□	□	□	□
30. 家庭成员有共同的兴趣和爱好	□	□	□	□	□

表 3-5 计算凝聚度和适应度的方法

凝聚度	适应度
1. 第 3、9、15、19、25、29 题得分之和	1. 第 24、28 题得分之和
2. 用数字 36 减去步骤 1 的结果	2. 用数字 12 减去步骤 1 的结果
3. 其余所有奇数题及第 30 题得分之和	3. 其余偶数题得分之和(第 30 题除外)
4. 步骤 2 和 3 的结果之和	4. 步骤 2 和 3 的结果之和

表 3-6 凝聚度和适应度得分的转换表

凝聚度				适应度			
0~50 分	51~59 分	60~70 分	71~80 分	0~39 分	40~45 分	46~54 分	55~70 分
破碎	分离	联结	缠结	僵硬	有序	灵活	混乱

(三)分析评估

分析评估是利用家庭动力学原理、家庭系统理论和家庭发展的一般规律来分析家庭的结构和功能状况,推测家庭与个人健康之间的相互作用机制和家庭问题的来龙去脉。

家庭动力学是指反映家庭的组成成分、家庭关系、家庭成员间相互作用和家庭最终目标的运作机制。根据家庭动力学的基本原理,对组成家庭内在结构的各个部分分别进行评价,最终找出家庭问题的根源。

1. 家庭界限　即家庭成员对外活动的规则,包括评估家庭与外界联系的原则、通透性,家庭对外部资源的利用程度、对环境变化做出反应的能力等。

2. 家庭权力中心　评估家庭权力中心的家庭观念、道德准则、法律意识、个人的品质与能力及做出决定和调控家庭成员行为的方式。

3. 家庭角色　评估家庭角色的认知、角色的期待、角色的适应性和弹性、角色的扮演情况和角色的行为被社会认同的状态。

4. 家庭的空间领地和情感气氛　评估家庭成员的空间、私密领地,情感交流、表达方式,相爱的程度,能否满足家庭成员个性发展的需要及家庭共同的需求。

5. 交往方式　评估家庭成员交往的方式、交往能力,了解交往方式是否符合家庭成员的发展与家庭周期的转换。

6. 家庭资源　评估家庭内外资源是否充足,能否充分利用,缺乏什么资源和缺乏的程度如何等。

7. 家庭价值观　是指家庭成员对家庭活动的行为准则和生活目的的共同态度或基本观点。价值观深深地影响家庭成员的情感、思维方式和行为。它受传统观念、社会伦理道德和法律规范等因素的影响。

8. 家庭的生活目的　家庭的生活目的决定着家庭动力学的全部过程，家庭成员围绕生活目的统一行动，共同努力。

（四）工具评估

工具评估是指利用预先设计好的家庭评估工具来评价家庭结构和功能的状况。

1. 家庭评估模型（Mc Master 模型）　Mc Master 模型阐明了一个家庭维持正常功能活动的基本条件和过程。这一模型认为，家庭必须具备以下几个方面的能力（图 3-5）：家庭应有能力解决各种各样的问题，家庭是解决问题的有效单位；对家庭问题的解决，家庭成员需进行有效的交流，明白每一个家庭成员的角色任务；在解决问题的过程中，家庭成员用家庭中特有的方式进行情感交流、相互关心和照顾，并考虑到家庭成员个性发展的需要；家庭必须有能力适当地控制其成员的行为。以上任何一个环节出现问题时，均可导致家庭出现功能障碍。Mc Master 模型提供了家庭功能整体性评估的一种基本思路，通过 Mc Master 模型评估能回答几个问题：① 压力来源于何处？② 家庭的调适弹性如何，灵活还是僵硬？③ 家庭的亲密度如何？④ 与此次问题有关的家庭相互作用模式是什么？⑤ 如果已出现家庭危机的话，为什么会此时出现？这是全科医生评价家庭功能的参考体系。

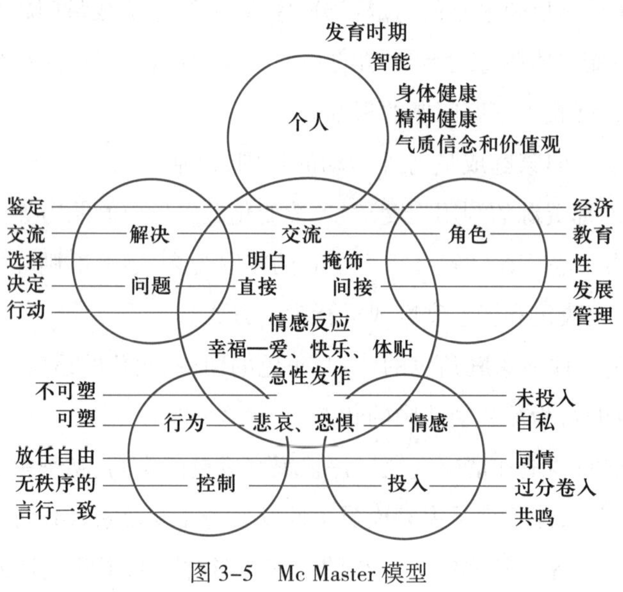

图 3-5　Mc Master 模型

2. 家庭外资源评估（ECO-MAP 图）　把家庭作为对象，调查家庭外资源有关成分的有和无，有多少，并记录各种成分与家庭的联系强度，然后进行归类汇总，可以用 ECO-MAP 图来表示（图 3-6）。图中圈的大小表示资源的多少，不同的连线表示联系的强度。

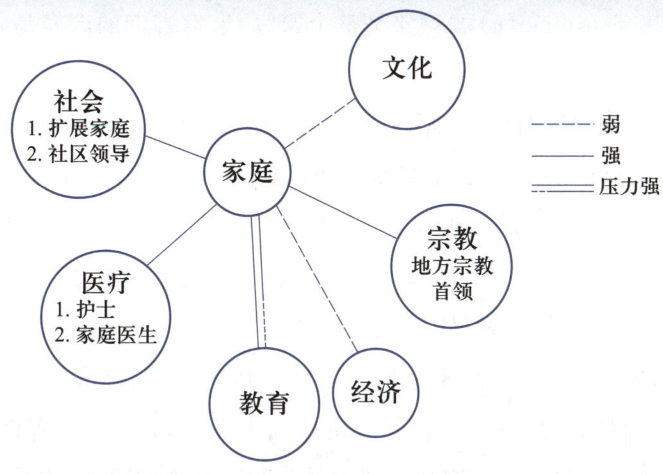

图 3-6　评价家庭外资源的 ECO-MAP 图

第四节　家庭照顾

全科医生在其医疗实践活动中，将全科医学的核心理论之一“以家庭为单位的健康照顾”应用于个体患者和家庭的医疗照顾过程，在考虑和处理健康问题的全过程中，始终考虑健康问题与家庭各因素间的相互作用关系及结果，积极动员和有效利用家庭资源，灵活运用家庭系统理论为个体和家庭健康问题的照顾服务。这是全科医生工作的重要特点之一。

多尔蒂（Doherty）和巴里德（Barid）将家庭照顾的服务等级分为 5 级（表 3-7）。

表 3-7　家庭照顾的服务等级（Doherty 和 Barid，1986）

级别	内容
1. 对家庭的考虑最少	与家庭只讨论生物学方面的问题
2. 提供医疗信息和咨询	诊治中考虑家庭因素，能简单地识别家庭功能紊乱并转诊
3. 同情和支持	在家庭讨论中，强调压力和情感对疾病和治疗的作用
4. 评估和干预	在家庭讨论中，帮助家庭成员改变角色和相互作用模式，以便更有效地适应压力、疾病和治疗
5. 家庭治疗	定期同家庭会面，改变家庭内与身心疾病有关的不良和相互作用模式

一、家庭咨询

咨询是全科医生日常工作的一部分内容，全科医生通过人际关系，为咨询对象提供帮助、教育，并使其提高。该过程可在诊所、患者家中、娱乐场所或路上相逢时进行。

家庭咨询(family consultation)的对象是整个家庭,家庭咨询的内容是家庭所有成员的共同问题。

家庭咨询的目的是全科医生通过运用自己的交往技巧和相关的知识来帮助人们认识问题,做出正确的决定,最终有效地解决问题。

家庭咨询的基本要求是全科医生与被咨询的家庭和家庭成员建立一种合作、相互信任和平等相处的人际关系,以朋友、帮助者、教育者的身份帮助家庭认识家庭问题,最终有效地解决问题,问题最终还是要靠被咨询者自己去解决。

家庭咨询的内容可能涉及家庭生活周期的各个阶段、疾病的整个过程及问题的各个方面。全科医生应该具备比较广阔的知识面,掌握适当的咨询技巧,以便为个人及其家庭提供理想的咨询服务。咨询是一种综合性的服务,也是一种艺术性的服务。

1. 家庭咨询的主要内容

(1)家庭遗传学咨询:包括遗传病在家族中发病的规律、婚姻限制、生育限制,预测家庭成员的患病可能等。

(2) 婚姻问题:夫妻之间的相互适应问题、感情发展问题、性生活问题、角色扮演问题和生育问题等。

(3) 其他家庭关系问题:如婆媳关系、父子关系、母女关系、兄弟姐妹关系,继父、继母和领养子女的关系等。

(4) 家庭生活问题:孩子出生、孩子离家、退休、丧偶和独居等问题。

(5) 子女教育和父母与子女关系的问题:儿童青春期的生长发育问题,与父母的关系适应问题,角色适应与交往方式问题,独立性与依赖性的平衡问题和人生发展与父母期望问题等。

(6) 患病成员的家庭照顾问题:家庭成员患病的过程和预后,家庭应做出什么反应,家庭照顾的作用和质量等。

(7) 严重的家庭功能障碍:往往是家庭成员间的交往方式问题或家庭遭遇重大的生活事件等。

2. 家庭咨询的作用

(1) 教育(education):全科医生扮演教育者的角色,针对所有的家庭成员,针对整个家庭。家庭教育的内容包括家庭动力学,儿童发育,应对家庭生活中的紧张事件,处理精神或躯体疾患,与家庭讨论他们的问题和对成员的疾患做出反应等。

(2) 预防(prevention):通过超前的教育来预防问题的产生,家庭在任何一个生活周期内都会遇到一些特殊的、需要应对的问题,全科医生完全可以预测到这些问题,对家庭采取针对性的预防性教育,使家庭提前做好预防性准备,避免家庭问题与家庭危机的产生和对问题做出主动处理。

(3) 支持(support):家庭咨询的核心功能是支持,处于危机状态的家庭最需要的帮助就是全科医生的有效支持,可以在问题的认知、技能、交往方式、情感表达和资源利用等多个方面给予支持、帮助和指导。

(4) 激励或鞭策(challenge):家庭咨询的另一个重要功能就是激励家庭改变不良的行为方式或交往方式。

二、家庭治疗

家庭治疗(family therapy)是指对家庭的功能、角色、互动模式的调适,涉及心理、行为问题的治疗,是一种综合性的、广泛的家庭关系治疗。家庭治疗包括家庭咨询、家庭教育、预防、保健等多方面的工作,通过有效的干预措施,使家庭建立起新型的相互作用模式,改善家庭的人际关系,维护家庭的整体和谐功能。

一个人一生中每个阶段的心理发展都与其家庭影响有着密切的关系,家庭中每个成员的个性、价值观,以及对社会的适应模式等,都在家庭的影响下形成。家庭成员之间密切交往,互相产生正性和负性的影响。但是家庭功能不良,诸如家庭领导功能不良、家庭界限不清、外人插入、家庭内部互相摩擦、家庭关系扭曲、单亲家庭、重组家庭、寄养家庭、家庭松散、互不关心、中老年人的困难及家庭交流模式不同等,都能使所有家庭成员在不同程度上卷入家庭纠纷,在不良的家庭关系中占有一角,从而导致各种病态情感和行为障碍,使家庭陷入危机状态。家庭危机是家庭治疗的一大指征。

1. 家庭治疗的原则

(1) 家庭治疗的着眼点是整个家庭成员,以家庭整体为重点进行集体治疗,纠正共有的心理病态。

(2) "确诊的患者"所存在的问题只不过是症状而已,其家庭本身才是真正的"患者";注重情感与行为,问题的解决靠家庭成员间的相互关爱、理解和坦诚。

(3) 家庭治疗医生的任务是协助每个家庭成员了解家庭病态情感结构,帮助分析家庭问题及可能发生的结果,而如何改善和整合家庭功能由家庭中的成员自行决定。

2. 家庭治疗的组织　凡与家庭功能紊乱有关的成员均参加,甚至可包括一些有关的社会成员,如朋友、医生、监护人等。要克服参加人员的顾虑和阻力,如怕家丑外扬、互相抱怨、家庭被社会歧视等。

3. 家庭治疗的实施

(1) 介入家庭创造良好的氛围:全科医生选择合适的机会集合全体家庭成员,首先营造和谐的气氛,每个成员都能自由地、心平气和地发表意见。注意家庭成员之间的关系,如谁和谁坐得最近,各人选择座位的方式,每个人发言的频度,其他成员的反应和表情。

(2) 指导协调交流：由家庭治疗者担任指导、启发、协调角色。让家庭成员之间在思想和情感上直接交流，鼓励互相尊重，避免争吵、抱怨，多做自我批评。

(3) 分析和找出问题：对家庭的结构和性质先有一个分析和类化。家庭的结构形式可以引导出家庭存在的问题。例如，家庭可分为不和谐家庭、破碎家庭（有人死亡或离异）、杂合家庭（一方或双方带有儿女，再婚组合家庭）、不幸家庭（有慢性病患者、残疾人）。治疗者接触每一家庭成员并了解其交往方式、家庭的规则、家庭不和谐之处；找出存在的问题，即目前的烦恼和困境产生的根源有哪些。

(4) 协商讨论问题：以集体心理咨询和集体心理治疗的形式进行。家庭治疗者和家庭成员一起共同分析、讨论，找出问题的症结，要让每一个家庭成员都参与，而不是个别成员。让每个家庭成员认识到自己对存在的问题的责任，发表自己的看法，研究如何摆脱困难，解决家庭成员之间的关系。强调每个成员都应承担义务和责任，都应互通信息，相互了解和理解，并能相互尊重和容忍，不能只强调自己的家庭角色，而一味指责他人。家庭治疗还应包括家庭生活艺术、家庭管理、心理卫生知识介绍，如何照顾老人和护理患者，以及如何运用社会资源的支持等。

(5) 建立新的规则和新的方式：随着家庭原有的交互作用方式、成员的角色和模糊的规则被否定，需要建立新的规则和新的方式，而这是一个很长的过程，家庭会发生“真空”。治疗者的任务是鼓励家庭成员忍受不适，看到新方式带来的积极后果，注意积极地反馈。

(6) 评价家庭治疗效果：干预是否有效，是否取得了进步。如果效果不明显，就应重新分析问题，查找问题所在；如果有进步，则制订长期教育计划，巩固现有成果。

三、家访

家访（home visit）是全科医生提供人性化、连续性、协调性、综合性和可及性照顾的重要服务方式，是全科医生主动服务于个人和家庭的重要途径。

1. 家访的必要性

(1) 通过家访，全科医生能了解到客观、真实的家庭背景资料，发现真正的患者，找到问题的真正原因，做出正确的诊断或判断。

(2) 通过家访，全科医生能接触到没有就诊的患者和健康的家庭成员，接触早期的健康问题或全面评价个人的健康危险因素，有利于全科医生做出早期诊断并提供综合性的预防保健服务。

(3) 家访可以满足一些特殊患者（如老年人、残疾人、长期卧床的患者、不愿住院的患者、临终患者等）及其家庭对医疗保健服务的需求，提供人性化、连续性、协调性、可及性照顾，效果往往比住院更理想。

(4) 家访有利于指导家庭对患者的照顾和康复，有利于观察患者的遵医行为、患者对治疗的反应，有利于评价家庭照顾的质量。

2. 家访的适应证

(1) 某些急症：如一过性的严重疾患，转诊医院前的治疗（如减轻疼痛、复苏、心源性哮喘的急性处理）。

(2) 行动不便、长期困于家中的慢性病患者：如脑卒中偏瘫、多发性硬化症、类风湿关节炎、行动不便的老年人等。全科医生上门服务有利于慢性病患者的治疗和康复，预防行动不便的老年人发生意外。

(3) 出院患者的评价和继续治疗：新出院的患者可能需要在家中接受继续治疗，并在家庭的照顾下逐渐康复。全科医生通过家访可以正确评价患者的适应或恢复情况及所遇到的问题，及时调整治疗方案。

(4) 有心理社会问题的患者及不明原因地不遵医嘱的患者：全科医生通过家访可以了解患者家庭背景资料，找到问题的真正原因，做出正确的诊断或判断。

(5) 临终患者及其家庭：临终可能会为患者带来痛苦，家庭成员的死亡对居丧的家庭是一种巨大的压力。全科医生可以在家访时为临终患者提供必要的医疗服务和临终关怀服务，为处于危机中的家庭提供必要的支持。

(6) 家庭结构和功能的评价：患者在家庭中能更轻松地表达他们的感情，会揭示出一些深层的矛盾和家庭危机，这样全科医生才更容易发现患者尚未注意到的问题及患者之外真正的“患者”。

(7) 有新生儿的家庭：一般的新生儿母婴访视由妇幼保健医生完成，某些情况下也可能由全科医生进行。

3. 家访的种类

(1) 评估性家访：常用于有家庭问题或心理问题的患者，以及年老体弱患者的家庭环境考察，目的是对照顾对象的家庭进行评估。

(2) 连续照顾性家访：主要用于慢性病、行动不便的家庭病床患者及临终关怀服务，目的是提供连续性、照顾性的服务。

(3) 急诊性家访：主要用于某些急性病、一过性的严重疾患的处理，目的是随机性地临时处理家庭紧急情况与问题。

4. 家访的注意事项

(1) 家访要有周全的计划，有明确的家访目的。

(2) 家访要选择合适的时间，避免干扰家庭的生活，选择家庭成员能全体相聚在一起的时候。

(3) 严格控制家访的时间长度，以 30 分钟至 1 小时为宜。

(4) 家访结束前要做一个简单的总结，告知本次家访的结果。

5. 家访的程序

(1) 评价家访的必要性。

(2) 确定家访的目的。

(3) 制订家访的计划，包括分几次进行、家访的目的与内容、参与人员、所需要的时间等。

(4) 实施家访计划，携带准备好的资料、工具，按时间、程序进行。

(5) 确定和预约下一次家访的时间与内容。

(6) 现场书写家访记录，包括本次家访的主要内容，访视医生、被访视者或家属签名。

(7) 回到社区卫生服务机构后完善家访记录，包括访视过程和相关特殊情况等。

四、家庭预防

全科医生必须认识到家庭如个体一样是在不断成长与发展的，应将家庭作为一个“患者”来照顾。根据家庭生活周期预测家庭问题，提供预防性保健服务，家庭在每一个发展阶段都存在特定的可以预见的家庭问题。在家庭问题尚未发生时，可以根据一般规律及家庭所处的发展阶段预测问题。

家庭的压力与家庭成员健康问题有着直接的关系，家庭是预防疾病的重要资源，是实施预防措施的良好场所。家庭预防(family prevention)工作的内容与疾病的三级预防一致。表 3-8 列举了在三级预防中家庭参与的工作内容。

表 3-8 家庭预防工作内容

预防级别	家庭预防工作内容
一级预防	预防生活方式疾病，如不合理饮食、吸烟、酗酒、缺乏体育锻炼 健康维护，如免疫接种、健康筛查、健康监测 家庭咨询，如性生活指导、婚姻指导、产前保健、老年人保健
二级预防	医生与患者共同监测健康 医生鼓励患者及时就医，及早发现、诊断和治疗 监督患者合理、及时用药及注意用药安全
三级预防	对患慢性病的家庭成员，督促其遵医嘱，提高生活质量 指导家庭成员适应患慢性病所带来的变化 对家人患重病或临终所带来的家庭危机做出调适

五、家庭病床

家庭病床是医疗单位对适合在家庭条件下进行检查、治疗和护理的某些患者，在其家庭就地建立的病床，并坚持普及与提高相结合、中西医结合，医疗、预防、保健、康复相结合的方针。

在我国有历史资料显示，家庭病床于20世纪50年代首先在天津兴起，20世纪70年代起在我国各地已经初步建立专科性的家庭病床。21世纪，社区卫生服务在我国广泛开展，以家庭为单位的服务是全科医生的特征性服务模式之一。

家庭病床是以家庭作为服务场所，选择适宜在家庭环境下进行医疗或康复的病种，让患者在熟悉的环境中接受医疗和护理，既有利于促进患者的康复，又可减轻家庭经济和人力负担。家庭病床的服务分类见表3–9。

表3–9 家庭病床的服务分类

分类	举例	分类	举例
药物治疗	口服、肌内注射、静脉注射等	家庭护理	精神病患者、残疾人等的护理
饮食疗法	糖尿病、肝病、肾病等的营养治疗	物理疗法	热疗、磁疗等
中医治疗	针灸、按摩、拔火罐等	运动疗法	指导开展适于患者的各种体育锻炼
心理咨询治疗	特殊人群和某些疾病的心理咨询和心理治疗	临床检查	如脑电图、理化检验
		自我治疗	指导患者自我护理、自我监督

1. 家庭病床的主要任务　做好对建床患者的医疗服务；扩大预防，开展健康体检、疾病普查，防治疾病；开展家庭条件下的康复医疗；宣传和普及疾病防治及家庭医学保健的知识；选择适当病种进行疗效观察，研究治疗、预防和康复措施，不断加以总结。

2. 家庭病床的适用对象

(1) 病情适合在家庭治疗的老年病、常见病、多发病患者。

(2) 出院后恢复期仍需治疗、康复的患者。

(3) 老、弱、病、残到医院连续就诊困难的患者。

(4) 适合家庭病床治疗的部分妇产科、传染病、职业病、精神病患者。

(5) 晚期肿瘤、临终的患者，以及需要支持治疗和减轻痛苦的患者。

(6) 在门诊看病困难而不需要住院的长期慢性病患者。

3. 家庭病床的优点

(1) 体现全科医学的人性化、连续性、可及性、综合性、一体化的服务。

(2) 全科医生上门服务，减轻社会及家庭的经济负担。

(3) 患者在舒适的家庭环境中接受治疗，心理压力小，也免除了来往路途的劳累，为患者就医提供方便，有利于疾病的治疗和康复。

(4) 通过有针对性的健康知识宣教和对患者的追踪观察，在细心服务的同时也能教会居民自我保健，合理地利用卫生资源。

(5) 具有方便、经济、有效等特点。

六、家庭康复

随着现代经济的飞速发展和人口老龄化进程的加速，各种慢性病，如心脑血管疾病、癌症、糖尿病、帕金森病、阿尔茨海默病等已占据疾病谱和死因谱的主导地位，人们对康复的需求越来越大。以家庭为基地的家庭康复在减轻医疗费用、改善生活自理能力和提高生活质量方面发挥着巨大的作用。

1. 康复的定义　世界卫生组织（WHO）医疗康复专家委员会将康复定义为："康复是指应用各种有用的措施减轻残疾的影响和使残疾人重返社会。"

2. 全科医学的家庭康复　在全科医生的指导下，在家庭环境中以家庭为基地进行康复的过程，不涉及复杂的技术，而是充分利用现有的资源，对患者进行康复训练，帮助患者适应家庭生活环境，参加家庭生活和家务劳动，以家庭一员的身份与家庭其他成员相处，使家庭康复成为康复医疗整体服务中的一个组成部分。

3. 家庭康复的目的　使患者疾病好转或痊愈，生理功能得到康复，心理障碍得到解除，使残疾者能更多地获得生活和劳动能力，达到全面康复。

4. 家庭康复的主要内容

(1) 开展宣传教育，提高家庭成员对康复的认识，同时激发社区居民、患者及其家属参与康复的意识。

(2) 以社区和家庭为基础，对需要康复的患者采取相应的康复措施，包括运动训练、生活自理能力训练、劳动技能训练、语言能力训练、体能训练和物理治疗，以及开展心理咨询、家庭保健及社会服务等，改善生活自理能力和劳动能力，提高其生命质量。

(3) 协调社区有关部门，开展教育康复、职业康复、社会康复，促进全面康复的实现。

5. 家庭康复应遵循的原则

(1) 因人而异，康复对象需考虑不同种类、不同程度的残疾者。

(2) 因需而施，在家庭环境中以家庭为基地进行，由家庭训练员（患者家属）或患者负责。

(3) 早期介入，大量康复医疗实践说明，康复医疗成功与否，往往取决于康复开始时间的早晚。

(4) 团队协作，应用正确的康复知识和技术。

七、家庭护理

家庭护理（family turning）是一门系统的学科，需要根据患者病种的不同，采取相应的护理方法,主要包括饮食、功能训练、心理护理、皮肤护理等方面。

在全科医疗服务中,家庭护理是全科医学综合性、协调性、可及性服务的组成部分,全科医生和护理人员通过家庭护理可以向家庭传递有关健康的知识、技能,满足家庭的需要,维持家庭的正常结构和功能状态,使家庭及其成员达到最佳的健康水平。

家庭护理的内容有以下几个方面。

1. 观察病情变化　主要是指体温、脉搏、呼吸、血压和瞳孔等,做好记录。这些生命体征的变化可以反映出疾病的好转或恶化。

2. 医疗护理

(1) 治疗护理:如退热、输液、输氧、排气、排痰和导尿等采用治疗手段时的护理,保持各种管道畅通,做好记录。

(2) 用药护理:督促患者用药,正确服用,观察药物不良反应等。

(3) 诊查护理:如化验标本的正确采集,做各类检查时的护理等。

3. 生活护理　生活护理要求做到"六洁""五防""三无""一管理"。

(1)"六洁":是指口腔、面部及头发、手足、皮肤、会阴和床单清洁。

(2)"五防":是指防压疮、防直立性低血压、防呼吸系统感染、防泌尿系统感染和防交叉感染。

(3)"三无":是指无坠床、无烫伤、无粪石。

(4)"一管理":即膳食管理。根据患者病种病情的需要,制作特定的食谱,科学合理安排患者饮食,补充足够的营养,促进机体恢复。

4. 休息与睡眠　创造安宁的环境,保证患者充分的休息与睡眠,任何疾病的好转、康复都需要充足的休息和睡眠。

5. 心理护理　家庭中有人患病后尤其是较严重的疾病会使家庭(或家庭成员)和患者产生不同程度的焦虑、恐惧及其他心理负担,这些都将影响患者的康复。因此,减轻家庭(或家庭成员)和患者的心理压力是护理的重要内容之一。

八、家庭医生签约服务

为转变基层医疗卫生服务模式,强化基层医疗卫生服务网络功能,更好地维护人民群众的健康,2016 年 5 月 25 日,国务院医改办、国家卫生计生委、国家发展改革委、民政部、财政部、人力资源社会保障部和国家中医药管理局联合制定了《关于推进家庭医生签约服务的指导意见》(国医改办发〔2016〕1 号),以促进基层首诊、分级诊疗,为群众提供综合、连续、协同的基本医疗卫生服务,增强人民群众获得感。

家庭医生签约服务采取团队服务形式,团队主要由家庭医生、社区护士、公共卫生医师（含助理公共卫生医师）等组成，为居民提供基本医疗、公共卫生和约定的健康管理服务。基本医疗服务涵盖常见病和多发病的中西医诊治、合理用药、就医路径指导和转诊预约等。公共卫生服务涵盖国家基本公共卫生服务项目和规定的其他公共卫生服务。健康管理服务主要是针对居民健康状况和需求，制订不同类型的个性化签约服务内容，可包括健康评估、康复指导、家庭病床服务、家庭护理、中医药“治未病”服务、远程健康监测等。

居民或家庭自愿选择1个家庭医生团队签订服务协议，可在居住区域就近签约，也可跨区域签约。服务协议包括服务内容、方式、期限和双方的责任、权利、义务及其他有关事项。签约周期原则上为1年，期满后居民可续约或选择其他家庭医生团队签约。家庭医生团队要主动按照协议为签约居民提供全程服务、上门服务、错时服务、预约服务等多种形式的服务。

目前可通过给予家庭医生团队一定比例的医院专家号、预约挂号、预留床位，方便签约居民优先就诊和住院；为转诊患者建立绿色转诊通道（即二级以上医院的全科医学科或指定科室对接家庭医生转诊服务）；对签约的慢性病患者酌情增加单次配药量等方式增强签约服务吸引力。

思考题

在线测试：以家庭为单位的健康照顾

1. 你如何与一个有慢性病患者的扩展性家庭建立一种合作与支持的关系？

2. 处于“空巢期”的家庭可能面临的健康问题是什么？应提供的重点保健内容有哪些？如何制订相应的具体保健计划并予以实施？

3. 以自己的家庭情况为资料绘制家系图并解释家庭与健康的关系。

（张　志）

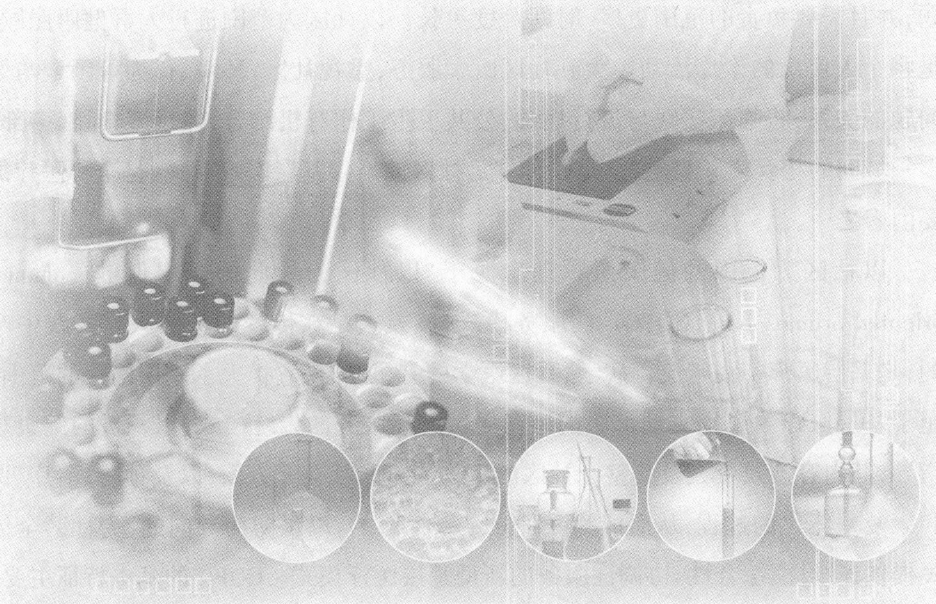

第四章　以社区为范围的健康照顾

思维导图：以社区为范围的健康照顾

学习目标

知识目标

1. 掌握社区卫生诊断、社区干预、社区筛查的概念。

2. 熟悉社区卫生诊断的目的、步骤，通过社区干预、社区筛查熟悉社区卫生服务与全科医学的关系和相互作用。

3. 了解社区干预计划的设计及效果评价，社区筛查项目选择的原则，筛查试验可行性评价。

能力目标

能根据地域特点开展社区卫生调查，发现问题，并写出社区卫生诊断报告。

素质目标

提高学生运用多种知识对社区人群的健康问题进行分析和干预，帮助解决相关问题的综合能力，开拓学生为人群健康服务的公共卫生理念。

全科医生在关注患者个体疾病和健康的同时，还要着眼于全社区居民的健康问题，并且需要负责的范围更广，时间跨度更长。以社区为范围进行人群健康照顾，就是将个人疾病的诊疗活动扩大到社区医学服务，重视社区、环境、行为等因素与健康问题的关系，将临床实践与流行病学、公共卫生工作有机结合，体现多学科、多部门、多领域间的相互交叉与融合，是一种立足社区的新型基层医疗模式，是全科医疗的重要内容之一。

以社区为范围的健康照顾理念源于"以社区为导向的基层保健(community oriented primary care，COPC)"的服务模式，该模式是在传统的基层医疗实践中产生的，是基层医疗实践与流行病学、社区医学的有机结合，它扩大了基层医疗的范围，超越了基层医疗为个别主动求医的患者提供诊疗服务的传统模式，以积极的健康观为指导，其内容涉及个人及其整个社区的生物、心理、社会等方面，以及预防、治疗、保健和康复一体化的过程，从而成为一种立足于社区的，以预防为导向的，为社区全体居民提供连续性、综合性、协调性服务的新型基层医疗模式。COPC 的基本特征主要有：将流行病学、社区医学的理论和方法与临床技能有机地结合；为全体社区居民健康负责；研究确定社区健康的主要问题及特征；社区参与；保证干预措施和医疗保健项目的可行性等。

实施 COPC 的基本步骤为 6 个相互联系的阶段：确定社区及社区人群；通过社区卫生诊断，确定社区主要健康问题；确定需优先解决的健康问题；制订社区干预计划；计划实施 COPC 方案；计划评价。

我国的社区卫生服务处在飞速发展阶段，基本医疗服务质量稳步提升，基本公共卫生服务项目逐项落实，社区居民接纳了社区卫生服务中心的存在，并受益于家庭医生签约和社区卫生服务，重点人群健康得到管理，居民对健康的认知水平得以提升。2016 年 8 月 19 日，习近平总书记在全国卫生与健康大会上发表重要讲话，提出新时期卫生与健康工作的 38 字方针：以基层为重点，以改革创新为动力，预防为主，中西医并重，将健康融入所有政策，人民共建共享。随后的 10 月 25 日，中共中央、国务院印发《"健康中国 2030"规划纲要》。2019 年 7 月印发《国务院关于实施健康中国行动的意见》，做出实施健康中国战略的重大决策部署。健康中国基本原则之一就是全民参与、共建共享，强化跨部门协作，鼓励和引导单位、社区(村)、家庭和个人行动起来，形成政府积极主导、社会广泛动员、人人尽责尽力的良好局面，实现健康中国行动齐参与。通过凝聚全社会力量，形成健康促进的强大合力。要求各单位特别是各学校、各社区(村)充分挖掘和利用自身资源，积极开展健康细胞工程建设，创造健康支持性环境。

2019 年年底新型冠状病毒感染疫情暴发后，以社区防控为主的综合防控措施发挥了重要作用。"社区"是指街道办事处或乡镇人民政府所辖的城乡社区(即城市社区和村)。防控过程实施属地化管理原则，充分发挥社区动员能力，实施网格化、地毯式管理，群防群控，稳防稳控，有效落实综合性防控措施。功能社区也明确纳入社区管理工作，功能社区是指社区范围内重点场所或单位，包括大型商场、超市、工地、楼宇、农贸市场、宾馆、酒店、学校、养老机构等。疫情期间建立街道(乡镇)干部、网格员、基层医务工作者、民警、志愿者“五包一”社区防控责任制。由此，以社区为范围的健康照顾又有了新的内涵。而全科医生也被称为社区医生，也就是关注特定社区人群健康状况，为社区人群提供基本卫生服务的医生。

以社区为范围的健康照顾，就是应用流行病学及统计学方法进行社区调查，开展社区诊断和社区干预，即找出社区群体中的健康问题及其医疗保健照顾方面的需求，从而拟订出社区的健康计划，动员社区的人力、物力资源，通过社区医疗保健工作改善群体的健康问题，并经常不断地对社区内的健康问题和健康计划进行评估，以达到预防疾病、促进健康的目的。

第一节 社区卫生诊断

案例 4－1

2019 年年底，武汉暴发新型冠状病毒感染疫情。在全国人民的帮助下，武汉人民克服巨大困难，取得了与疫情的第一波“遭遇战”胜利。在武汉的 51 天，全国政协委员、北京方庄社区卫生服务中心主任吴浩带领中央指导组的社区防控专家组，走遍了 13 个区、300 多个街道、500 多个小区、161 家社区卫生服务中心，经过充分的现场调研，梳理了 1 275 条问题和建议，为中央指导组科学研判疫情提供一手资料。抵鄂第三天，专家组就提出了小区封闭管理建议，建议被采纳后，有效遏制了疫情在社区的传播。

社区防控小分队由基层全科医生、疾控专业技术人员组成。他们和当地指挥部联络员一起实地调研小区、隔离点、养老院等情况，发现问题，解决问题，督导当地改正问题，提出从封闭小区的具体实施方法、慢性病管理的社区防控，到集中隔离、建设方舱医院集中救治等一系列解决方案。

此后，我国多个城市和农村先后出现散发疫情，防控策略开始探索精准防控模式，通过大数据流调快速追踪病例，通过对重点人群筛查和重点地区核酸筛查早期发现患者，外防输入，内防反弹，不断积累抗疫经验。这些措施基本以社区为范围。在疫情防控常态化形势下，社区卫生服务中心发挥重要职能，医疗卫生机构以“平战结合”的策略打造医防融合的基层服务体系；完善社会参与机制，在当地党委、政府、基层党组织领导下，以“两委”成员、社区或乡村医生为骨干，建立健全疫情防控工作机制和网格化工作体系，分类制订并实施社区疫情防控策略，组织落实病例监测追踪、信息报告、科普宣教、健康提示、爱国卫生运动等防控措施。疫情在国内得以迅速有效控制，对比在国外大规模流行造成的巨大损失，进一步体现我国制度体制的优越性，以及以社区为范围实施疫情防控管理的重要性和有效性。

讨论：

1. 疫情期间社区卫生诊断的意义在哪里?

2. 为什么说在医防融合工作中社区发挥着重要作用?

3. 社区卫生诊断经常会涉及哪些管理部门和政策方向?

要做好社区卫生服务工作，首先要弄清本社区人群的实际健康状况、健康需求及社区的具体条件，以便制订针对性的医疗保健措施。这就要求社区卫生服务者通过社区卫生调查，获取有关资料并进行深入分析，在此基础上做出社区卫生问题的正确判断，这是社区卫生服务工作的重要前提条件。

一、社区卫生诊断概述

（一）社区卫生诊断的概念

全科医生进入社区开展全科医疗服务时，首先需要了解社区，才能在社区向居民提供“长期负责式的照顾”。要想全面了解社区环境和人群行为特点，了解社区居民健康问题的本质，则需要先开展社区卫生诊断。社区卫生诊断是以流行病学的研究方法为基础，通过社区卫生调查，科学、客观、系统、全面地分析社区卫生状况、社区人群健康状况和社区卫生资源等，找出社区存在的主要健康问题及其影响因素，并确定优先解决问题的顺序。

视频：社区卫生诊断报告的撰写

通过社区卫生诊断，可以合理利用有限的卫生资源，有效地降低慢性病发生率，控制传染性疾病在社区中的流行，更好地维护社区全体居民的健康，提升健康素养，这是制订社区卫生服务计划、实施社区干预和组织社区保健的前提。

（二）社区卫生诊断的目的

社区卫生诊断是医学发展的一个标志，它以社区人群及其生产、生活的环境为对象，以社区人群的健康促进为目的，体现了生物－心理－社会医学模式的战略思想。其目的包括以下几个方面。

1. 发现社区的主要健康问题，确定社区需优先解决的卫生问题。

2. 分析造成社区健康问题的主要原因，了解和发掘社区资源，评价解决社区健康问题的能力。

3. 为制订社区卫生计划提供必要的参考资料。

4. 为社区综合防治效果的评价提供基本数据。

总之，社区卫生诊断可以更好地了解居民的需要和需求，从而掌握卫生服务的方向，提供有效的具有针对性的社区干预。

（三）社区卫生诊断与临床诊断的区别

社区卫生诊断同临床诊断一样，强调对疾病或健康状况基本情况的正确认识和把握，但二者又存在明显的差异。其根本的区别在于临床诊断是在个体疾病发生之后，临床医生对患者进行检查，通过临床推理得出的综合判断，其主要研究对象是患者个体。社区卫生诊断则是社区卫生工作者利用特定的方法收集社区内人群健康状况、社区内可利用的卫生资源，以及卫生资源的利用情况等资料，通过分析对社区健康状态进行描述，并确定社区内需优先解决的卫生问题的过程。具体差异见表 4-1。

表 4-1　社区卫生诊断与临床诊断的比较

项目	临床诊断	社区卫生诊断
对象	个体患者	社区居民及社区环境
时间	疾病发生以后	任何时候
问题表现	症状、体征	健康问题和状况
地点	各级医院	社区
目标	疾病的诊疗	社区人群的健康促进
方法	临床推理	流行病学调查和统计学分析
资料来源	病史询问 体格检查 实验室检查	社区专题调查、社区筛查、慢性病管理资料、居民健康档案 社区卫生日常工作记录 社区卫生常规统计报表
行动措施	确定疾病名称 找出原因 制订个人治疗方案	发现社区主要健康问题，确定解决问题的优先顺序 找出健康问题的主要影响因素 制订社区卫生计划

二、社区卫生诊断的步骤

社区卫生诊断的主要步骤如下。

1. 确定社区卫生诊断的目的　社区卫生诊断应有明确的目的，可以是社区重点卫生工作或主要健康需求，也可以是评价社区综合防治和慢性病管理效果等。社区卫生服务者依据影响健康的相关因素进行多角度、系统的分析，找出影响该社区居民健康的关键问题，选择不同的诊断内容，并进行诊断设计。

视频：社区卫生诊断的步骤

2. 信息的收集　明确了社区卫生诊断的目的后，社区卫生服务者需要根据制订的工作计划收集从个人、家庭到社区各个层面多角度的信息，作为制订社区卫生政策和措施的依据。

3. 信息的分析　主要是对信息进行卫生统计和流行病学分析。

4. 做出诊断并写出诊断报告　根据分析的结果，发现社区的主要健康问题及其影响因素，确定优先干预的内容。社区卫生诊断报告一般包括社区的基本情况、调查内容、调查方法、调查人群、调查结果与分析、发现的主要问题及原因、解决问题的策略和方法、干预的可行性分析等。

三、社区卫生诊断资料的收集

（一）社区卫生诊断资料的来源

视频：社区卫生诊断资料收集

为确保社区卫生诊断结果的正确性，资料收集必须是原始的、真实的、可靠的，且收集的资料必须具有一定的代表性。全科医疗服务提供者可以从不同渠道收集不同的资料，一般通过以下渠道来获得。

1. 现成的资料　包括统计报表、经常性工作记录和既往做过的调查研究，可以从卫生行政部门、卫生服务机构、民政部门、公安部门、科研院校等机构收集。随着居民健康档案的普遍建立和信息技术的广泛应用，可使用的资料更加丰富。利用现有统计资料的优点是方便、易得，但在针对性、完整性、准确性等方面不能完全满足社区卫生诊断的需要，只适用于社区卫生初步诊断。

2. 非现成的资料　是指在现有资料无法满足社区卫生诊断需要时，需进行专题调查才能获得的资料。专题调查可以对特定的问题及其影响因素进行深入细致的研究，但要耗费大量的人力、物力和财力。视定量资料和定性资料的不同，专题调查采用的方法也不相同。

（二）社区卫生诊断定量资料的获得方法

定量资料一般通过调查问卷获得，根据收集资料时具体方法的不同，可分为问卷访谈法和自填问卷法两类。

问卷访谈法是由调查者根据事先设计的调查问卷对调查对象逐一进行询问来收集资料的方法，问卷访谈法又可以分为面对面访谈和电话访谈。问卷访谈法的优点是调查员可以解释问卷中易误解或不理解的内容，使调查结果的针对性更强，问卷的回收率也很高；缺点是比较耗费时间和人力、物力。自填问卷法是调查者将问卷当面发给或邮寄给调查对象，调查对象按要求填写完后交给或寄给调查者。自填问卷法的优点是比较节省时间和费用；缺点是被调查者遇到问题时无法得到准确的回答，调查的质量得不到保证，问卷的回收率低。

视频：调查问卷设计

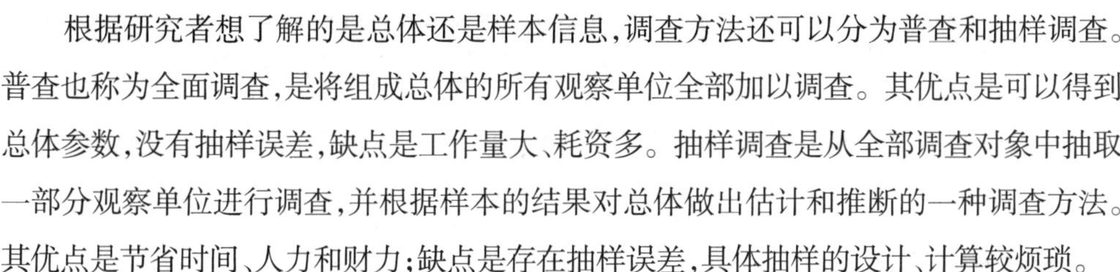

根据研究者想了解的是总体还是样本信息，调查方法还可以分为普查和抽样调查。普查也称为全面调查，是将组成总体的所有观察单位全部加以调查。其优点是可以得到总体参数，没有抽样误差，缺点是工作量大、耗资多。抽样调查是从全部调查对象中抽取一部分观察单位进行调查，并根据样本的结果对总体做出估计和推断的一种调查方法。其优点是节省时间、人力和财力；缺点是存在抽样误差，具体抽样的设计、计算较烦琐。

（三）社区卫生诊断定性资料的获得方法

定性资料的收集方法主要包括观察法、访谈法和专题小组讨论。

1. 观察法　是指观察者根据研究课题，用感官直接或间接地对研究对象进行观察以收集有关资料的方法。其优点是能够获得比较真实、生动、及时的资料，可收集到一些无法言表的材料，但该方法受时间、观察对象及观察者自身的限制，不适于大面积调查。

2. 访谈法　研究者根据访谈提纲，通过与研究对象的交谈了解其对某些问题的想法、感觉和行为。访谈对象主要包括社区行政领导中的关键人物、主管领导、医务人员、专家和学者，即主要是掌握本社区卫生事业开展重要资源的人。其优点是操作简单，方便可行，信息量大，灵活性高，使用范围广，控制性强；主要缺点是成本较高，时间长，结果难以进行定量研究，而且结果受访谈对象所处环境和时间影响大。

3. 专题小组讨论　是通过召集一个讨论小组（通常为 10 人左右），对某一研究专题进行讨论的一种定性研究方法。专题小组讨论的对象可以是本社区卫生人员、居民代表、行政管理工作人员等。该方法经济、易行，能在相对短的时间内直接听取目标人群的意见，反馈及时，从而获取对有关问题的深入了解。但是易受被访者心理因素及环境影响，比较费时，同时参加者不具有代表性，在发言时容易受其他人的影响。

（四）社区卫生诊断资料的种类

1. 社区人口学资料　有静态和动态两种类型。静态人口学资料包括社区人口数量、年龄、性别、民族、职业、文化程度、就业状态及流通人口相关资料。动态人口学资料包括人口出生率、人口自然增长率、人口构成的变化等。

2. 社区发展与经济状况的资料　包括社区自然环境条件、居民个人及家庭收入水平、文化水平、业余爱好、就业情况、居住条件和邻里关系等。

3. 社区背景资料　包括社区的类型如城市、农村和集镇社区等，社区的地理位置、地形地貌，社区自然资源，社区风俗习惯，社区的政府机构、民间团体和学校、幼儿园等情况。

4. 社区人群健康状况的资料　包括社区居民的患病及就诊情况，居民疾病的死亡率及死因顺位，居民各类伤残的情况及对生活质量的影响程度，以及社区居民心理健康、生活质量和疾病负担状况等。

5. 社区居民生活方式的资料　如对健康有影响的不良行为生活方式情况。

6. 社区卫生服务情况的资料　包括社区居民年就诊人数、年住院人数、平均住院天数、两周就诊率，卫生服务人员的数量、学历和专业结构，以及医疗设备数量、病床数等。

第二节　社区干预

案例 4-2

随着家庭医生签约工作的深入进行和“健康中国”的广泛宣传，社区卫生服务站的小李医生发现小区患糖尿病、高血压等慢性病的大爷大妈们对于自身健康问题越来越关注了，也特别热心配合自己团队的工作，就开始尝试为居民组织开展“慢性病自我管理小组”的活动。

这个小区居民处在同一个居委会，大部分是某集团公司的单位分房住户，年轻时都是同事，邻里关系融洽，居民之间都对彼此家庭关系、病情、经济条件等比较了解，也喜欢聚会聊天。一般老年人不愿和医生分享很多家务事，但是对熟人更容易敞开心扉，这对心理疏导更有帮助。

组织活动前一两周，家庭医生团队会通过微信或电话确定活动时间，一般是 10:00 或者 15:00。社区卫生服务站每次会选择患有高血压、糖尿病及合并其他慢性病的居民或家属 10 人左右。在主题选择上，提前征求慢性病自我管理小组患者最近想要了解什么样的慢性病知识，遇到了什么样的困难。慢性病自我管理小组中不仅有患者本人参加，同时也有不能亲自来座谈的患者的家属，根据他们最想了解的相关知识，准备好相关的课件或宣传品。活动地点就在社区卫生服务站或者居委会，居委会的工作人员也经常旁听。

在活动形式上，一般是以家庭医生团队成员讲述慢性病治疗、护理、管理相关概念作为开场白，然后由居民自己提出问题，或者以团队医生或公卫人员在诊疗或慢性病随访过程中发现指标控制不理想的居民作为重点问题案例。在活动过程中由居民介绍自己近期血压、血糖问题，对这些问题的认识和采取的措施，随后请小组其他居民对这些过程进行分析，相比自己做法的优点、缺点、建议等，大家共同参与讨论为该居民出谋划策。最后由家庭医生团队医护人员进行点评分析和总结，指出大家在认识上的优缺点，提出更完善的建议，并要求大家共同监督改进生活方式，譬如锻炼身体，戒烟戒酒，执行有困难的可以互相鼓励。改正成果如何，可以在下次活动或者门诊中，或者微信群中随时反馈给小组成员及家庭医生团队。对做得好的居民，还可以颁发证书奖励。

进行居民健康 / 慢性病自我管理，就是通过针对重点常见的社区问题进行社区干预，制订活动计划，在医生、护士指导下，根据基层诊疗管理指南和基本公共卫生操作规范，调整落实自我管理方案；邻里之间相互督促、互相鼓励，增加社区患者自主管理的比例，使重点健康问题得到控制，提升慢性病管理合格率。

讨论：

1. 怎样对居民自我健康管理活动进行效果评估？

2. 你认为有哪些社区常见健康问题可以采取自我管理小组的方式进行？

一、社区干预的概念

社区干预是指充分利用社区资源，在社会各部门的参与下，有组织、有计划地开展一系列活动，针对不同的目标人群，开展疾病的防治和健康促进活动，通过改变人们的行为和生活方式，降低危险因子水平，预防疾病，促进健康，提高生活质量。

从社区干预的概念可以看出社区干预有以下特点。

1. 社区干预是有组织、有计划的活动。
2. 社区干预不仅限于个人知识、行为改变，还要进行环境、政策改变。
3. 社区干预的目的是使不同阶层的人共同受益。

二、社区干预的步骤

通过社区卫生诊断，首先，确定社区健康问题的优先解决顺序，设计干预计划；然后，组织和利用社区资源，实施干预计划；最后，对干预的结果进行全面评估，以了解干预的效果。

（一）社区干预的设计

社区干预的设计包括干预目标、确定目标人群、时间进度、选择策略和活动的原则、资源的组织和利用、质量控制方法、结果评估等。

1. 干预目标　包括 5 个方面，即 5 个 W（where，who，what，way，when）——何地，对谁，达到什么变化，通过什么途径，多长时间完成。

2. 确定目标人群　目标人群分为一级目标人群（实施建议健康行为改变的对象）、二级目标人群（对一级目标人群有重要影响，能激发、教育、支持和加强一级目标人群的信念和行为的人，如卫生保健人员、家庭成员）和三级目标人群（决策者、领导、提供资助者）。

3. 时间进度　明确计划实施的时间界限，即计划的起止时间，其中包含 3 个时段:准备工作所需的时间、完成计划所需的时间和干预措施产生作用所需的时间。

4. 选择策略和活动的原则　干预活动有计划、有步骤地进行,不同策略和活动相互支持和补充,同时应遵循以下原则。

(1) 有效。

(2) 易为社区接受。

(3) 能覆盖较大相关人群。

(4) 符合成本 – 效益原则。

(5) 有利于可持续发展。

5. 资源的组织和利用　要明确实施计划所需的人力、物力和财力,评价现有资源的可用程度,制订经费预算计划,遵循最小成本、最大效益的原则。

6. 质量控制方法　质量控制是保证计划顺利实施的关键环节,制订实施质量控制的具体方法,及时发现问题,必要时对计划进行适当调整。

7. 结果评估　应预先制订评估计划,选择有效的评估方法。

(二) 社区干预的实施

社区干预计划一旦确定,应严格按计划执行。其实施包括目标的认知、阶段性评价及计划的调整等。

1. 培训　根据干预目标,针对不同目标人群进行培训,包括对领导、卫生人员、非卫生人员的培训,每次培训要有明确的目的,教员事先提供教材,教学方法除了讲课外,还可采用讨论、案例介绍等方式。培训的内容包括项目所涉及的有关知识、项目的目的和意义、对目标体系的理解、干预方法的操作训练与评价等。

2. 宣传　针对目标人群开展多种形式的宣传活动,使社区居民理解干预项目的意义,更好地接受干预措施。通过宣传,提高社区居民的认识,促进其态度和行为的改变。

3. 资源的组织与利用　充分利用现有组织和资源,进行多部门的合作。

4. 干预方法的操作与指标的测量　根据设计要求选定目标人群和实施地点,制订项目实施的时间表和流程,对已有资源再次进行沟通确认,做好实施准备和应急预案。下发活动通知,按时实施。实施过程中根据目标制订干预指标,发放问卷或进行测量,如目标人群到场率、知晓率、课程质量评分、满意度等。

5. 加强质量控制　实施过程中,加强组织管理,严格落实监督制度,开展阶段性评估,包括工作是否按计划进行,实施过程中存在哪些问题,怎样调整和改进,并纳入下一步工作计划。

(三) 社区干预效果的评价

社区干预的实施能否按计划进行、是否存在问题均需要进行效果评价,从而获得知识和吸取经验教训,以便改进今后或正在实施的活动。评价应贯穿卫生活动的全过程,一般包括过程评价和效果评价。

1. 过程评价　过程评价用于检查项目按设计执行的程度,也是开展其他评价的先决条件。针对的主要问题有:项目执行得如何?干预是否针对原定目标?完成多少百分比?是否接受了标准的干预(组织、实施和内容)?项目目标和干预的关系如何?具体说明干预在什么条件下、由谁、向什么目标人群、提供了什么活动,它们实施的质量如何,哪些活动有效或无效,如何改进,计划费用如何等。因此,过程评价是促使计划取得成功的有利因素。

过程评价的内容包括工作人员质量,传播渠道和教育材料的作用,目标人群和非项目工作人员参与的程度,环境支持和政策贯彻的力度,运用社区组织的能力等。

过程评价的指标包括干预活动覆盖率、干预活动参与率和有效指数等。

2. 效果评价　效果评价主要用于判断干预措施对人群健康的影响程度,包括各项健康指标的改善程度,可分为近期影响评价和远期效果评价。近期影响评价是指实施过程中产生的直接效果,是效果评价的重点,包括目标人群的知识、态度、行为和技能的改变。常用的指标有健康知识知晓率、行为改变率等。远期效果评价是指干预活动实施后的长期效果,如疾病的患病率、居民健康状况的改善、居民生活质量的改善等。

就慢性病而言,在产生行为改变后往往要5年或更长的时间,才能产生生理、疾病和死亡情况的改变。因此,对社区干预效果的评价主要强调过程评价和近期效果评价。积累这方面的有关数据,对继续干预做长期评价有重要的意义。在意外损伤、性病干预及自然灾害、传染病流行期间,干预手段有时在相对短的时间内可能产生变化。

第三节　社区筛查

案例 4-3

某社区卫生服务站建立后进行社区调查发现,辖区内女性占52%,育龄妇女占40%,而进一步调查发现这些已婚女性中只有12%在上一年度做过妇科检查。对没有做检查的妇女进行调查发现,在她们中间有89%的人认为没有必要做。为此社区卫生服务站每季度安排一次妇女一生不同时期的健康保健讲座。1年后,再次对妇女进行调查,发现本年度做妇科检查的妇女上升到18%。对仍没做妇科检查的妇女进行调查发现,她们不再认为普查没有必要,而是认为做普查不方便，不方便的原因是：社区卫生服务站没有妇科检查的条件，需要到医院去做妇科检查，医院不但人多拥挤，而且医生没时间回答问题。针对这一问题，社区卫生服务站与医院妇科取得联系，请专家每周三下午来站上为本辖区妇女进行妇科检查，同时对需要做妇科治疗的患者进行治疗。年底再进行调查时发现，本社区妇女妇科检查率达到 91%。

讨论：

1. 如何发现社区人群的健康问题？

2. 如何快速查出社区妇女某妇科疾病的高危人群？

一、社区筛查的概念

患者对疾病早期的症状往往难以觉察，而且有些疾病发生隐蔽，又无明显的特异性，容易疏忽。当有明显的不适到医院就诊时，可能已是疾病的中晚期，此时往往难以治疗。因此，在疾病的临床症状和体征出现之前，通过某些检查，早期发现这些患者，有利于早期诊断和早期治疗。另外，对那些具有健康危险因素的人群实施干预措施，可逆转健康向疾病的方向发展。

对某种疾病来说，在一般人群中包括 3 种人。第一种是无该病的健康人，第二种是可疑患有该病但未明确诊断的人，第三种是患有该病的人，这 3 种人往往混杂存在。筛查是将健康人与其他两类人区别开来的一项工作。

社区筛查是将具有健康危险因素的和健康问题尚处于早期阶段或亚临床阶段的社区居民从众多的表面健康者之中挑选出来，或在特殊传染病流行中，对重点场所、重点单位、重点人群进行重点筛查，以便进一步诊断与治疗，以及实施预防干预措施。在国家实施的公共卫生服务项目中，社区卫生筛查包含慢性非传染性疾病管理，重点疾病、重点人群常见疾病的常规体检；项目既有国家统一推行的典型病种，如高血压、糖尿病，也有省市疾控部门通过大数据分析，结合地方病防控要求，以地方医院专业部门牵头的省市疾病筛查项目。基层医疗卫生机构开展国家基本公共卫生服务应接受当地疾病预防控制、妇幼保健、卫生监督等专业公共卫生机构的相关业务指导。

疾病的筛查一般不是诊断性的，筛查的主要目的是早期发现某病的可疑患者，以便进一步确诊，做到早期治疗，以延缓或阻断病情的发展，改善预后。通过筛查发现某些疾病的高危人群，以便早期发现疾病的危险因素，通过控制这些因素来避免疾病的发生。

二、社区筛查项目的选择原则

筛查是一项预防性医疗活动，服务对象是社区人群，需要耗费一定的人力、物力资源。因此，并不是所有疾病都适合通过筛查来做到早发现和早诊断。社区筛查时应注意考虑以下几个问题。

1. 筛查的疾病应是当地一个重大的公共卫生问题　该疾病的发病率高、影响面广，发现迟将造成严重后果。因此，对这类疾病的筛查容易引起群众的重视和支持，工作易于开展，同时能取得较大的社会和经济效益。

2. 该疾病已有有效的治疗方法或危害极大　对筛查的疾病进行早期诊断和早期治疗可以明显改善预后。在传染病疫情在全球暴发、迅速流行期间，更需要进行积极的以社区为范围的病原筛查，做到早发现、早报告、早隔离、早诊断、早治疗，防止疫情输入、蔓延、输出，控制疾病传播。

3. 有进一步确诊的方法与条件　筛查试验不是诊断试验，筛查试验阳性仅提示为某病的可疑患者，需要进一步确诊。如无进一步确诊的方法或者本地区不具备进一步确诊的条件则不宜进行筛查。

4. 有适当的筛查方法　要求筛查方法有较高的特异度和灵敏度，且简单易行、安全有效、价格低廉，筛查出的可疑患者有能力接受进一步的诊断和治疗。

5. 社区筛查应该符合成本 - 效益原则　进行一项筛查试验是很费人力、物力和财力的，因此开展社区筛查应进行成本 - 效益方面的分析。筛查试验的成本指的是筛查试验所花费的全部费用，而效益则为通过筛查所取得的经济效益(指经过筛查早期发现患者而节省的医疗费用等能用货币计算的效益)及社会效益(指通过提高生活质量和卫生服务质量等，给社会、人群的精神和健康所带来的好处)。面对重大传染病流行，人群筛查是具重要防控意义的手段，也具有更大的社会效益。防范化解重大疫情和突发公共卫生风险，事关国家安全和发展，事关社会政治大局稳定。在坚持人民至上、生命至上的原则下，成本 - 效益原则又有更深层次的意义。

三、筛查试验的评价

在筛查试验评价中，理想的筛查试验应具有对人体无害、操作方便、结果真实可靠且费用低廉等特点。评价一项筛查试验的可行性，主要分析筛查试验的真实性、可靠性和获益 3 个方面。

（一）真实性

真实性又称为有效性。筛查试验的真实性是测定值与真实值相符合的程度，即正确地判定受试者有病与无病的能力。公认的最可靠的诊断方法称为金标准，将筛查对象按金标准分为有病组和无病组，用待评价的筛查试验把结果分为阳性和阴性（表 4–2），灵敏度和特异度是评价筛查试验真实性常用的指标。

表 4–2　筛查试验评价的四格表

筛查试验	金标准		合计
	有病	无病	
+	a（真阳性）	b（假阳性）	$a+b$
–	c（假阴性）	d（真阴性）	$c+d$
合计	$a+c$	$b+d$	$a+b+c+d$

1. 灵敏度　又称为敏感度、真阳性率，即实际有病者被筛查试验判断为阳性者所占的百分比。灵敏度 $=a/(a+c)\times 100\%$。

2. 特异度　又称为真阴性率，指实际无病者中被筛查试验判断为阴性者所占的百分比。特异度 $=d/(b+d)\times 100\%$。

人们希望所用的筛查试验灵敏度和特异度都高，但实际上，提高灵敏度必然导致特异度下降。反之，提高特异度也会降低灵敏度。

（二）可靠性

可靠性亦称为信度或重复性、精确性，是指一项试验在相同条件下重复检测获得相同结果的稳定程度。影响试验可靠性的因素有以下 3 个方面。

1. 方法的差异　如试剂的稳定性及被测物质数值的波动（如被测物质的昼夜差异）。试验方法受试剂质量、配制方法、温湿度等因素影响。仪器也可受外环境因素（如温度、湿度、安静、振动等）的影响，使测量值发生误差。因此，在进行诊断时必须对仪器、药品、条件等有严格的规定。

2. 被观察者的个体生物学变异　如血压值在上下午、冬夏季不相同，血糖值在饭前、饭后不相同，身体上下肢、左右侧反应不尽相同等，故同一测量者用同一方法对同一被观察者进行测定的结果也有不同。因此，应严格规定观测的条件（如时间、部位等）。

3. 观察者的变异　包括观察者自身的变异（如不同时间、条件下）和观察者之间的变异。如多人筛查高血压时，必须预先经过训练，使几名观察者判断同一人同一时间点的血压值差异在 2 mmHg（0.26 kPa）之内。

符合率是评价筛查试验可靠性的一个重要指标，它是指两次检测结果相同的人数占受试者总数的百分比。

（三）获益

获益是评价筛查试验的重要方面。发现的新病例数量、阳性预测值和阴性预测值是评价筛查试验获益的重要指标。

阳性预测值是指试验结果阳性人数中真阳性人数所占的比例。

阴性预测值是指试验结果阴性人数中真阴性人数所占的比例。

预测值受现患率的影响，现患率愈高，阳性预测值愈高，因此在患病率较高的人群中开展筛查的意义较大，其获益也较大。

四、我国常见社区筛查项目

社区筛查最基础的项目是已经普遍实施的国家基本公共卫生服务项目，这是促进基本公共卫生服务逐步均等化的重要内容，也是我国公共卫生制度建设的重要组成部分。

慢性病是严重危害人民健康的一类疾病。随着慢性病患者生存期的不断延长，加之人口老龄化、城镇化、工业化进程加快和行为危险因素流行对慢性病发病的影响，中国慢性病患者基数仍将不断扩大，防控工作仍然面临巨大挑战。党中央、国务院高度重视慢性病防治工作，《"健康中国 2030" 规划纲要》中提出实施慢性病综合防控战略，到 2030 年，实现全人群、全生命周期的慢性病健康管理。2017 年，国务院办公厅印发《中国防治慢性病中长期规划（2017—2025 年）》，部署慢性病防治工作，以控制慢性病危险因素、建设健康支持性环境为重点，以健康促进和健康管理为手段，提升全民健康素质，降低高危人群发病风险，提高患者生存质量，减少可预防的慢性病发病、死亡和残疾，为推进健康中国建设奠定坚实基础。2019 年，国务院印发《国务院关于实施健康中国行动的意见》，成立健康中国行动推进委员会，制定印发《健康中国行动（2019—2030 年）》，实施心脑血管疾病、癌症、慢性呼吸系统疾病和糖尿病防治四项重大行动，进一步推进慢性病防治工作向纵深发展。

除国家推荐的项目外，各地方根据地方疾病谱和诊疗能力开展了地方筛查项目，形成由地方卫生健康部门负责，疾控机构、医院、基层医疗卫生机构共同参与的疾病筛查工作机制，并配套发行技术规范，有代表性的社区筛查项目还包括以下几类。

1. 慢性病筛查干预　国家在 2005 年开始陆续通过中央财政转移支付地方重大公共卫生项目，支持在部分地区开展癌症早诊早治和心血管病、脑卒中等重大慢性病高危人群早期筛查与干预管理工作。项目实施多年来，各地初步探索建立了专业公共卫生机构、基层医疗机构、二级及以上医疗机构“三位一体”的慢性病早期筛查干预分工协作机制，二级及以上医疗机构通过医联体、医共体或项目合作等组织形式，组织或指导基层医疗机构对筛查发现的慢性病高危人群和患者进行规范随访管理，有效降低高危人群发病风险，控制患者疾病发展，取得积极成效。2017 年依托国家基本公共卫生服务项目实施，以高血压、糖尿病等慢性病管理为突破口，在 7 个省份试点探索基层慢性病医防融合，为慢性病患者提供诊疗、预防等一体化服务。发布《国家基层高血压防治管理指南》《国家基层糖尿病防治管理指南》，加强培训和应用，提高基层开展医防融合管理的能力。并强化顶层设计，陆续印发适合分级诊疗的高血压、糖尿病、冠心病、慢性呼吸系统疾病等 20 余种慢性病分级诊疗技术方案，细化慢性病单病种分级管理要求，明确不同级别和类别医疗机构职责，建立分工协作机制，实现上下分开。

2. 儿童青少年视力筛查和视力健康管理　我国儿童青少年近视呈高发和低龄化趋势，严重影响儿童青少年的身心健康，已成为全社会关注的焦点。儿童青少年近视防控是一项系统工程，需要全社会的参与和管理决策。2019 年在全国所有省份组织试点地区开展儿童青少年近视防控适宜技术工作。通过全国各级近视防控专业技术人员、学校及家长等各方积极推广和使用，全国近视防控总体见效的基本局面初步展现，反映了全社会采取行动合力减少环境与行为因素对近视的不利影响，取得实质性成效。近视防控适宜技术要求包括：① 筛查视力不良与近视；② 建立视力健康档案；③ 培养健康用眼行为；④ 建设视觉友好环境；⑤ 增加日间户外活动；⑥ 规范视力健康监测与评估；⑦ 科学诊疗与矫治。

3. 基层呼吸系统疾病早期筛查和干预　我国多个省市开展了以肺功能检查这一简单易掌握技术，对慢性阻塞性肺疾病、哮喘等疾病进行人群普遍筛查，该项目作为诊断的金标准和评价其他呼吸系统疾病严重程度、干预管理效果的有效手段，在社区卫生服务中心广泛开展。

4. 大肠癌筛查　该项目也在多省市多频次开展。在我国，恶性肿瘤中，大肠癌发病率位居第三，死亡率位居第二，约 40% 的患者确诊时已是晚期，这一疾病与高脂肪、高蛋白质、低纤维素的饮食结构相关，且具有 10%~15% 的家族遗传性。随着对于癌症认识的不断深化，人们逐渐意识到预防是抗击癌症最有效的武器，筛查和普查能够有效降低大肠癌病死率，人们完全有机会在大肠癌发生发展的 5~10 年中，通过筛查、普查早期发现它的“踪影”。初筛一般是进行便潜血检查，初筛阳性者需要复筛后进行肠镜检查。除大肠癌项目外，多地探索肿瘤筛查技术，上海市抗癌协会联合复旦大学附属肿瘤医院发布了 2022 版《居民常见恶性肿瘤筛查和预防推荐》，倡导恶性肿瘤的预防和早发现、早诊断、早治疗的“三早”理念，覆盖了 20 种常见恶性肿瘤的预防和早诊、早治信息。

5. 妇女“两癌”筛查　全世界每年约有20万妇女死于宫颈癌，其中我国有5万。我国农村地区由于受经济条件、医疗条件、医疗水平等因素的制约，许多患有妇科疾病的妇女不能得到及时检查和救治，使得农村妇女宫颈癌、乳腺癌等妇科疾病发病率较高，发病年龄呈年轻化趋势。为此，江西、宁夏、四川、安徽、辽宁等省、自治区通过宣传、健康教育和定期筛查等方式，为本地农村妇女进行宫颈癌、乳腺癌筛查，逐步提高农村妇女自我保健能力和健康水平。

6. 抑郁症和老年人认知功能评估　为预防和减缓老年痴呆的发生，提升家庭幸福感，促进社会和谐稳定，国家推出探索开展抑郁症、老年痴呆防治特色服务工作方案，要求开展患者评估筛查和预防干预服务。基层医疗卫生机构、养老机构、医养结合机构定期对老年人开展认知功能评估，对重点人群如青少年、孕产妇、老年人群、高压职业人群开展抑郁症筛查工作。通过加强社区医生培训和利用医联体形式强化双向转诊和深入社区，提高对于抑郁症早期诊断和规范治疗的能力。基层医疗卫生机构在实施国家基本公共卫生服务老年人健康管理服务项目时，结合老年人健康体检等工作，使用AD8筛查量表和简明筛查量表开展辖区老年人认知功能评估。养老机构、医养结合机构定期对机构内老年人认知功能进行评估，要求社区（村）65岁以上老年人认知功能筛查率达80%。社区建立健全老年痴呆防治服务网络，建立健全患者自我管理、家庭管理、社区管理、医院管理相结合的预防干预社区痴呆模式。

7. 6岁以下儿童五类残疾筛查　北京市在新生儿疾病筛查和儿童保健工作基础上，在全国率先开展常住人口中6岁以下儿童听力、视力、肢体、智力和孤独症等五类残疾免费筛查，建立儿童残疾筛查、诊断、康复干预的一体化服务模式。同时持续开展婚前孕前保健服务，建立出生缺陷综合防治多元保障机制，促进健康政策共建共享。新生儿疾病筛查方面，北京、上海、天津等大多数城市已实现先天性甲状腺功能减退症、苯丙酮尿症、先天性肾上腺皮质增生症、先天性听力异常、先天性心脏病等疾病的常住人口新生儿免费筛查。

8. 其他　为做好上消化道癌、脑卒中、儿童龋病的预防筛查、早诊早治和综合干预工作，国家卫生健康委员会发布《上消化道癌人群筛查及早诊早治技术方案》《脑卒中人群筛查及综合干预技术方案》《儿童龋病预防干预技术方案》，各省全面推行免费婚前检查和孕前筛查，孕妇免费筛查艾滋病等。根据地方要求开展的筛查项目还包括西藏、四川包虫病筛查，天津儿童肥胖筛查等。

五、社区联防联控

在新型冠状病毒感染疫情阻击战中，社区成为人员流动管理、风险监测防控的主要阵地。在现代社会，人们依托社区聚居生活。社区是国家治理的基本单元，在重大公共卫生事件的应急处置中成为化解危机的着力点。党的二十大报告提出推进健康中国建设,除了加强慢性病管理、重大疫情防控救治体系和应急能力建设外,优化人口发展战略,建立生育支持政策体系,积极应对人口老龄化,推动实现全体老年人享有基本养老服务,将医疗卫生工作重点放在农村和社区,深入开展健康中国行动和爱国卫生运动,倡导文明健康生活方式等,社区治理功能无不首当其冲。在健康中国建设中,社区也必将发挥重要作用。

社区联防联控是指在上级部门的统一领导下,建立以村(居)委党组织为核心,各职能部门(包括乡镇政府、街道办事处、基层医疗卫生机构、派出所、市场监管部门、城管执法部门、物业与房产管理部门、村居委会)共同参与的网络体系,构筑群防群治防线,在应对重大公共卫生事件、遏制疫情扩散蔓延中发挥基础性堡垒作用。在疫情防控过程中,各部门通过创新医防协同、医防融合机制,健全公共卫生体系,积累了高效合作经验,各职能部门坚持优化协同高效原则,各地民政、卫生健康行政部门完善社区防控工作统筹协调机制,基层党组织、村民自治组织在疾控中心等指导下,会同基层医疗卫生机构做好疫情监测和重点人群管理,树立了社区联防联控典范。

突发公共卫生事件和传染病疫情发生期间,基层医疗卫生机构要做到的是,加强内部的日常管理(即基本医疗和公共卫生工作),疫情期间做好防控工作管理,医疗机构内部做好院感控制。对社区加强居民管理,包括感染的预防和早期发现。感染的预防,包括疫苗接种与药物防治,加强个人防护,切断传播途径。感染早期发现的主要措施包括广泛开展健康教育,有计划、有针对性地进行健康检查和普查,主动发现患者,加强疾病的预检和筛查;对于疑似和确诊感染患者的管理,做好就地处置、流行病学调查和随访及消毒处理;对于社区密切接触者的管理则是根据上级要求,实行集中医学观察、居家医学观察、流行病学调查和卫生处理;对社区一般人群宣传国家疫情期间执行的相关法律法规及政策,普及相关知识,设置咨询热线,家庭医生对签约居民做好针对性的卫生健康服务工作。

在线测试:以社区为范围的健康照顾

思考题

1. 请简述以社区为范围的健康照顾、社区诊断、社区干预、社区筛查四者之间的关系。

2. 尝试以小组为单位,设计一套实施流程,对学校或家庭所在社区进行社区诊断。

3. 评价一项本章的社区筛查。

(阎渭清　李济平)

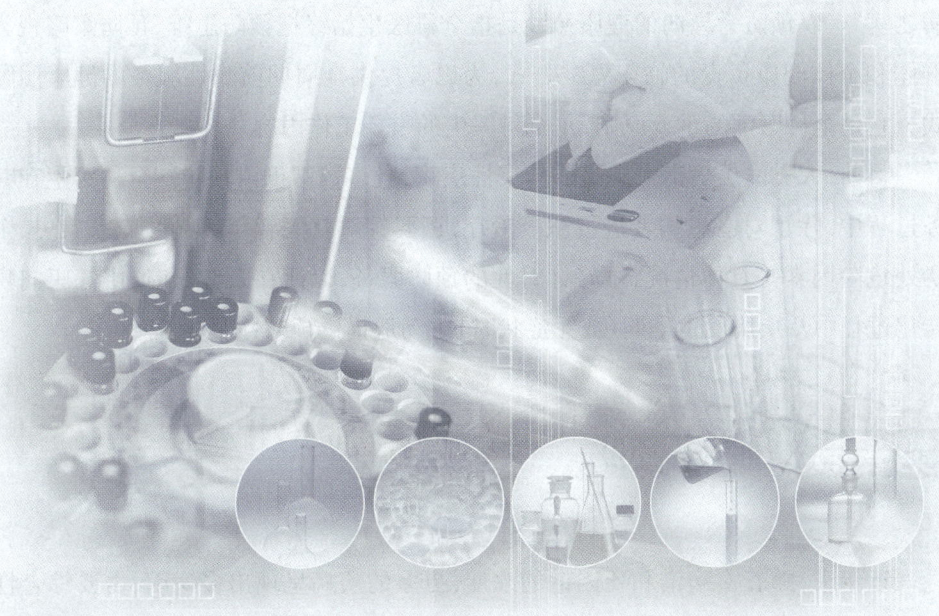

第五章　以预防为导向的健康照顾

思维导图：以预防为导向的健康照顾

学习目标

知识目标

1. 掌握三级预防策略的内涵，临床预防的概念、特点，全科医生的预防优势，以预防为导向照顾的实施原则。

2. 熟悉临床预防的常用方法，健康教育的概念、理论和内容。

3. 了解传染病和突发公共卫生事件的处理措施。

能力目标

能进行健康教育计划的制订、实施和评价；能对传染病和突发公共卫生事件采用正确的初步处理措施。

素质目标

提高学生对全科医生的职业认同感，加强对传染病的重视，树立正确的健康观念。

古人云:"圣人不治已病治未病""上医医未病之病,中医医欲病之病,下医医已病之病"。以预防为导向的健康照顾是指全科医生始终把预防思维、预防策略视为对群体和个体健康负责的临床思维方式,为患者提供全周期前瞻性服务的健康照顾模式。它是全科医学的重要原则,是全科医生的重要工作内容。

目前,人类的疾病谱大多是非传染性疾病,且多数都可以预防。全科医生在其服务过程中,除了对已患病者进行积极治疗,还要针对就医者年龄、性别、家族史、个人所处危险因素等具体情况,做好针对性的预防服务,以便在人健康时、由健康向疾病转化过程中及疾病发生早期(或无症状时)主动地提供预防性服务。

第一节　临床预防

近年来,随着疾病谱和死因谱的改变,更多的疾病呈现出多病因,需要综合性长期健康照顾的特点。由于生物-心理-社会医学模式被普遍接受,医学的重心也由过去的治愈疾病转向预防疾病的发生。伴随着生活水平的提高,越来越多的人不仅关心是否患病或长寿,而且关心维护和促进健康,提高生命质量,延长健康的生存时间。自20世纪70年代起,预防医学的主要任务由原来的群体预防为主逐步转向个体预防、家庭预防和群体预防相结合,从生物学预防扩大到心理、行为和社会预防,从独立的预防服务转向"防、治、保、康"一体化的综合性预防,从以公共卫生人员为主体的预防转向以临床医生为主体的预防,从被动预防转向主动预防。

一、全科医学的预防医学理念

(一)临床预防的概念

疾病的临床预防又称为个体预防,是指在临床条件下,由临床医务工作者向患者、健康人、无症状者提供的融医疗、预防、保健、康复等于一体的综合性卫生服务。它适宜于临床环境,以患者为导向,以医生为主体,强调社会、家庭、患者共同参与,是一种针对生命周期的、个体化的防治结合的服务。其目的是防止疾病的发生、发展和传播。

(二)全科医生的预防医学观念

全科医生提供的预防服务与公共卫生人员不同,其预防医学观念主要包括以下几点。

1. 全科医生把预防服务看成是日常工作的重要组成部分。对于任何年龄、性别和疾病类型的患者，全科医生的健康服务计划中都应该包含详细的预防医学计划，而不是考虑能否选择预防。

2. 把与个人及其家庭的每一次接触都看成是提供预防服务的良好时机。患者就诊时，全科医生除了处理现患疾病外，还应该为患者做一次全面的健康状况与危险因素评估，制订一个科学、精准的预防医学计划，设计一张周期性健康检查表。

案例 5-1

患者，男，46 岁，因“感冒”到全科医学诊所看病，全科医生不仅就感冒的病因、发病特点、病程、用药注意事项及预防等方面对患者进行教育，而且为这位患者测量了血压，结果发现患者的血压已处于高血压临界状态。为此，全科医生对患者进行预防高血压病方面的教育，并为患者建立了定期测量血压的计划和周期性健康检查表。

讨论：作为全科医生，应如何追溯患者高血压成因，进而对患者家属提出何种建议？

3. 采用以预防医学为导向的病史记录和健康档案。① 针对就诊的患者及其现患的疾病，制订相应的疾病预防计划。② 根据个人的年龄、性别、职业、健康危险因素等特征来选择预防医学项目，制订周期性健康检查表。③ 根据家庭的基本情况、生活周期、资源状况、功能状况等资料，为家庭制订周期性健康维护计划。④ 根据具体的预防服务项目设计、建立针对人群的预防医学档案。

4. 注重群体预防与个人预防相结合的预防方式。全科医生在为个人及其家庭提供服务时，如发现某问题在社区中广泛存在或某种疾病在社区中有流行倾向，应利用社区内外的各种资源，大力开展社区预防，在进行社区卫生诊断的基础上，制订和实施社区规划性的预防医学计划，主动维护和促进社区的健康。

5. 全科医生提供连续性、综合性、协调性、个体化的预防服务。

6. 把全方位提高社区居民的健康水平作为全科医疗的直接目标。

二、临床预防服务的特点

临床预防具有公共卫生的理念，但与公共卫生相比，它更多使用临床医学的方法，预防的对象更加个体化。与临床医学对疾病的治疗相比，临床预防更积极地关注疾病的预防；临床预防对有病或无病者均提供预防照顾，而临床医学一般仅服务于已病者(患者)。概而言之，临床预防具有以下特点：① 以临床医生为主体。② 在患者诊疗过程中提供机会性和综合性预防。③ 防治结合。④ 是以慢性病为主的预防。⑤ 在社区中提供个体预防与群体预防相结合的预防。

案例 5-2

患者，女，48 岁，因发热、咳嗽来就诊，医生在明确诊断并做相应的处理后，检查她的病历发现她已经 2 年没有做宫颈涂片检查了，随后做了一个宫颈涂片，并送检。

讨论：哪些人群应做宫颈涂片检查？应多长时间做一次？

三、临床预防服务的内容

根据疾病发展的自然史或演变过程，将疾病的预防分为三种不同的层次，又称为三级预防，具体概括如下。

1. 一级预防（primary prevention） 是针对疾病“易感期”而采取的预防措施，即无病防病，又称为病因预防。其目的是控制或消除疾病的危险因素以防止疾病的发生，提高人群的健康水平。

一级预防的主要内容包括增进健康和特殊保护两个方面，要求采取综合性的社会卫生措施，针对引发疾病的物质环境、心理和社会因素，提出经济有效的预防措施，维护良好的生产生活环境，消除各种致病因素对人体的作用。通常采用的措施包括免疫接种、改变不良行为习惯和生活方式、生长发育评估、健康教育、婚育咨询、高危人群保护、职业病预防及卫生立法、改善环境卫生等。

2. 二级预防（secondary prevention） 在疾病的发病早期（或临床前期），机体已存在形态或功能的改变，但尚未出现典型的临床症状，在此时采取的预防措施称为二级预防，又称为临床前期预防。它主要是在疾病的发病早期或临床前期做到早发现、早诊断、早治疗，防止或减缓疾病发展，因此也称为“三早”预防。目前许多疾病的病因往往是多因素协同作用，完全做到一级预防比较困难。但由于其发生和发展时间较长，做到早发现、早诊断并加以早期治疗是完全可行的。如宫颈癌，从原位癌发展到浸润癌长达多年，诊断得越早，治疗得越早，预后越好。所以，采取“三早”的预防措施可以收到积极的成效。

通常采用病例发现、筛查、年度体检或周期性健康检查、自我检查等措施达到“三早”预防的目的。但最根本的方法是进行群众宣传，提高群众的卫生保健知识，提高医务人员诊断水平和改进检测手段，以做到早发现、早诊断、早期合理用药。

3. 三级预防（tertiary prevention） 是在疾病的临床期及临床后期采取的措施，即对已出现疾病的患者，予以康复乃至终末期照顾，最大限度地改善患者的生活质量，治病防残。常用的措施包括积极有效的临床治疗、康复治疗和各种训练等，如脑卒中后的抢救与肢体运动、言语功能的康复训练等。

康复工作可分为社会康复和职业康复。社会康复是指为残疾人提供一个无障碍的环境，创造一种适合生存、发展、创业和实现自身价值的机会，使残疾人享有与健全人同样的机会，达到全面参与社会生活的目的。职业康复是通过帮助残疾人重新就业来促进他们康复和发展的方法，包括对残疾后就业能力的评估，妥善选择能够充分发挥其潜能的适合职业，根据残疾者所能从事的职业进行就业前的训练，依据训练结果决定就业方式及安排残疾者就业，并进行就业后的随访。

有学者根据疾病发生、发展的自然过程，将预防医学分为6个层次：① 健康促进，即非特异性预防，主要是针对危险因素，通过健康教育改变人们的不良行为习惯和不健康的生活方式，最终达到理想的健康状态。② 特异性防护，针对特异性病因，采取相应的预防措施，达到防止疾病发生、维护个人及群体健康的目的。③ 早期诊断、及时治疗。④ 减少或预防残疾。⑤ 康复。⑥ 临终患者的照顾。

在新医学模式的背景下，三级预防涉及预防、医疗、康复、心理、行为、社会等多个领域，需要多学科协同分担完成。在三级预防的多项任务中，全科医生主要承担患者的教育和咨询、个案发现、筛查和周期性健康检查，以及后期患者的生命质量评价和改善等临床预防工作。

四、临床预防服务的方法与实施

临床预防医学的基本方法包括患者教育、早期诊断、生长与发育评价、周期性健康检查、免疫接种、化学预防和健康危险因素评估等，这里只介绍最常用的6种方法。

（一）患者教育

患者教育（patient education）是健康教育的一种具体形式，是一种有计划的教育介入，其对象包括患者、高危人群和健康人群，但全科医生在其日常的诊疗实践中更多的是对具有某种健康问题的患者个体进行有针对性的教育，这种健康教育的方式即为患者教育。其目的是为服务对象提供健康信息，促使其采取有益于健康的行为，去除不良的生活方式和行为习惯，加强遵医行为，预防疾病，促进健康。在全科医疗实践中，患者教育分为2个层次：针对健康人群和高危人群的一般性健康教育；在管理患者健康问题的过程中，根据患者的疾病严重程度、个人背景、对疾病有关知识的了解程度，所设计的特定健康教育内容的患者个体化教育，如糖尿病患者的健康教育。

1. 患者教育的目的

（1）了解患者的健康需要，改善医患关系，改善遵医行为。

（2）改变患者错误的疾病因果观和不良的健康信念模式，促使患者正确地认识、评价和关心自身的健康问题，了解自身健康问题的性质及其发生、发展的规律，学会合理利用医疗服务。

(3) 了解控制自身疾病的有效方法,掌握药物治疗的要领,熟悉常见疾病预防、治疗、保健和康复的各种措施。

(4) 让患者自觉采纳有利于自身健康的生活方式和行为习惯,并为自己的健康负责。

(5) 尊重患者的知情同意权,发挥患者及其家庭的主观能动性,减少医疗纠纷,提高全科医疗服务质量。

(6) 促进合理利用卫生资源,降低医疗费用,提高服务效益。

2. 患者教育的步骤

(1) 了解患者及其就医背景,确定患者教育的必要性、方法。① 患者的年龄和性别:对年龄过小或无法直接交流的患者,应对家长或家属进行适当的教育。对中青年患者的教育应简洁明了,而对老年患者进行教育时要有耐心,应做到反复说明、详细解释。对女性患者教育时应注意坦诚交流,确保有效沟通。② 患者的知识背景:如果患者对健康知识了解不多,对一些健康问题和复杂的治疗措施不容易理解,需要认真讲解,让患者理解全科医生采取的治疗或干预方案,促进健康。③ 患者的疾病因果观和健康信念模式:如果患者的疾病因果观和健康信念模式有偏颇,全科医生要做好耐心教育,定期开展家庭访视。④ 患者的需要和期望:要充分发挥患者的主观能动性,鼓励患者准确了解自身的健康问题,以便必要时及时就医,减少心理负担。⑤ 疾病的性质和类型:不同性质、类型的疾病应采取不同的教育策略;同时,也尽可能地考虑患者的个体差异,提高患者教育的针对性、有效性。

(2) 了解患者是否存在不良的行为方式,确定患者教育的重点。常见问题:① 对自身的健康问题缺乏了解,存在严重的焦虑,利用医疗资源不合理。② 对医生的医嘱缺乏理解,不适当地执行医嘱,增加了疾病的危险性。③ 由于种种原因,患者隐瞒了一些关键问题,不利于医生做出正确的诊断或判断,使医生采取了不适当的处理措施。④ 患者对不良的行为习惯和生活方式的危害性认识不足,或因不良的社会、环境因素,患者难以控制自身的不良行为。⑤ 患者对医生缺乏信任,在治疗过程中有抵触情绪和不合作行为,需要加强医患沟通。

(3) 了解患者产生不良行为的原因。常见原因:① 患者缺乏相关健康知识或缺乏认知能力,应着重讲解有关的健康知识或用各种比喻的方法帮助患者认识,尽量少用专业术语。② 患者缺乏恢复健康的技能,应提供技能训练的机会,反馈技能训练的成绩。③ 患者有不良的态度、信念和情绪,应与患者进行讨论、交流,纠正患者的错误观点,改善患者的情绪。④ 存在不良的社会、环境因素,需要调整、控制或改变这些因素。

(4) 与患者一起分析产生不良行为的原因,给患者解释不良行为的后果。

(5) 提出改变不良行为的措施、要求和目标,并为患者采取有关的措施创造条件,给予多方面的支持。

(6) 评价不良行为改变的程度和结果，及时给予患者鼓励或奖励，增强患者矫正不良行为的信心。

3. 患者教育的内容

(1) 疾病的性质及其发生、发展的规律。

(2) 疾病因果观和健康信念模式。

(3) 疾病的预防、治疗、保健和康复知识。

(4) 药物治疗的有关知识。

(5) 健康危险因素的作用、可导致的后果和控制方法。

(6) 患者的责任、义务、主观能动性、就医行为、遵医行为和医患关系。

(7) 各种资源的作用和利用。

(8) 社会、伦理学问题等。

4. 患者教育的方法

(1) 与患者直接会谈、交流。

(2) 为患者提供有关的资料、图片或影音资料。

(3) 给患者展示有关的实物或样本，并进行适当的解释与说明。

(4) 鼓励患者的家人参与讨论。

(5) 安排有相同经历、有类似问题的人参与讨论。

(6) 让患者参加有益于促进健康、矫正不良行为的活动等。

(二) 早期诊断

全科医生临床服务的重点不是如何处理中晚期的疾病或问题，而是如何发现、诊断和处理早期的问题或疾病。全科医生在社区中遇到的大部分问题都处于早期阶段，为早期发现、早期诊断这些问题或疾病提供了有利的条件。其次，早期诊断和早期治疗可以控制疾病进一步发展，提高治疗效果，减少治疗费用，改善疾病的预后，有利于合理利用卫生资源。因此，早期发现、早期诊断和及时治疗就显得至关重要，是全科医生必须掌握的重要技能。

1. 做出早期诊断的条件　① 疾病或问题有一段无症状期；② 在无症状期内有敏感、有效、便宜、简便的检测手段，可以发现疾病或问题的存在；③ 发现无症状期的疾病或问题后，采用理想的治疗方法，能够明显提高治疗效果，减少治疗费用，改善疾病的预后。

2. 早期发现和早期诊断的方法　① 健康危险因素评价；② 特殊人群的筛查；③ 周期性健康检查；④ 机会性接触或就医。

(三) 周期性健康检查

1. 概念　周期性健康检查(periodic health examination)是运用格式化的健康筛

查表，由医生根据就诊患者不同的年龄、性别、职业等健康危险因素，为个人设计健康检查计划。这种检查与传统的年度体检相比，对于发现人群中的某种特定健康问题更具科学性、系统性和针对性，是社区医生实施一级、二级预防的有效工具，以无症状的个体为对象，以早期发现病患的危险因素并加以防治为目的。

2. 优点

(1) 利用患者来就诊时实施，不必专门花费人力、物力和财力，可节省大量的医疗费用。

(2) 可以应用于社区所有人，因为社区中的每一位居民每年都有向全科医生咨询或到全科医疗机构就诊的机会，而全科医生通过家访和社区调查，每年有 1~2 次主动接触社区中所有个人和家庭的机会。

(3) 针对个人具体的情况设计健康检查计划，具有较强的针对性和个体化倾向，有利于早期发现一些个人容易产生的疾患或问题。

(4) 由于所针对的疾病或问题、所采取的预防措施和方法、所确定的检查项目和时间间隔都预先经过流行病学研究，所以具有较高的科学性和有效性。

(5) 有利于合理利用卫生资源，有利于维护和促进个人的健康，比较适用于慢性病的预防。

3. 设计周期性健康检查项目的原则　全科医生在为患者制订周期性健康检查项目时，应遵循以下原则。

(1) 参考当地流行病学资料：对社区健康问题进行调查，包括常见疾病的发病率、患病率和死亡率等，检查的疾病或健康问题必须是社区的重大卫生问题。

(2) 接受检查的患者应属于该健康问题的高危人群。

(3) 所检查的疾病或健康问题已具备有效的治疗方法。

(4) 该病有较长的潜伏期，这就增加了被检查出疾病的机会。

(5) 该病在无症状期接受治疗比在有症状期开始治疗有更好的治疗效果。

(6) 所用的检测方法简便易行，且易于为居民所接受。

(7) 检查中所采用的手段和方法需要兼顾特异性和灵敏性，以保证检查的准确性。

(8) 整个检查、诊断、治疗过程符合成本－效益原则，并应考虑社区卫生经费开支。

(9) 根据患者个体的实际情况和相应的临床指南，确定周期性检查的时间间隔。

(四) 免疫接种

免疫接种(immunization)是指用特异性抗原或抗体使机体获得对疾病的特殊免疫力。免疫接种是公认的最有效、最可行、特异性强的一级预防措施，具有经济、方便、有效的优点。免疫接种分为计划性接种和应急性接种。前者又称为计划免疫，后者是在疾病有向人群传播流行威胁时所进行的接种，可选择最易感人群作为接种对象。

1. 计划免疫(planned immunity) 是指科学地规划和严格实施对所有婴幼儿进行的基础免疫(即全程足量的初种)和随后适时的“加强”(即复种),以确保儿童获得可靠的免疫。

视频:预防接种

计划免疫工作是当前我国卫生防疫工作的主要组成部分,其主要内容是按照免疫程序,对 7 周岁以下儿童有计划地进行卡介苗(BCG)、脊髓灰质炎灭活疫苗和减毒活疫苗、百白破疫苗、白破疫苗、乙肝疫苗、甲肝疫苗、流脑疫苗、乙脑疫苗、麻腮风疫苗的基础免疫及加强免疫接种,从而达到防治结核、脊髓灰质炎、百日咳、白喉、破伤风、乙型病毒性肝炎、甲型病毒性肝炎、流行性脑脊髓膜炎、流行性乙型脑炎、麻疹、风疹、流行性腮腺炎等疾病的目的。

目前,我国施行的国家免疫规划疫苗儿童免疫程序(表 5-1)是国家卫生健康委员会于 2021 年 2 月颁布的(国卫疾控发〔2021〕10 号)。

计划免疫禁忌证:世界卫生组织规定下列情况作为常规免疫禁忌证。

(1) 免疫异常者:免疫缺陷、恶性疾病(如恶性肿瘤等)及应用皮质激素、烷化剂、抗代谢药物、放射治疗而免疫功能被抑制者,不能使用活疫苗;活疫苗不应用于孕妇。人类免疫缺陷病毒(HIV)阳性者可接种活病毒疫苗,如麻疹活疫苗,因为 HIV 阳性儿童患麻疹的危险性高于疫苗所致的危险。对有症状的 HIV 感染者不应接种卡介苗。

(2) 急性疾病:接种对象正患有发热或明显全身不适的急性疾病时,应推迟接种。

(3) 既往接种疫苗有严重不良反应:需要连续接种的疫苗(如百白破疫苗),如果前一次接种后出现严重反应,如过敏反应、虚脱、休克、脑炎或惊厥等,则不应继续接种。

(4) 神经系统疾病患儿:对有进行性神经系统疾病的病儿,如未控制的癫痫、婴儿痉挛和进行性脑病,不应接种含有百日咳疫苗成分的疫苗。

2. 非计划免疫(non planned immunity) 是指由公民自费并自愿受种的其他疫苗。下面介绍我国目前常用的非计划免疫疫苗的免疫程序和预防作用。

(1) 水痘疫苗:1 周岁时注射 1 针(1~12 岁 1 针次;13 岁以上 2 针次,间隔 6~10 周)。用于预防水痘。

(2) 流行性感冒疫苗:1~3 岁每年注射 2 针,间隔 1 个月。3 岁以上每年接种 1 次即可。用于预防流行性感冒。

(3) 乙肝高效免疫球蛋白:尤其是母亲乙肝表面抗原阳性的新生儿应在出生 24 小时内尽早接种乙肝高效免疫球蛋白,与乙肝疫苗同时接种。

(4) 人用狂犬病纯化疫苗:暴露前人群常年接种,基础免疫注射 3 针(0 日、7 日、28 日),每次 1.0 ml,1 年加强 1 针(1.0 ml);暴露后人群应急接种,按照疫苗说明书要求进行接种。

(5) B 型流感嗜血杆菌疫苗:2、4、6 月龄各注射 1 次,12 月龄以上接种 1 针即可。用于预防 B 型流感嗜血杆菌引起的肺炎和脑膜炎。

表 5-1 国家免疫规划疫苗儿童免疫程序(2021 年版)

疫苗种类	接种途径	剂量	英文缩写	接种年龄														
				出生时	1月	2月	3月	4月	5月	6月	8月	9月	18月	2岁	3岁	4岁	5岁	6岁
乙肝疫苗	肌内注射	10μg 或 20μg	HepB	1	2					3								
卡介苗	皮内注射	0.1ml	BCG	1														
脊髓灰质炎灭活疫苗	肌内注射	0.5ml	IPV			1	2											
脊髓灰质炎减毒活疫苗	口服	1 粒或 2 滴	bOPV					3								4		
百白破疫苗	肌内注射	0.5ml	DTaP				1	2	3				4					
白破疫苗	肌内注射	0.5ml	DT															5
麻腮风疫苗	皮下注射	0.5ml	MMR								1		2					
乙脑减毒活疫苗①	皮下注射	0.5ml	JE-L								1			2				
乙脑灭活疫苗①	肌内注射	0.5ml	JE-I								1、2			3				4
A 群流脑多糖疫苗	皮下注射	0.5ml	MPSV-A							1		2						
A 群 C 群流脑多糖疫苗	皮下注射	0.5ml	MPSV-AC	4											3			4
甲肝减毒活疫苗②	皮下注射	0.5ml 或 1.0ml	HepA-L										1					
甲肝灭活疫苗②	肌内注射	0.5ml	HepA-I										1	2				

注:①选择乙脑减毒活疫苗接种时,采用两剂次接种程序。选择乙脑灭活疫苗接种时,采用四剂次接种程序;乙脑灭活疫苗第 1、2 剂间隔 7~10 天。②选择甲肝减毒活疫苗接种时,采用一剂次接种程序。选择甲肝灭活疫苗接种时,采用两剂次接种程序。

目前，我国人群的免疫接种服务一般由公共卫生专业人员提供，但全科医生负有检查提醒患者及家属的责任。

（五）化学预防

1. 概念　化学预防（chemoprophylaxis）是指对无症状的人使用药物、营养素（包括无机盐）、生物制剂或其他天然物质作为一级、二级预防为主的措施，提高人群抵抗疾病的能力，以防治某些疾病；对有既往病史的人使用预防性化学物质预防疾病复发，也属于化学预防。

2. 常用的化学预防

（1）叶酸用于对先天性心脏病和神经管畸形的化学预防：叶酸是一种水溶性B族维生素，经叶酸还原酶及二氢叶酸还原酶的作用，形成四氢叶酸，参与体内很多重要反应及核酸和氨基酸的合成，而核酸的合成又是细胞增殖、组织生长和机体发育的物质基础；妊娠初期增补叶酸可减少先天性心脏病的发生和先天性心脏病伴心外畸形的发生。

（2）阿司匹林用于预防心脏病、脑卒中：小剂量的阿司匹林主要抑制血小板中环氧化酶21（COX_{21}）和减少血栓素A_2（TXA_2）的生成，用于预防心脑血管疾病和短暂性缺血，如脑血栓、冠心病、心肌梗死、偏头痛、人工心脏瓣膜或其他手术后的血栓闭塞性脉管炎等。阿司匹林作为化学预防药物，其主要不良反应是引起出血性疾病。因此，要正确地评估其禁忌证后再决定用量，使用后应注意随访和监测。

（3）雌激素用于绝经后妇女预防骨质疏松症和冠心病：骨质疏松症是造成老年人骨折的主要原因。绝经期后妇女单独使用雌激素，或雌激素联合孕激素使用的替代疗法，可以有效地提高骨质无机盐的含量，降低骨质疏松性骨折和缺血性心脏病的发病率。但有乳腺癌病史者禁用该法。患有子宫内膜癌、未明确诊断的异常阴道流血和活动性血栓性静脉炎也被认为是相对禁忌证。

（4）异烟肼用于预防结核：主要对象有以下几类。① 有与活动性肺结核患者密切接触史的儿童及青少年。② 儿童及青少年结核菌素反应新阳转者。③ 成年人结核菌素试验呈强阳性反应，有下述情况者：伴有X线肺部病灶，结核病可能性较大；X线提示有非活动性结核病变；同时患有与结核病相关的疾病，如糖尿病、硅沉着病（矽肺）、肿瘤或长期服用肾上腺皮质激素和免疫抑制剂；HIV感染合并结核菌感染。

（六）健康危险因素评估

健康危险因素评估（health risk hazard appraisal）就是为了让个体或群体知道在何种状态下有患病危险的知识，从而有效地降低疾病的发病率及死亡率。

1970年，罗宾斯（Robbins）和霍尔（Hall）提出健康危险因素评估方法，根据患者的生活方式、个人史、家族史、体格检查结果及健康危险因素等指标，以流行病学资料和全国死亡统计资料绘制的表格为对照，预测与同种族、同性别、同年龄人群相比，其患疾病的概率和死亡概率，以及与实际年龄相比的健康年龄。健康危险因素评估的目的是用客观数据来警示患者，激励其改变不良的生活方式和行为习惯，以促进健康。

健康危险因素评估有许多方法，但大多以疾病为中心。全科医生必须采用以患者或个人为中心的健康危险因素评估方法，并利用自己对个人的深刻了解以及与个人及其家庭建立朋友式的关系，全面评价个人的健康状况及其危险因素。全科医生应全面评价个人的家庭遗传背景、生活环境、家庭状况、生活事件、个性特征、心理防御机制、生活方式、行为习惯、社会关系、职业、经济状况、宗教信仰、文化程度、健康信念模式和就医行为等方面，确定影响个人健康的主要因素；还应该评价个人过去和现在的健康状况，确定现存的健康问题。同时，要预测未来可能出现的健康问题或现存健康问题的发展历程。在此基础上，为个人设计定期健康检查计划，以便及时控制健康问题的发生、发展，早期发现健康问题或一旦个人出现了一些轻微的症状便能马上做出早期诊断。

案例 5-3

患者，男，45 岁，腹型肥胖。吸烟史 20 余年，早年每日 20 支，近 2 年来每日 5 支。高血压病史 2 年，最高血压 180/110 mmHg，平时基本能坚持服用降压药物，血压控制在(120~140)/(85~90) mmHg 范围内。血脂异常：LDL-C 3.15 mmol/L。无糖尿病病史。近 1 年来偶尔出现发作性胸痛、胸闷，胸痛部位在胸骨后，呈压榨性，伴喉部发紧，每次发作均与运动有关，休息或含服硝酸甘油数分钟后可缓解，平时可耐受一般日常活动。其父亲因高血压病、脑出血于 1 年前死亡，其母有糖尿病病史。

讨论：请分析该患者存在哪些健康危险因素，为该患者制订一份周期性健康检查计划。

第二节　健康教育与健康促进

一、概述

（一）健康的概念

生物医学模式的健康观认为，健康就是身体没有疾病。但随着社会的发展和人们健康观念的转变，原来的健康概念已经不适应人们对健康的需求。1948 年，世界卫生组织把“健康”定义为“健康不仅仅是没有疾病和不虚弱，而是整个身体、精神和社会适应的完满状态”，并指出“政府对人民健康负责任，只有通过适当的卫生保健和社会措施才能履行其责任”。1989 年，世界卫生组织把“道德健康”纳入健康的范畴，进一步拓展了健康的概念内涵。

（二）影响健康的因素

影响健康的因素包括生物因素、环境因素、生活方式及卫生服务系统。

1. 生物因素　影响个体健康的生物因素包括自然成熟和老化、遗传因素及身体器官内部复杂的运动结果，难以用人为的方式加以控制或改变，但人们可以加强身体锻炼，注意身体状况的变化，接受周期性的健康检查，以及早期诊断和治疗疾病。

2. 环境因素　包括自然环境、社会环境和心理环境。自然环境的污染必然对人体健康造成危害，目前最受重视的是工业污染、食品安全、儿童安全和劳动卫生等。社会环境包括政治、经济、文化、教育等诸多因素，这些因素影响家庭功能、人际关系、工作压力等，社会环境直接或间接地影响和制约疾病的发生和转归。心理环境是指个体在复杂的社会环境中生活，每天面临着不同的情境对个人的价值观念和人格气质的考验，包括心理是否健全，能否承受压力，有无心理疾患等。

3. 生活方式　生活方式是在一定的社会条件制约和价值观念指导下所形成的满足自身生活需要的全部活动形式与行为特征的总和。不良行为和生活方式给个人、家庭乃至社会健康带来直接或间接的危害，它对人的机体具有广泛影响性、累积性。如不合理饮食、吸烟、酗酒、久坐而不锻炼等。

4. 卫生服务系统　社区的卫生服务系统，是指社区的医疗卫生资源和卫生人力资源等，是维护及促进社区人群健康的重要保障。社区人群能否得到有效的健康照顾，与社区有无高水平的全科医生及医疗的可及性等密切相关。社区卫生服务系统对人群健康的影响大小，体现了人们在社区是否得到及时有效的治疗，也反映了治疗费用是否与患者的经济承受能力相适应。

（三）健康教育与健康促进的概念

1. 健康教育　是通过信息传播和行为干预帮助个人和群体掌握卫生保健知识，树立健康观念，自愿采纳有利于健康的行为和生活方式的教育活动与过程。其目的是消除或减轻影响健康的危险因素，预防疾病，促进健康，提高生活质量。

2. 健康促进　世界卫生组织曾将健康促进定义为：“健康促进是促进人们维护和提高自身健康的过程，是协调人类与他们环境之间的战略，规定个人与社会对健康各自所负的责任。”1995 年，世界卫生组织西太地区办事处发表《健康新视野》（*New Horizons*

in Health)，指出："健康促进是指个人与其家庭、社区和国家一起采取措施，鼓励健康的行为，增强人们改进和处理自身健康问题的能力。"因此，健康促进的基本内涵包含个人行为改变与政府行为改变两个方面，并重视发展个人、家庭和社会对健康价值选择的潜能。

（四）健康教育与健康促进的活动领域

健康促进涉及以下 5 个主要活动领域。

1. 制定促进健康的公共政策，把健康问题提到非卫生部门和各级政府组织的议事日程上，鼓励人们做出有利于健康的政策选择。

2. 创造支持环境，系统地评估变化的环境对健康的影响，创造安全的、满意的和愉快的生活与工作环境，以保证社会环境和自然环境向着有利于健康的方向发展。

3. 发动社区资源和力量，积极有效地参与卫生保健计划的制订与执行，帮助人们认识自己的健康问题，并提出解决问题的办法。

4. 发展个人技能，通过提供健康信息，教育并帮助居民提高选择健康的能力，准备应对人生各阶段可能出现的健康问题，学会应对慢性病和意外伤害的方法。

5. 调整卫生服务的方向，健康的主要责任是由个人、社会团体、卫生工作者、工商业机构和政府共同分担的，大家必须共同努力，建立一个有助于健康的卫生保健系统。

健康教育主要包括城市社区健康教育、农村健康教育、学校健康教育、职业人群健康教育、社区健康教育、医院健康教育等。不同的目标人群和场所具有不同的特点，我们要根据教育宣传的人群特点制订计划和评价方法。

（五）健康教育与健康促进的基本特征

健康教育是以健康为中心的全民教育，它需要社会人群的自觉参与，通过自身认知态度和价值观念的改变，自觉地采取有益于健康的行为生活方式。因此，健康教育最适合于那些有改变自身行为愿望的人群。健康促进的核心策略是全民动员，而不仅限于某一部分人群或患病群体。所以，健康教育是健康促进的基础和先导，健康教育如不向健康促进发展，其作用就会受到极大的限制。只有健康教育发展到健康促进的水平，健康才可能成为包括政府和居民在内的全社会参与和多部门合作的社会工程。

（六）健康教育与健康促进的社会作用

健康教育与健康促进是实现初级卫生保健的先导，是卫生保健事业发展的必然趋势。近 20 年来，一些发达国家致力于健康教育与健康促进，使吸烟率每年以 1.0%~1.5% 的速度下降，冠心病和脑血管病死亡率分别下降了 1/3 和 1/2。专家预测，未来中国心脑血管疾病死亡率的下降主要依靠大力开展健康教育和健康促进。

健康教育与健康促进通过政策和教育、信息等手段，引导人们自愿放弃不良的行为习惯与生活方式，减少自身制造的危险，追求健康，从成本－效益角度看远远低于医疗资源和高昂医疗费用的投入。广大居民自我保健意识所产生的维护及增进健康的行动，带给国家的期望寿命是任何新医疗技术都无法比拟的。

二、健康教育的理论

（一）知、信、行理论简介

行为科学研究认为，人的行为受到个体的认知因素、情感因素和行为意图 3 个方面的影响。改变不良行为和偏离行为也必须从这 3 个方面着手。这就是从知识传播开始，逐步建立健康信念，再向行为转变发展的过程。

所谓知，是指受传播者接受保健知识的过程。通过学习改变已落后观念，包括去除过去的旧观念的影响和重新学习新观念 2 个步骤。

所谓信，即信念，是人们对自己生活中应遵循的原则和理想的信仰。它深刻而稳定，通常和感情、意志融合在一起支配人的行动。信念的转变在知、信、行中是个关键。

所谓行，是指行为、行动，就是将已经知道并且相信的东西付诸行动。

知、信、行三者之间的关系，一般来讲，知是基础，信是动力，行是目标。要达到改变行为的目标，就要使受传播者实现知、信、行的统一。社会文化、道德观念、法律法规、风俗习惯、社会舆论等都对人的行为有直接的影响。健康教育必须动员社会、部门、学校、家庭等多方面的力量，实行健康促进，才可能完成行为的改变。

（二）健康信念模式

信念（belief）是一个人深信一个事物或现象是真实的、可信的、符合真理的。知识只有在转变成信念之后，才能支配人们的行为。信念是不同层次复合的“信念结构”，它包括外缘信念、权威信念和中心信念。

1. 外缘信念　是容易改变的信念，是信念的初级形式，这种信念往往在接受了一个新信息后，就为新信念所取代。

2. 权威信念　是受权威信息影响形成的信念，这种信念对大多数人，特别对崇尚权威者，具有较强的稳固性。在大多数情况下，权威信念会随时间的推移而淡化，一旦在实践中遇到矛盾就容易动摇。

3. 中心信念　是最牢固的根本性信念，是人们判别信息和决定行动的基本准则。健康教育需要提供权威信息，促进边缘信念向中心信念转变，分析并利用各种影响因素建立稳定的健康信念，确定具有健康信念的人群，使其能更好地接受健康劝导，采取保健行为。

（三）健康动机激励理论

动机是满足一定的需要，推动或维持人的相应行为的意向。但是有动机并不一定有行为。实现有效行为，需要足够的能力和动机强度。健康教育的“激励式教育”通过调节人们的健康动机强度实现。动机强度高低由期望值与效价之积所决定。期望值是个体对达到目标的把握性；效价是达到目标所能满足个体需要的价值。比如宣传戒烟，对常人来说能力上应不成问题，问题在于动机强度，即戒烟决心的大小。在宣传的时候强调戒烟是人人都能做到的，即使有很长烟龄和很大嗜烟量的人也可以戒除，可利用具体实例来增加期望值；同时指出吸烟可引起癌症、心血管疾病和耗费大量钱财，戒烟则可避免人财两空的危害，起到提高效价的作用。

（四）行为矫正策略

健康教育的“力场理论”认为，纠正个体或群体的行为时，除个性特质外，外环境存在 2 种对抗力量，一种是朝行为目标发展的力量，另一种是对抗行为转变的习惯力量。当对抗力量发生改变时，会对人们的行为改变产生某种影响。健康教育就是要通过扩大外环境的压力和减少落后习惯的抵抗力 2 个方面入手，达到树立健康生活方式的目标。

朝向行为目标发展的力量又称为转变力量；抵制行为转变的反抗力又称为抵制力量。这好比是一次压迫弹簧的物理实验，由于力量对比和实验手段不同，会产生 3 种不同结果：① 当转变力量强，抵制力量弱时，行为朝目标转化；② 当转变力量弱，抵制力量强时，行为负向转化，达不到预期目的；③ 当转变力量与抵制力量相当时，则不产生行为转化，也达不到预期目的。

以宣传戒烟为例，讲述运用“力场理论”形成健康教育的 3 种行为矫治的基本策略：① 向吸烟者宣传吸烟的危害和戒烟的好处，增加转变力量。② 剖析吸烟者不愿戒烟的各种“理由”，消除其抵制戒烟的心理防线，削弱固守陋习的抵制力量。③ 也可以两者联合运用。

在健康教育中要灵活运用不同策略，大规模卫生运动多实施第一策略，可在短时间内见效，其缺点是抵制力量仍然存在，一旦转变力量放松或中断，人们就会恢复原先的习惯行为，所以转变是暂时性的。第二策略从人们的观念上削弱抵抗力量，使“旧病复发”的可能性减小，健康行为持久，但因为是说理疏导，耗时间、费精力，短期效应不明显。最好的策略是两者联合，健康教育工作者将卫生运动与日常保健有机结合起来，可取得事半功倍的效果。

（五）健康教育的传播方式

健康教育作为一项社会教育，需要及时、有效地把保健知识和卫生信息告知公众。传播是基本手段，分为个体间传播、团体间传播、大众媒介传播三大类。通常所说的传播多指第三类，亦称为大众传播，其特点有：① 受传播者众多，传播迅速，信息量大，受益面广；② 由专门机构（电台、电视台、报社等）进行，质量好，信任度高；③ 一般来讲，传播者与受传播者之间直接联系。

传播是“知—信—行”转变的一个环节，传播效果会影响健康教育的成败，社会、经济、心理等多方面因素都会影响传播效果。开展健康教育，要掌握传播学理论和传播技巧，并控制好传播的各项基本要素。

三、健康教育的内容

1. 树立健康信念，追求健康的生活方式　健康教育使广大居民和患者认识到健康是人类永恒的追求，是人生的无价之宝，是社会最大的财富。对患者来讲，最好的医生是自己，最好的药物是时间，最好的心态是平衡，最好的运动是合理步行。

2. 疾病防治的健康教育　由于不良的生活方式和不健康的行为习惯，目前许多慢性病，如颈椎病、冠心病、糖尿病、脑卒中等都有年轻化的趋势，必须引起高度重视。世界卫生组织曾提出“许多人不是死于疾病，而是死于无知”，因而多次发出“不要死于无知，不要死于愚昧”的告诫。遗憾的是，人们常常是匆匆忙忙，无暇顾及健康的维护，对不科学的生活方式和行为不以为然。只有当失去健康时才觉得其珍贵，可一旦失去健康，要使受损的机体恢复原状，有时花费巨大的代价也无济于事。

3. 营养健康教育　健康的第一基石是合理膳食，膳食作为一种文化，没有也不可能有固定的模式，只能有一些基本原则和指南，需因人、因时、因地而异。

根据世界卫生组织和中国营养学会的建议，立足国情，合理膳食可以总结为“一、二、三、四、五；红、黄、绿、白、黑”，基本上能满足我国人群的健康需要。“一”是指每日一袋牛奶；“二”是指每日 250 g 左右碳水化合物；“三”是指每日 3~4 份高蛋白食品；“四”是指四句话，即有粗有细、不甜不咸、三四五顿、七八分饱；“五”是指每日 500 g 蔬菜及水果；“红”是红葡萄酒，每日饮 50~100 ml 红葡萄酒能升高高密度脂蛋白胆固醇，减轻中老年人动脉粥样硬化；“黄”是指黄色蔬菜，如胡萝卜、红薯、番茄、南瓜、玉米；“绿”是指绿茶及绿叶蔬菜；“白”是指燕麦粉和燕麦片；“黑”是指黑木耳。

4. 适量锻炼和运动　流行病学研究证明，体育运动能够改善生命质量，提高人类寿命，并在很大程度上可以有效地预防高血压、冠心病、脑卒中、非胰岛素依赖性糖尿病、骨质疏松症及结肠癌、乳腺癌等一些主要慢性非传染性疾病。体育运动还能帮助控制体重，健美体形，预防肥胖，提高机体工作能力和耐力，激发和增强机体免疫力。更重要的是，积极运动的人，外表和身体功能都处于良好状态，性格开朗，对生活充满信心。

适度运动的要诀是“三、五、七”。“三”是指每日步行约 3 km,时间在 30 分钟以上;“五”是指每周要运动 5 次以上,只有规律性运动才能有效;“七”是指运动后心率加年龄约为 170 次 / 分,这属于中等运动量。例如,一位 50 岁的人,运动后心率达到 120 次 / 分,60 岁的人,运动后心率达到 110 次 / 分,这样能保持有氧代谢。若身体素质好,有运动基础,则可达到 190 次 / 分左右。身体条件较差的,年龄加心率达到 150 次 / 分左右即可。

5. 心理卫生教育　所有健康长寿处方中,心理平衡是第一重要的。有了心理平衡,才能有生理平衡;有了生理平衡,人体的各系统功能才能处于最佳的协调状态,疾病才能减少。

心理平衡的要诀是三个“三”。① 三个“正确”:即正确对待自己,正确对待他人,正确对待社会环境,及时地适应环境。这样在社会交往和事业追求中才能给自己准确定好位,不自卑,不自傲,得心应手,心理压力小。② 三个“既要”:既要全心全意奉献社会,又要尽情享受健康的人生;既要树立远大的理想,在事业上力争一流,又要有颗平常心,在生活上甘于平淡;既要对专业知识和技能精益求精,又要有丰富多彩的休闲爱好。③ 三个“快乐”:顺境时要助人为乐,升华价值,净化心灵;平时要知足常乐;逆境中要保持乐观,不能气馁。

6. 戒烟限酒　有研究表明,吸烟或被动吸烟与慢性支气管炎、慢性阻塞性肺疾病、肺癌等慢性呼吸系统疾患的发生有密切关系;酗酒是肝硬化、消化性溃疡等某些慢性消化系统疾病发生、发展的重要原因或诱因。因此,要将戒烟限酒作为社区人群健康教育的重要内容。对被动吸烟的家庭,还应该对吸二手烟的危害给予详细解释。

7. 安全教育　把安全教育纳入社区健康教育的主要内容,包括药物使用的规范性与合理性、食品卫生、野生食物安全、社区公共设施配置、老年人或特殊人群的跌倒风险等。在开展社区健康教育时,加强相关安全教育与安全指导,有利于减少社区群众不必要的负担,降低安全风险,促进和维护人群健康。

四、健康教育的计划、实施与评价

健康教育和健康促进计划设计是根据实际情况,通过科学的预测和决策,提出在未来一定时期内所要达到的目标及实现这一目标的方法、途径等所有活动的过程,即包括计划、实施与评价的全过程。

(一) 计划设计原则

健康教育和健康促进是复杂的系统工程,制订计划必须始终坚持正确的目标指向,同时又有切实可行的具体目标,必须从实际出发,掌握目标人群的健康问题、知识水平、思想观念、经济状况和风俗民情等，把计划的目标和目标人群所关心的问题紧密结合起来，争取群众的最大支持和参与，以收到预期效果。

（二）计划设计的基本步骤

健康教育计划要在社区卫生诊断的基础上进行，可以先进行社区微观流行病学调查，弄清楚以下几个问题。

1. 威胁社区人群生命与健康的疾病或健康问题是什么？
2. 该疾病或健康问题的危险因素包括哪些？其中最主要的危险因素是什么？
3. 哪些人群是这些疾病或健康问题的受累者？他们的主要特征是什么？
4. 这些疾病或健康问题在地区、季节、持续时间上有什么规律可循？
5. 对哪些问题进行干预可能最敏感？干预可能会遇到什么障碍？是否可以克服？预期效果和效益是否最好？

（三）计划的具体目标

计划的具体目标是为实现总体目标设计的，具体的、量化的指标，其要求一般用 4 个 W 和 2 个 H 来考虑，即：计划针对谁（who）？计划要实现什么变化（知识？信念？行为？发病率？）（what）？在多长时间内完成这种变化（when）？在什么范围内完成这种变化（where）？变化程度有多大（how much）？如何测量这种变化（how to measure）？

（四）计划实施中的质量控制

控制实施质量是保证计划顺利实施和取得预期效果的重要环节。因此，在项目开始前就要建立起有效的监测与质量控制体系。质量控制的内容一般包括工作进程监测、活动内容监测、目标人群监测及活动经费监测等。

（五）建立实施活动的组织，开展人员培训

实施一项健康教育计划的首要任务是建立实施工作的领导机构和执行机构，并确定协作单位。实施人员应该掌握与实际计划有关的知识和技能。虽然培训是必要的，但实施人员原有的知识、技能和经验也十分重要。

（六）健康教育计划的评价

健康教育和健康促进计划的评价要贯穿于整个活动过程中，评价的基本原理是比较，只有通过比较，才能鉴别，找出差异，分析原因，总结规律，完善管理，提高效率。

评价分为形成评价、过程评价和结果评价三类。

形成评价包括为制订干预计划所做的需要评估及为计划设计和执行提供的基础

资料。目的是使计划符合目标人群的实际情况，使计划更科学和完善。

过程评价概括为评估项目运作和修正项目计划。有时应用项目外部的专业人员对项目进行独立评价对于项目实施的早期阶段和关键时期意义非常重大。它可以跳出项目实施者的惯性思维，从专家的角度对项目进行方向的宏观指导和矫正。

结果评价也被称为效果评价，往往是在项目执行得到一定的结果时进行的评价，健康教育的项目常用的评价指标有：卫生知识的平均得分、卫生知识的合格率、卫生知识的正确知晓率、信念流行率、行为流行率及行为改变率等。

案例 5-4

患者，男，49 岁，已婚。因心肌梗死入院，目前已 6 日，病情稳定。患者体型肥胖，有原发性高血压病史 5 年，实验室检查发现三酰甘油和胆固醇高于正常，患者平日喜食肥肉；有 28 年吸烟史，每日吸烟 1~2 包；经常喝酒，不爱运动，性格外向，易激动，总有时间紧迫感，发病前曾连续加夜班 1 周。患者不知道自己为什么会患心肌梗死，迫切希望护理人员提供有关疾病防治的知识。

讨论：

1. 评估患者的教育需求，并做出患者教育诊断。
2. 有针对性地制订患者教育计划。

第三节 传染病与突发公共卫生事件处理

视频：传染病报告

一、传染病的处理

传染病是指由病原体感染人体后产生的有传染性、在一定条件下可造成流行的疾病。传染病流行病学是研究人群中传染病的发生、发展和传播规律，探索传染病的临床识别标志，评价影响传染病流行的因素，提出预防和控制传染病流行的措施和策略，有效地控制和消灭传染病的科学。

（一）传染病的流行趋势

20 世纪末，人类已成功地消灭了天花，正朝着消灭脊髓灰质炎的目标努力。20 世纪 70 年代以后，某些传染病复燃，新发传染病不断出现。主要表现：① 一批被认为早已得到控制的传染病卷土重来，如结核病、白喉、登革热、霍乱、鼠疫、流行性脑脊髓膜炎和疟疾等；② 新发现数十种传染病，如艾滋病、军团病、丙型病毒性肝炎、戊型病毒性肝炎、传染性非典型肺炎、人感染 H_7N_9 禽流感、新型冠状病毒感染等。

（二）传染病的预防与控制

1. 传染病的预防和控制策略

（1）传染病的预防：在疫情尚未出现前，针对可能暴露于病原体并发生传染病的易感人群采取措施。我国的传染病预防策略可概括为：以预防为主，群策群力，因地制宜，发展三级保健网，采取综合性防治措施。即：① 加强健康教育，改变不良卫生习惯和行为，切断传播途径；② 加强人群免疫，控制具有有效疫苗免疫的传染病的发生；③ 改善卫生条件，提供安全的饮用水，对粪便进行无害化处理，监管食品卫生等。

（2）加强传染病监测：其监测内容包括传染病发病、死亡；病原体型别、特性；媒介昆虫和动物宿主种类、分布和病原体携带状况；人群免疫水平及人口资料等。必要时开展对流行因素和流行规律的研究，并评价防疫措施效果。我国的传染病监测包括常规报告和哨点监测。常规报告覆盖了甲、乙、丙三类共 40 种法定报告传染病。

（3）传染病的全球化控制：1980 年，全球宣布消灭天花。1988 年，世界卫生组织启动全球消灭脊髓灰质炎行动；2001 年，有该病的国家由 125 个降至 10 个。2000 年，中国被世界卫生组织列入无脊髓灰质炎野毒株感染的国家。2001 年，世界卫生组织发起全球"终止结核病"合作伙伴活动，其目标为：2005 年，全球结核病感染者中 75% 得到诊断，其中 85% 被治愈；2010 年，全球结核病负担（死亡和患病）下降 50%；2050 年，全球结核病发病率降至百万分之一。2021 年 6 月 30 日，中国正式获得世界卫生组织消除疟疾认证。

2. 传染病的预防和控制措施　包括传染病报告及针对传染源、传播途径和易感人群的多种预防措施。

（1）传染病报告：

1）报告病种类别：《中华人民共和国传染病防治法》规定，法定报告传染病分为甲、乙、丙三类。甲类：鼠疫、霍乱。乙类：传染性非典型肺炎、艾滋病、病毒性肝炎、脊髓灰质炎、人感染高致病性禽流感、麻疹、流行性出血热、狂犬病、流行性乙型脑炎、登革热、炭疽、细菌性和阿米巴性痢疾、肺结核、伤寒和副伤寒、流行性脑脊髓膜炎、百日咳、白喉、新生儿破伤风、猩红热、布鲁菌病、淋病、梅毒、钩端螺旋体病、血吸虫病、疟疾、人感染 H_7N_9 禽流感、新型冠状病毒感染。丙类：流行性感冒((含甲型 H_1N_1 流感)、流行性腮腺炎、风疹、急性出血性结膜炎、麻风病、流行性和地方性斑疹伤寒、黑热病、包虫病、丝虫病，除霍乱、细菌性和阿米巴性痢疾、伤寒和副伤寒以外的感染性腹泻病，手足口病。国务院可以根据情况，增加或减少甲类传染病病种，并予公布。国务院卫生健康主管部门可以根据情况，增加或减少乙类、丙类传染病病种，并予公布。

2）责任报告人及报告时限：凡执行职务的医疗保健人员、卫生防疫人员，包括个体开业医生，皆为疫情责任报告人。责任报告人发现甲类传染病和乙类传染病中的传染性非典型肺炎、炭疽中的肺炭疽患者或者疑似患者，具备传染病流行特征的不明原因聚集性疾病以及其他传染病暴发、流行时，应当于2小时内进行网络报告，并实行强制管理。对乙类传染病患者、疑似患者和规定报告的传染病病原携带者在诊断后，应当于24小时内进行网络报告，实行严格管理。丙类传染病实行监测管理，采取乙类传染病的报告、控制措施。

疾病预防控制机构接到甲类传染病疫情报告或者具备传染病流行特征的不明原因聚集性疾病以及其他传染病暴发、流行时，应当在2小时内完成疫情信息核实及向当地卫生健康主管部门报告，由当地卫生健康主管部门立即报告当地人民政府，同时报告上级卫生健康主管部门和国务院卫生健康主管部门。

（2）针对传染源的措施：

1）患者：应做到早发现、早诊断、早报告、早隔离、早治疗。患者一经诊断为传染病或可疑传染病，就应按《中华人民共和国传染病防治法》实行分级管理。甲类传染病患者和乙类传染病中的传染性非典型肺炎、肺炭疽患者必须实施隔离治疗。必要时可请公安部门协助。乙类传染病患者根据病情可在医院或家中隔离。对传染源作用不大的可不必隔离。丙类传染病中的瘤型麻风病患者必须经临床和微生物学检查证实痊愈才可恢复工作、学习。

2）病原携带者：对病原携带者应做好登记、管理，随访至其病原体检查2~3次阴性后。

3）接触者：凡与传染源有过接触并有受感染可能者都应接受检疫。检疫期为最后接触日至该病的最长潜伏期。留检：即隔离观察，医学观察，应急接种和药物预防。

4）动物传染源：对危害大且经济价值不大的动物传染源应予以彻底消灭。对危害大的病畜或野生动物应予捕杀、焚烧或深埋。对危害不大且有经济价值的病畜可予以隔离治疗。此外，还要做好家畜和宠物的预防接种和检疫。

（3）针对传播途径的措施：消毒（disinfection）是用化学、物理、生物的方法杀灭或消除环境中致病性微生物的一种措施，包括预防性消毒和疫源地消毒两大类。疫源地消毒又分为：① 随时消毒：是当传染源还存在于疫源地时所进行的消毒；② 终末消毒：是当传染源痊愈、死亡或离开后所做的一次性彻底消毒，完全清除传染源所播散、留下的病原微生物。只有对外界抵抗力较强的致病性病原微生物才需要进行终末消毒。

（4）针对易感者的措施：主要有免疫预防、药物预防、个人防护等措施。

（5）传染病暴发、流行的紧急措施：① 限制或者停止集市、影剧院演出或者其他人群聚集的活动；② 停工、停业、停课；③ 封闭或者封存被传染病病原体污染的公共饮用水源、食品以及相关物品；④ 控制或者扑杀染疫野生动物、家畜家禽；⑤ 封闭可能造成传染病扩散的场所；⑥ 在一定范围内实施交通管制；⑦ 在一定范围内实施人员排查、疫情监测等社区防控措施；⑧ 运用大数据、云计算等数字技术，按照必要且最小化原则开展信息采集、病例识别、传染源追踪等工作。上级人民政府接到下级人民政府关于采取前款所列紧急措施的报告时，应当即时做出决定。

案例 5-5

周一早上，东东像往常一样去幼儿园，早上晨检的时候，东东跟老师说嘴巴有点痛，特别是咽东西的时候。于是卫生老师又检查了一遍他的口腔，没有发现任何溃疡，只是咽喉部分有些微红。老师只是让他多饮水，也没有引起注意。下午，吃午点的时候，别的小朋友都吃得津津有味，只有东东一动也没动，东东这一怪异的举动引起了班主任的注意。班主任检查后发现东东的口腔咽喉部有四个溃疡，并且溃疡面很大，而口腔其他部分没有。班主任摸了摸东东的额头，发现他有些发热。身上的皮肤、手部、脚部都没有疹子。

讨论：

1. 根据症状判断，东东可能患了哪种传染病（猩红热、水痘、手足口病、腮腺炎）？

2. 传染病流行过程中的 3 个基本条件是什么？

3. 传染病的一般预防措施有哪些？案例中东东所得的传染病应如何预防？

4. 如果你是案例中的班主任，你该怎么处理？

二、突发公共卫生事件的处理

突发公共卫生事件是指突然发生，造成或可能造成社会公众健康严重损害的重大传染病疫情，群体性不明原因疾病、重大食物和职业中毒及其他严重影响公众健康的事件。

（一）突发公共卫生事件分类

突发公共卫生事件根据事件的成因和性质可分为以下几类。

1. 重大传染病疫情　指传染病的暴发和流行，包括鼠疫、肺炭疽和霍乱的暴发，动物间鼠疫、布鲁菌病和炭疽等流行，乙丙类传染病暴发或多例死亡，罕见或已消灭的传染病，新传染病的疑似病例等。

2. 群体性不明原因疾病　指一定时间内（通常是指 2 周内），在某个相对集中的区域（如同一个医疗机构、自然村、社区、建筑工地、学校等集体单位）内同时或者相继出现 3 例及以上相同临床表现，经县级及以上医院组织专家会诊，不能诊断或解释病因,有重症病例或死亡病例发生的疾病。

3. 重大食物中毒和职业中毒　重大食物和职业中毒包括中毒人数超过 30 人或出现死亡 1 例以上的饮用水和食物中毒,短期内发生 3 人以上或出现死亡 1 例以上的职业中毒。

4. 其他严重影响公众健康的事件　包括医源性感染暴发,药品或免疫接种引起的群体性反应或死亡事件,严重威胁或危害公众健康的水、环境、食品污染和放射性、有毒有害化学性物质丢失、泄漏等事件,生物、化学、核辐射等恐怖袭击事件,有毒有害化学品生物毒素等引起的集体性急性中毒事件,有潜在威胁的传染病动物宿主、媒介生物发生异常和学生因意外事故自杀或他杀出现 1 例以上的死亡,以及上级卫生行政部门临时规定的其他重大公共卫生事件。

(二) 突发事件的预防和应急准备

建立突发事件应急反应机制应遵循的四原则:中央统一指挥,地方分级负责;依法规范管理,保证快速反应;完善监测体系,提高预警能力;改善基础条件,保障持续运行。主要任务如下。

1. 制定政策和法律　制定与突发事件相关的法律框架和可实现的政策,确认各级政府和部门及团体、个人所应承担的责任与义务。

2. 建立信息系统　主要工作包括:设立监测点和建成监测点计算机网络;建立分类事件数据库和专家数据库;开发突发事件信息处理和查询软件;制作门户网站;构建信息收集、整理和发布体系;制定信息系统管理、应用的法律、法规等。

3. 建立预警系统　要求监测全面,预报准确,警报及时。

4. 危险评估　分析和预测发生自然灾害、技术事故、社会事件和疾病暴发的可能性和危险性。

5. 物资储备　做好重要物资,特别是医疗器械、特效药物和疫苗的储备。我国现已建立了 8 个中央级物资储备库的救灾物资储备网络。

6. 教育培训　包括两个方面:专职人员培训和公众教育。专职人员的训练有利于提高对突发事件的反应速度,提高紧急救援的工作水平;有利于队员明确总任务和任务的分派;有利于提高对应急预案的执行水平。公众教育的目的是普及突发事件的自救知识,让群众意识到可能面临的危险,了解各种突发事件的特点、应对方法和有关的法律政策。常见的方式有报纸、电视、互联网和学校教育等。

7. 机构建设　建立管理突发事件的政府机构,领导媒体和其他部门在突发事件发生时与卫生部门协调一致,以确保卫生部门能够充分利用现有的卫生资源,顺利开展救援工作。

8. 制定预案　根据某地区的实际情况,结合各种突发事件的特点,总结以往应急救援的经验和教训,确定今后工作的策略和措施,制定相应预案。内容包括:应急机构设置、领导体制、职责分配、信息系统建立、后勤支援、物资保障、人员调配、规章制度、日常预防和准备工作、临灾反应、应急行动方案和防病技术方案等。预案的制定一定要密切联系实际,全盘考虑,系统分析,要力求详细、具体,注意可操作性和灵活性,切忌流于形式。目前,我国已制定了《全国救灾防病预案》《全国抗旱救灾防病预案》和《破坏性地震应急条例》。

9. 科学研究　加强突发事件相关的学科建设,如加强预测、预报研究,加强各种复合伤、重伤的治疗研究,尤其是要加强突发事件流行病学的研究,摸清事件发生、发展的规律,为有针对性地进行预防和处理提供科学依据。

10. 监督评价　监督和评价用来判断应急准备计划制订和执行的好坏,以及提出有待改进的地方,是对上述任务的全面考核。内容包括:对突发事件准备工作的监督和评价,对缓解措施落实情况的监督和评价,对培训和教育项目的监督和评价。

(三)突发事件的处理措施

1. 处置病员　现场急救突发事件发生的最初几个小时,最紧迫的任务就是进行现场急救,主要包括3个阶段:搜寻、营救及急救治疗。最初的治疗原则:抢救生命,防治严重的并发症。推广标准化的简单治疗方案,以争取时间。对于传染病暴发,组织专门的救护力量,设置定点医院对患者进行隔离治疗,同时要充分注意对医护人员的安全防护。

2. 公共卫生管理　如果出现重大传染病疫情,应采取一些特殊措施,切断传播途径,防止传染源扩散和保护高危人群。主要工作包括:保证供水安全;监督食品卫生;修建临时厕所,提供洗手、沐浴等基本卫生设备;设立临时垃圾处理场;开展爱国卫生运动,使用杀虫剂消灭蚊、虫等传媒介质;加强疫苗接种;传染病患者的尸体鉴定后,及时深埋或火化。还可以采取临时放假,关闭公共场所,暂停公共活动,控制人员流动,加强出入境检疫,封锁疫区,发放药物、设备,执行隔离、观察等措施。

3. 稳定群众情绪　突发事件发生后,尤其是病死率较高疾病的暴发会造成群众心理恐慌。因此,要防止谣言传播,及时发布疫情信息,解释群众疑问,指导做好个体防范,稳定群众情绪,为救援和防治工作创造良好的氛围。

4. 寻求合作和援助　所有地区和国家发生突发事件时尽量依靠自己的力量来完成救援和重建工作,但当情况危急,而当地或本国又缺乏相应的物资和技术的时候,就应积极将信息提供给外界或国际人道主义组织,寻求援助和支持。若国内外同时出现重大疫情,及时取得世界卫生组织和其他各国的合作,有利于吸取他国经验,提高本国的工作效率。

5. 突发事件平息后的工作　迅速恢复和重建遭受破坏的卫生设施,提供正常的医疗卫生服务，做好受害人群躯体伤害的康复工作，预防和处理受害人群的心理疾患等。

案例 5-6

2010 年 6 月 14 日，某疾病预防控制中心接到市人民医院电话，报告该院急诊科接诊 1 名“120”急救车送来的外籍患者。据随行翻译介绍，该患者来自非洲某国家，临床症状主要为高热、呕吐、腹痛、腹泻、鲜红色血便、极度虚弱。

讨论 1：该起事件是否应去现场调查处置？如去现场调查处置，应做好哪些准备工作？

疾病预防控制中心应急小分队到达医院后，进一步调查了解到该外籍患者 6 月 8 日与 3 名同事一起由非洲入境参加上海世博会的某项重要活动。6 月 11 日上午上海活动结束后，4 人与随行中方翻译乘坐中方合作公司的商务车来该市游览，入住市中心某星级宾馆。6 月 12 日到达当天晚上即出现高热、严重头痛、乏力、肌肉酸痛，以为是“感冒”，服用自备抗感冒药物，未见好转，高热持续不退，并于 6 月 14 日出现水样腹泻、血样便、腹痛、恶心和呕吐，表现极度虚弱，遂由随行翻译拨打“120”急救电话送至市人民医院急诊室就诊。患者在医院急诊科卫生间也出现了多次腹泻和呕吐，多名医生、护士和医院工勤人员与患者发生了接触，甚至可能接触到了患者的粪便和呕吐物。

讨论 2：在初步了解以上情况后，应急小分队对患者所患疾病的初步印象是什么？该如何开展现场调查处置？

6 月 18 日，疾病预防控制中心接到市人民医院报告，患者的随行翻译也出现高热症状，随后出现头痛、腹泻和呕吐。据他诉说，在宾馆照顾外籍患者的时候曾接触了其呕吐物。另据资料检索，在非洲一些国家散发和暴发的埃博拉出血热、马尔堡出血热与本案例中患者具有相似的临床表现，在家庭或医院照料患者过程中接触了含有高浓度病毒的患者血液、粪便、呕吐物、尿液等是常见的人际传播途径，通过被污染的注射器针头注射或针扎也是重要的传播途径。

讨论 3：该病是否具有传染性？如认为具有传染性，可能的传播途径和控制要点有哪些？如要明确疾病诊断，还需开展哪些工作？

在线测试：以预防为导向的健康照顾

思考题

1. 试述临床预防的常用方法。
2. 社区如何做好一级、二级预防？
3. 试述突发公共卫生事件的处理措施。

（白志峰）

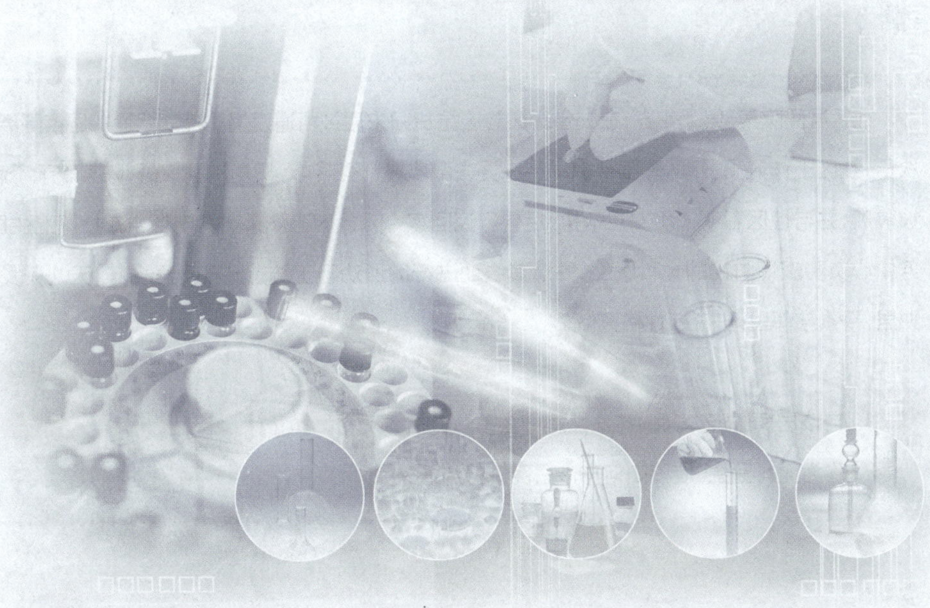

第六章　人际沟通与医患关系

思维导图：
人际沟通与
医患关系

学习目标

知识目标

1. 掌握人际关系的一般原则、基本技巧与手段，医患关系的模式、伦理学原则。

2. 熟悉人际沟通的社会作用，医患关系的概念及意义，医患沟通效果评估。

3. 了解人际吸引的类型，医患沟通在特定人群的运用。

能力目标

能用人际沟通基本技巧和手段，开展有效人际沟通；能有效利用全科医生医患沟通技巧。

素质目标

培养学生乐于倾听、善于沟通的职业习惯和“敬佑生命、救死扶伤、甘于奉献、大爱无疆”的医者精神。

案例 6－1

社区居民陈某，男，54 岁，在外省高风险区拉货归来后被街道疫情防控部门通知居家隔离。次日，社区工作人员发现，陈某从家中出来要去散步，社区工作人员劝其回家时，陈某表示不满被隔离，并与社区工作人员发生争执，后自行返回家中。社区工作人员打电话告知社区卫生服务中心负责疫情防控的全科医生，并请其协助进行沟通劝阻工作。陈某离异多年，无儿无女，独居，平素与邻里无来往，性格孤僻。

讨论：

1. 与该居民进行沟通的特殊性是什么？

2. 作为全科医生，应该如何与该居民进行沟通？

第一节 人际沟通

一、基本概念

人际沟通（interpersonal communication）也称为人际交往，是指人与人之间在共同活动中彼此交流思想、感情和知识等信息的过程。人际沟通主要通过言语、非言语（如表情、手势、体态）及社会距离等来实现。我国古代著名思想家、文学家荀子曾说："人之生，不能无群。"说明社会交往是人类必不可少的活动，可以使人产生归属感、安全感。人只有通过交往，才能过社会生活，被社会接纳，促进个人发展。由此可见，人际交往具有重要的现实意义。

二、社会作用

1. 人际沟通是社会人的基本需求　社会人都面临着人与人交流和沟通这项基本活动。家庭成员之间、朋友之间、师生之间、同事之间等，都需要沟通。因此，人际沟通是一个人生存与生活的最基本需求。由于人际交往与沟通能力的差异，不同个体有着不一样的人生风采。良好的人际交往与沟通能力是事业成功的必备素质和基础，也是为人处世的一门艺术。正如社会学家玛丽·布恩（Mary Boone）所说："沟通的能力，在一个人的事业中与用来相互联系的技术是同等重要的。"

2. 人际交往可以加深自我认识　在我们的交往活动中，有时候双方的评价有一定的差距，不少人会因此而产生烦恼。如果我们善于调试不同的评价，全面提高自己的综合素质，更加正确地认识自我，这将有助于我们找到恰当的社会位置，扮演好自己的社会角色。

3. 人际交往可以促进社会整合　人际交往是形成各种社会关系的黏合剂。通过人与人之间思想、情感的交流，可以增进个人之间、群体之间的理解和团结；通过人际交往，可以消除人与人之间的误会与隔阂，避免相互间的干扰和矛盾冲突，促进社会的和谐运行。

4. 人际交往是实现人生价值的桥梁　人生的真正价值在于奉献，而人际交往是我们奉献的桥梁。良好的人际交往，可以让我们掌握更多社会信息，了解人民对美好生活的需要，了解社会发展不平衡和不充分之所在，从而有利于保持和人民群众更加紧密的血肉联系，更高质量地为人民服务。

5. 人际交往有益于怡养身心　人际交往无不带有感情色彩，积极的人际交往使双方得到精神满足和安慰，有益于人们的身心健康。医学心理学研究结果表明，长期孤单、独处的人，慢慢会变得精神抑郁，不利于身心健康。人们通过交往，诉说各自的喜怒哀乐，吐露心声，增进彼此的情感共鸣，可以在心理上产生一种归属感和安全感，有益于怡养身心。

三、一般原则与基本技巧

每个人都有自己的交往优势和风格，也会采用不同的交往技巧。

（一）一般原则

1. 诚信仁爱　诚信是社会主义核心价值观个人层面的要求之一。君子以诚为贵，真诚是人际交往的桥梁，真心待人、诚信做人有助于心灵交汇、形成共识，在人际交往中受人尊重。“立身存笃信，景行胜将金。”为人处世，信用为贵。全科医生首先应该具备一颗真诚的心，言而有信，以仁爱之心服务社区居民和患者。

2. 平等待人　平等是社会主义核心价值观社会层面的要求之一。在人际交往的过程中，交往的双方都是受益者，在人格上是平等的。因此，人际交往中要平等待人，不可以权压人、仗势凌人。作为全科医生，更应该平等对待每一位患者，绝不能以患者权力大小和地位高低来区别对待。

3. 善听意见　要善于听取各方意见，不要好为人师，使他人无所适从。“走自己的路，让别人去说”不是任何时候、任何地方都适用。互联网时代信息量巨大，无论是单位或部门领导，还是普通个人，在做决策的时候，多听听其他人的意见和建议，可使决策更民主、更科学、更可行。

4. 自尊自爱 “若要人敬己，先要己敬人。”要懂得尊重他人，仪表举止得当，同时保持适度距离，避免不必要的误会。不要随意接受别人的礼品，要学会谢绝，尤其是患者赠送的礼品和红包。只有自尊自爱，并尊重他人，才能赢得他人的赞赏和尊重。

5. 换位思考 换位思考是解决问题的重要途径。若因误会而产生不快，换个角度设身处地为对方着想，或许会让结果有转机。作为全科医生，应该真正“走进”患者的世界，急患者之所急，想患者之所想，这样有利于真正理解患者的健康问题，加快疾病康复和改善医患关系。

6. 戒骄戒躁 每个人在学业有成、职务晋升、事业成功、地位提高时，务必记住自己的言行要谨慎、语气要协调，始终牢记戒骄戒躁的交往准则。“谦虚使人进步”的道理在医患交往中也很重要，全科医生应该谨慎对待患者的意见，尤其是患者对治疗的不适反应，更应该妥善安全处埋，避免因个人判断失误造成严重影响。

（二）基本技巧

1. 明确目的，求同存异 任何交往都有其目的，可能是长远目的，也可能是近期目的。如果交往目的明确，那么干扰越少，成功的希望就越大。在交往中出现意见分歧时，要考虑“求同存异”的交往技巧，避免不必要的矛盾冲突。

在交往过程中，还存在交往目的与个人价值观念之间的矛盾，常常成为影响人际交往的重要因素，主要有以下几类。① 趋避冲突：两者之中有一个是极力想保留或得到的，另一个是极力想逃避的，这种选择往往比较容易。② 趋趋冲突：两者都很想要，但“鱼与熊掌”不可兼得，必须选择其中之一。③ 避避冲突：两者都想极力逃避，但必须选择其中之一。比如，一个得了早期骨肿瘤的年轻人，要么截肢，要么冒死亡的风险，两者选其一。

2. 知己知彼，胸有成竹 首先，了解对方的个性习惯、兴趣爱好、家庭背景、生活嗜好、社会地位、交往方式、成长历程、品质修养、奋斗目标等，有助于缩短交流距离，促进沟通融洽。了解对方的途径有：通过对方的同事、朋友、邻居或领导了解；在交往中进行观察、分析，不断了解对方；通过“投射”来了解对方（即说一句特殊的话、做一件特别的事、见一个特殊的人等，然后观察对方的反应）。全科医生可以在患者不注意的时候，突然询问一个有针对性的问题，或突然给患者一个敏感的刺激，同时观察患者的反应，可以从患者的表现来证实或排除某些问题。其次，正确认识自己的长处与不足，尽可能地学习他人的优点，扬长避短，从而在交往中占据优势。但认识自己往往比了解他人更难，可以通过分析某次交往失败的原因，听取别人（尤其是对手）对自己的评价，分析自己的家庭背景和成长经历等来剖析自己。

3. 发挥优势，促使成功 在交往中，可以发挥自身优势，促成有效沟通。① 注意自己的仪表和言谈风度，将饱满的热情、开放的胸怀、主动的态度、沉稳的心态、幽默的风格、真诚的品质展示给对方，让对方感到轻松、愉快和满意。② 展示让对方喜欢又不嫉妒的才华，因为在没有利益冲突的情况下，大家都喜欢有才华的人。③ 选择自己擅长的沟通方式，如果口才胜于文笔，那就当面陈述；如果文笔胜过口才，那就利用文字信息来沟通；如果人格的魅力胜过口才和文笔，那就增加见面的机会，从小事做起，默默感化对方。

4. 选择合适的交往时机和场所　合适的交往时机和恰当的交往地点是促成有效沟通的重要因素。① 选择双方的精神状态都比较好的时候进行交往。如果精神状态不佳，则难以发挥自己的特长，也不利于激发对方的兴趣。② 选择与对方相适应的交往场所，有利于唤起双方沟通的兴趣。如果交往场所不当，有可能达不到预期效果，甚至引起误会。

5. 实时变换让对方感觉愉悦的交往方式　如果总是采用一种单一而刻板的交往方式，久而久之可能会引起对方的厌烦或反感。可以不时地变换交往方式，让对方觉得新鲜、惊讶、意外、刺激，以便引起对方的注意和兴趣。

总之，一次成功的交谈不仅取决于交谈的内容，而更多的是取决于交谈的方式和交谈者的神态、语气和动作等。同一句话，不同的语调会有不同的效果。交谈中不能自己没完没了地说，应给别人说话的机会，也不能随便打断别人的谈话。同时，聆听也是一门艺术，要集中精神、表情自然，耐心倾听对方的声音，经常与对方交流目光，适当地用赞许的点头，或是用微笑来表示你很乐意倾听。作为服务社区的全科医生，熟练掌握人际沟通的基本技巧，全面提升人际沟通的能力，对于建立良好的医患关系、提高服务质量和构建社区和谐，具有积极的意义。

四、人际吸引

人际吸引（interpersonal attraction）是指人与人之间相互喜欢、愿意亲近的程度。按吸引的程度，人际吸引可分为亲和、喜欢和爱情。亲和是较低层次的人际吸引形式，喜欢是中等程度的人际吸引形式，爱情是最强烈的人际吸引形式。人际吸引是人际交往或人际关系的中心问题，决定着人际关系的质量和人际交往的成败。增强人际吸引是赢得别人喜欢、改善人际关系的重要手段。对于全科医生来说，增强人际吸引力是改善医患关系和开展团队合作的有效手段。

（一）仪表吸引

仪表是指一个人的外表特征，如容貌、姿态、身材、衣着、发型、眼神、言谈举止等。仪表在一定程度上反映了一个人的精神面貌，对第一印象的形成往往起着先入为主的作用，影响着人们以后的交往水平和认知倾向。

身体魅力在第一印象中起着十分重要的作用。亚里士多德(Aristotle)曾说过：美丽的仪表是比任何介绍信都更为有效的推荐书。尽管人们常告诫自己“人不可貌相”，然而，人们却始终无法排除外貌的魅力在交往中对自己产生的影响，它就像一种磁力吸引着人们。美丽往往可以产生一种“光环效应”，即一般人都认为美丽的就是好的。全科医生若在服务过程中注意自己的仪表，则可在医患交往过程中产生许多积极的作用。患者总是喜欢那些和蔼可亲、服装整洁、举止谨慎的医生，因为他们给人一种沉着、负责、认真、技术精湛的印象。

（二）品质吸引

良好的个性品质可以增进人际吸引，而不良的个性品质会妨碍人际吸引。诺尔曼·安德森(Norman Anderson)曾列出555个描写个人品质的形容词，然后让大学生们指出他们喜欢哪些品质和喜欢的程度，研究表明，大学生评价最高的个人品质是真诚，评价最低的个人品质是说谎(表6-1)。

表6-1　个人品质受喜欢的程度

最受人欢迎	中间品质	最令人厌恶
真诚	固执	古怪
诚实	刻板	不友好
理解	大胆	敌意
忠诚	谨慎	饶舌
真实	易激动	自私
可信	文静	粗鲁
智慧	冲动	自负
可信赖	好斗	贪婪
有思想	腼腆	不真诚
体贴	易动情	不善良
热情	羞怯	不可信
善良	天真	恶毒
友好	不明朗	虚假
快乐	好动	令人讨厌
不自私	空想	不老实
幽默	追求物欲	冷酷
负责	逆反	邪恶
开朗	孤独	装假
信任	依赖他人	说谎

（三）能力吸引

个人能力也可以增进人际吸引。一是由于能干的人或许在某些问题上能给人以帮助，至少不会带来麻烦。二是由于能干的人的言行往往使人感到恰到好处，赏心悦目。一个人的能力对别人越有用，他越有能力，人们就越喜欢他。当然，能力对人的吸引力往往与良好的个人品质联系在一起。医生最吸引患者的品质是富有同情心、责任心、热心、细心、爱心。如果这样的医生很有能力，又能满足患者的需要，则更具吸引力。

（四）邻近吸引

邻近主要是指地理位置上的接近。俗话说：近水楼台先得月。如果其他条件都相似的话，大多数人倾向于去接触生活在自己周围的人。因为邻近的人更能提供帮助，远亲不如近邻，人们最可能得到邻居的帮助；邻近的人有相互交往的积极愿望，趋于夸大对方的积极方面，忽视或低估消极的方面，容易产生喜欢的情感；邻近可以增加接触的频率，有利于相互了解，增加彼此间的熟悉程度；邻近使交往所花的成本（包括精力、时间和金钱）降到最低，满足人们以最少付出而得到最多交往的愿望。同时，邻近的人有更多的相似之处，如相同的居住环境、相似的生活问题、相似的精神需要等，因而增加了相互交往的机会。但是，邻近也可能增加人际间的冲突。米勒（Miller）在实验中发现，中等次数的接触确实可以增加彼此间的喜欢程度，而接触次数过量却会使人产生厌烦或厌倦感，从而降低喜欢的程度。因此，邻近并相互接纳时才会产生吸引，而当人们之间存在互相矛盾的兴趣、需要或人格时，增加接触次数反而会增加冲突、加剧矛盾。

全科医生与所在社区的居民生活在一起，具有明显的地理优势，如果全科医生能满足居民的需要，这种邻近可以产生极大的吸引力，有利于建立亲密的医患关系，吸引患者或居民接受全科医生的服务。当居民需要医生的帮助时，频繁接触会受欢迎，而在平常，频繁接触不一定会受欢迎。因此，在实施社区调查、健康教育等项目时，应充分考虑居民的需要、兴趣和生活规律，让居民觉得医生总是在合适的时机出现，不至于让人厌烦。

（五）相似性吸引

“物以类聚，人以群分”一语道出了日常生活中人们因相似而产生吸引的道理。的确，相似使交往双方容易在交往中找到平衡，感觉轻松、愉快、被认同，因而容易相互吸引。“志同道合”“情投意合”提示了因相似而产生吸引，“心心相印”“心照不宣”则形容相似吸引的作用。相似性吸引主要表现在态度、信仰、价值观和生活社会背景上，也表现在某些个人特征上，如年龄、身高、体重、肤色、民族特征、信仰、职业、兴趣、智力水平、教育水平和技术水平等方面。而性别相似却例外，异性之间的吸引力可能更大。

相似的人互相喜欢可能是因为：具有相似条件的人，趋向于参加类似的社会活动，相似为相近创造了条件；相似的人容易达成一致的认知和态度，容易取得交往和认知上的平衡；相似的人容易沟通思想，不易造成误解和冲突；人们往往夸大那些与自己意见相同的人之间的相似性，同时，也夸大那些与自己有不同意见的人之间的差异。

医生可以通过寻找自己与患者之间的相似之处而增加医患吸引力，缩短医患之间的心理距离，消除患者就诊时的紧张情绪。医生可以在询问病史前简单地了解一下患者的年龄、籍贯、职业、爱好、家庭情况，明确将医患之间的相似之处告知患者，并对此表示热情或感兴趣，以便让患者觉得医生是可亲近的。

（六）互补性吸引

实际上，互补性吸引仍然是价值观相似的吸引。互补产生吸引主要是因为互补满足了双方的需要，有利于开展合作，建立和谐、融洽的人际关系。当一个人的优势可以满足另一个人的需要时，两人就趋向于相互喜欢，有利于建立长期稳定的关系，医患之间、异性朋友或夫妻之间的吸引就包含互补性吸引。全科医疗团队成员之间就是一种典型的互补性吸引。全科医生和公共卫生人员、护理人员、医技人员、康复治疗师、社会工作人员之间，因专业不同而各有优势，因职责不同而各尽所能，存在着分工明确又相互依存的紧密关系。

当然，人格互补性吸引也有例外的情况，如一个内向而善思考的人喜欢和与他相似的人在一起，而不喜欢大吵大嚷、轻浮的人。由此看来，人格的互补性吸引是有前提的。当两个人扮演相同的角色，有相同的需要时，决定喜欢程度的主要因素是相似性；而当两个人扮演不同的角色，双方的需要能相互满足时，决定喜欢程度的主要因素是互补性。

（七）报答与奖励性吸引

报答性吸引遵循相互性原则。人们在社会化的过程中，已经建立了一种“有恩必报”的价值观念，正如“滴水之恩，当以涌泉相报”。一个人接受了别人的恩惠和奖励，于是产生了报答对方的强烈愿望，这种报答恩惠的动机与给予恩惠的动机之间产生了潜在的吸引力。这种恩惠可能是物质的，也可能是精神的。在日常生活中，人们更注重精神上的奖励，如接受别人的表扬、喜欢、鼓励、支持等。

报答性吸引的程度主要取决于两个因素。一是人们需要报答的程度。例如，一个平素自卑的患者比一个平素性格乐观的患者更需要大量称赞和鼓励。因此，这些自卑的患者更喜欢那些经常给予肯定评价的医生。当一个脑卒中后遗症康复期的患者在认真进行生活自理能力训练又取得进展时，如果医生给予适当夸奖并做耐心指导，患者会加倍努力训练来报答，这种报答也正是医生所需要的。总之，当人们需要报答而别人又能给予时，报答能产生最大程度的吸引。二是人们对奖励的评价。长期受人称赞与先受别人批评后再受称赞相比，人们似乎更喜欢后者。实际上，人们更希望得到一个认真的、公正无私的、有判断力的人所做出的积极、肯定的评价，而不是那些毫无根据的表扬或称赞。虽然人们确实喜欢那些给予好处的人或提供过满意服务的人，但是一旦以上恩惠使人们的自由和人格受到威胁，这些给予恩惠的人也不会受欢迎。

五、人际交往手段

人际交往中，人们必须借助某种媒介来传递信息，从而交流思想、传递感情并相互影响，以此达到人际沟通的目的。人们用于传递信息的媒介就是人际交往的工具，通常使用的交往手段有两种：① 语言交往；② 非语言交往。

（一）语言交往

语言交往是指人们运用语言进行信息传递和相互影响的过程。语言是一种人类所特有的社会现象，是一种社会交往的工具。人们利用语言进行交流，达到相互了解、相互影响的目的，并形成社会生活。人们利用语言进行思维活动，记录或保存信息、历史和经验，创造人类社会光辉灿烂的文明与文化，推动人类社会的发展。希波克拉底（Hippocrates）曾说过："医生有三大法宝：语言、药物和手术刀"。"言为心声"，语言是医生思想、素质、能力、爱心等多种因素的综合体现，是医生最重要的法宝。医生的语言有强大的暗示作用，对患者的情绪和病情都有较大影响。正所谓"良言一句三冬暖，恶语伤人六月寒"。

1. 语言与言语　语言作为一种工具被人们使用时，其具体的表现形式就是言语，言语活动包括口头言语、书面言语和视听言语等。语言与言语是两个彼此不同而又紧密联系的概念，两者的区别：① 语言是人类社会中客观存在的现象，是一种社会上约定俗成的符号系统。言语是人们运用语言材料和语言规则所进行的交际活动的过程，表现为说、听、读、写等活动。② 语言对使用某个语种的人来说是统一而相对稳定的，言语却有个体性、多变性、地域性和种族性等，它是一种社会心理现象。

语言和言语的内在联系在于：① 言语活动是依靠语言材料和语言规则来进行的，离开了语言，言语活动就缺乏稳固的科学基础。② 语言也离不开言语活动，它是在具体的言语交际中形成和发展起来的，而且只有通过言语活动才能发挥语言的交际工具作用。

2. 语言交往的作用　语言是人类社会存在和发展的基础，也是人际交往的重要手段。如果没有语言，人们就无法传递准确、丰富、完整的信息，无法表达内心复杂的思想、情绪和情感，也无法共同完成纷繁复杂的社会活动，更无法保证人类文化与文明的持续发展与繁荣。人们进行语言交往的基础是使用同一种语言，由于语言不通而导致交往障碍的例子在日常生活中是屡见不鲜的。

小故事

一名医学毕业生被分配到一个偏僻的乡镇卫生院工作，当地人不会说普通话，对普通话也似懂非懂，而这名医生不会说也听不懂当地的方言。一天，医生为一名结膜炎患者开了几瓶滴眼液，正巧这位患者还是个文盲。所以，医生就向患者反复强调每日要“滴”多少次。几天后，患者来复诊，结膜炎比上一次更严重了。医生大为不解，他问患者怎么用药的，患者做了一个往嘴里滴药的动作。原来，当地的方言中也有“滴”这个字音，是“吃”的意思。

3. 语言交往的技巧　在日常生活中，人们最直接、最广泛使用的语言交往方式是口头言语，即说话或交谈。虽然说话并不难，但要把话说得恰到好处，使对方能愉快地接受，对交往产生积极的影响，确实存在说话技巧的问题。

(1) 注意说话的对象和场合：日常生活中，在不同的场合、与不同类型的人交谈时所使用的语气和词汇是明显不同的。对上级、长辈和老师说话时应该用尊敬的语气和文雅的词汇；与朋友、同事交谈时应该用随和的语气和通俗的词汇；与情人、恋人、家人交谈时应该用亲切的语气和甜蜜的词汇；医生与患者交谈时要用同情、关心的语气和通俗易懂的词汇。

(2) 注意对方的心态：全科医生在与患者沟通过程中，要注意了解患者的心态，适当讲患者想听的话，让患者觉得与你不谋而合，这样不仅容易被患者接受，而且可以很快缩短彼此间的心理距离。

小故事

有一位国王做了一个可怕的梦，梦见自己的牙齿全掉光了。他大为不安，于是将圆梦者传来。圆梦者仔细听完国王对梦的描述后说：“陛下，这可是一个坏兆头，就像您一个个掉光的牙齿一样，您全家的人也将会一个个地先于您死去。”国王听后大怒，命令将圆梦者投进监狱，并叫第二个圆梦者来。第二个圆梦者听完了国王的梦后说：“陛下，这可是个好兆头呀。梦的意思是说，您将比您家里所有的人活得都长。”国王非常高兴，给第二个圆梦者一大笔赏钱。大臣们十分不解，问第二个圆梦者：“你所说的跟先前那个圆梦者说的是一个意思，为什么他受罚而你受赏呢？”他说：“大家说得对，我们两个人对梦的解释是同样的。但是,问题不在于你说些什么,而在于你是怎么说的。"

(3) 不要当众对别人指指点点:在人际交往过程中,有的人说话不注意场合或没分寸,有的人喜欢讽刺别人以抬高自己,这些都易伤和气。例如,在全科医疗服务过程中要给团队成员提意见,尽量避免在患者面前当场批评,可以委婉地对同事说:"这里需要我帮忙吗?""我来帮你吧",事后再向同事指出其不妥之处。

(4) 求同存异,不要针锋相对:在全科医疗服务过程中,由于团队成员专业角度不同,难免对问题的理解有差异,可以先肯定、接受对方的意见,这样对方也容易接受你的意见。在交谈过程中,可以使用这样的句式来引起对方的注意:"我很赞同你的观点,当然,如果再……那就更……"由于你接受了对方的意见,所以可以避免正面冲突,而且作为报答,对方也会接受你的意见。

(5) 保持诙谐、幽默的人更受欢迎:会说话、多说好话在人际交往的过程中发挥十分重要的作用。在人际交往中,难免会遇到一些尴尬的场合或意见分歧的冲突,如果能够巧妙地运用幽默的语言,事情就迎刃而解。一患儿发热,家长每1个小时就给患儿测体温,一旦体温超过38.0℃,就要求医生给患儿用退烧药。医生解释道:"孩子发热就像火炉上烧水,喝退烧药就像往锅里浇凉水,水暂时不开了,但只要火还在烧就还会开,只要找到病因把火灭了,锅里的水自然就会凉下来,烧也就退了,您说对不对?"患儿家属一听哈哈大笑,夸医生说得透彻。

(6) 语言力求通俗易懂:临床上,全科医生应该给患者及其家属使用通俗易懂、深入浅出的语言,必要时可以打比方,让对方明白医生的诊治方案,这样有利于改善遵医行为和构建良好的医患关系。心脏病的患者总不理解为什么要做心电图、彩超、造影,可以打比方心脏是间屋子,彩超是看屋子有多大,墙结不结实,漏不漏水,心电图看电路通不通,有没有短路漏电,而造影是看水管子堵没堵,管子都埋在墙内,堵成什么样,心电图和心脏彩超根本看不着,只有造影才能看清,三个检查是不能互相替代的。

(7) 语言的含义要明确,以免引起误解:交往中尽量不要使用歧义语句,以免对方误解,影响沟通效果。一年轻值班医生给上级医生打电话:"1床病人腹痛,怎么处理?"上级医生说:"打6542!"然后挂断电话。5分钟后上级医生的电话再次响起,年轻医生说:"打了6542,他们说他们管不了!"(6542是指抗胆碱药山莨菪碱)

4. 辅助语言的作用　在日常生活中,人们善于利用辅助语言来表达自己的情感,也善于识别他人的辅助语言所表达的情感,因为辅助语言更能反映一个人的内心世界。声音包括音调、音量、音频、音质4种成分,不同的搭配,可以表达不同的情感、情绪和思想。在书面语言中,辅助语言常常用标点符号和语法表现出来。由于辅助语言的存在,口头言语的表达形式就更加丰富多彩,以致会出现"言外之意""话里藏话"的现象。研究发现,表示气愤的声音特征是声大、音高,音质粗哑,音调变化快,上下不规则,发音清晰而短促;表示爱慕的声音特征是柔软、低音、共鸣音色,慢速、均衡的微向上升的声调,有规则的节奏和含糊的发音。

(二) 非语言交往

言语属于人的理性活动,人们会因谈话时所处的环境、气氛及交谈者的背景不同而说出不同的话来,有时甚至是违心的话,也可能因害羞、内疚、尴尬、惊慌而说出语义不完整的话。因此,言语不一定能坦率地表现出每个人的内心世界,人们往往还借助非语言的交往手段来传递一些微妙的信息。非语言交往手段主要是指借助于人的各种身体动作来传递有关的信息,因此,有人称之为"身体语言"。

1. 面部表情　面部表情是人类心理活动的外在征象,人的喜、怒、哀、乐都可以从面部表情上反映出来。著名社会心理学家伯德惠斯戴尔(Birdwhistell)说:"仅人的脸,就能做出大约 25 万种不同的表情。"面部表情通过眼部肌肉、颜面肌肉和口部肌肉的不同变化来表现各种情绪与情感,也可通过面色表现出来,如面红耳赤提示害羞,面青目瞋提示愤怒。有些面部表情是有意识的,而有些面部表情却是无意识的,这与个人自控能力和生活经历有关。由于人们无法完全有意识地控制面部表情,所以从人的面部表情能更真实地了解其内心世界。

2. 目光接触　眼睛是"心灵的窗户",目光接触被认为是传递情感的最有效途径。人们可以通过识别不同的眼神来了解个人的思维、情绪、情感、愿望、喜爱或厌恶、赞成或反对、诚实或虚伪等。转移目光可能表示害羞、心虚、拒绝、防卫、不感兴趣;讨论私人问题,避免目光接触可能是尊重某人隐私的一种方式;长时间的目光接触表示爱恋、喜欢、感兴趣,也可能表示警告。我们常说有些人的眼睛"会说话",可以表达不同的思想和情感。当然,要读懂对方眼睛所"说"的话,还必须充分了解各种背景。目光接触在医患交往过程中具有十分重要的作用,可以给患者留下值得信赖的印象,而且也体现医生自身的修养和情操。

3. 身势语言　通过观察身体动作与姿势可以了解对方在想什么或更准确地理解对方的语言,聋哑人用手势语言就可以成功地进行交流。当然,要解释身势语言的含义还必须了解交往的情景、前后关系、个人的习惯和背景等方面的资料,必要时还须通过学习和培训。一种身体动作在不同的人、不同的场合可以有不同的含义。有意识的身体动作直接反映个人的意图。如一个人捂着肚子进诊室,表示腹部不适。

一般认为,身势语言根据其意义可分成 4 种类型。

(1) 象征性身势语言:例如,在全科医疗服务过程中,患者较好地完成了治疗计划各项任务,并获得满意的健康体验,医生对患者跷起大拇指,表示赞赏并予以鼓励。

(2) 说明性身势语言:例如,在医患沟通中,医生竖起示指说"嘘",表示需要安静；针对一个咽喉疼痛患者，医生打开手电筒、拿着压舌板并张嘴示意，表示需要患者张嘴配合。

(3) 情感性身势语言：身体姿势可以反映一个人的态度。例如，张开双臂表示欢迎；有力地握手表示热情、欢迎、感激；医生皱眉头，患者就会预料自己的病情可能很糟糕。人们更注意那些无意识表现出来的、短暂的身势语言，它往往更能揭露内心的真实情感。

(4) 调整性身势语言：一般包括点头及眼部动作。例如，在医患交流中，医生耐心倾听患者诉说健康状况并点头，表示明白了情况或示意患者继续讲；在全科医疗服务过程中向同事眨眼，可能表示操作或语言有错误，也可能是支持同事的做法。

4. 嗅觉语言　人身上的、环境中的气味也能提供一些信息。临床上，医生可以根据病房的气味或患者排泄的气味来判断病情。如病房内有血腥味，多是出血性疾病；有腐臭气味，多是化脓性疾病；有尸臭气味，多是脏器功能衰竭。如果患者呼气带“烂苹果味”，提示糖尿病酮症酸中毒；若呼气带“尿臊气”，则多见于尿毒症患者。

5. 肌肤接触　通过肌肤接触来传递情感在新生儿时期就开始了，最早的肌肤接触有利于母婴亲情的建立，也有利于婴儿建立安全感和对外界的信任感。成人的肌肤接触在交际场合代表着个体之间关系的亲密程度。当然，肌肤接触的方式具有明显的文化、种族差异。中国人喜欢用握手来表达感情，西方人喜欢用拥抱的方式，还有一些民族喜欢用贴脸、亲吻手背等方式。有研究认为，妻子分娩时，丈夫陪在妻子旁边，紧握妻子的手，能给妻子无限的勇气和力量，消除其紧张和不安全感。

肌肤接触从功能上可分为以下 3 种类型：① 功能 - 职业型；② 社交 - 礼貌型；③ 友谊 - 温暖型。医护人员对患者的触摸属功能 - 职业型。全科医生对患者的触摸不仅是职业功能的需要，还涉及友谊与温暖的范畴。如果医生拒绝触摸患者的身体（包括不给患者做检查），会使患者产生严重的焦虑、不安全感和不被重视、不被接受的感觉，不利于良好医患关系的构建。一般医患之间触摸方式仅限于握手，偶尔也使用拍背触摸动作，但应根据不同对象，注意技巧和分寸，以免适得其反。医生触摸患者时的手温、触力轻重、触摸频率等因素也会影响患者的情绪。有些患者常抱怨医生的手温太低、触力太重、动作太粗。有些患者看见实习生太多（如查房时）会情绪紧张。年轻女性患者在接受男医生的检查时，常常会对频繁的肌肤接触或触摸敏感部位而产生反感或不信任感。随着大量现代化医疗仪器的使用，医患之间的肌肤接触已越来越少，患者更多地面对冷冰冰的仪器、设备，许多情感需要无法得到满足，应引起重视。

6. 保持适当距离　有人把对交往双方的位置和相互间距离的研究称为“近体学”。交谈双方之间保持的距离也可以反映两者的感情和关系的亲密程度。例如，关系亲近的人交谈常保持亲密距离、交头接耳，陌生的人交谈往往保持适当的距离。

人与人之间的距离分为3类:① 亲密距离:0~45 cm,主要靠眼神、体温来传递情感,多见于恋人、母子之间。② 普通距离:46~120 cm,常见于医患交谈、密友谈心等。③ 社会距离:150~200 cm,常见于陌生人交谈。

距离的远近和关系的亲密程度还与文化背景有关。例如,美国中层阶级的人们在谈话时,相互之间的距离约为50 cm,如果距离再缩小,除非两者的关系很亲密,否则双方会感到不自在。

医生与患者交谈时,相互之间的距离和医生的位置也能反映医生对患者的态度。医生应该与患者面对面地交谈,不能侧着身体或背转身体,而且要与患者保持一段合适的距离。一位男医生与一位女患者交谈时若距离太近,达到了亲密的程度,可能会引起别人的误会。当患者谈及隐私时,应保持在普通距离内,你可以把椅子挪到患者身边,侧身倾听,以表示尊重和保密。与传染病、性病患者交谈时,不能把距离拉得太远,应保持在礼貌距离内,以免加重患者的心理压力或冷落感。一些农村患者或家庭为了表示对医生的信赖,常喜欢伏在医生耳边说话,这种距离可能会使医生很不舒服,医生可以巧妙地调整这个距离,拉一把椅子放在旁边,让他们坐下慢慢说。

第二节　医患关系

医患关系是全科医疗实践活动中最基本、最重要的人际关系,是关系到服务对象健康维护、健康促进及维持正常医疗秩序的重要因素。构建和谐的医患关系是医务工作者的职责和价值追求,也是全社会对卫生健康事业的期盼。

一、医患关系与医患交往

(一) 医患关系

1. 基本概念　医患关系有广义和狭义之分。狭义的医患关系是指医生与患者之间为维护和促进健康而形成的人际关系。广义的医患关系是指以医务人员为中心的群体(包括医生、护士、医技人员、卫生管理人员)与以患者为中心的群体(包括患者及其家属、亲戚、朋友、监护人、单位领导和同事等)之间为维护和促进健康而建立起来的一种人际关系。著名医史学家西格里斯(H.E. Sigerist)认为:"医学的目的是社会性的,它的目的不仅仅是治疗疾病,使某个机体康复;它的目的是使人调整后适应其所处的环境,成为一个有用的社会成员。每一种医学行动始终涉及两类当事人,即医生和患者,或者更广泛地说,是医学团体和社会,医患关系无非是这两群人之间多方面的关系。"可见,医患关系也是整个医疗卫生保健系统与社会之间的互动关系。

2. 重要意义　医患关系是医疗活动的一个重要组成部分。随着医学科学技术不断革新，大批的技术装备应用于医疗实践中，临床分科越来越细，导致过分注意局部、忽视整体的现象发生。很多临床医务工作者已习惯于依靠各种数据来诊断疾病，并没有真正做到"以患者为中心"，而是以疾病为中心。这是造成当前医患关系紧张的原因之一，应当引起各级医疗管理部门的高度重视和医务人员的深刻反思。因此，构建和谐的医患关系，至少具有以下重要意义。

首先，良好的医患关系是临床医疗活动顺利开展的基础和前提。在医疗过程中，检查、诊断和治疗都必须通过医患双方合作才能顺利地进行。医患之间相互信任、相互尊重的良好关系能明显提高医患之间的合作程度，也有助于明确诊断和有效地实施治疗。

其次，融洽的医患关系可以营造良好的心理氛围和情绪反应。一方面，可以消除疾病所造成的心理应激，使患者从良好情绪反应所致的躯体效应中获益。另一方面，医生从这种充满生气的医疗活动中亦可得到更多的心理满足。从某种意义上说，良好的医患关系本身就是一种治疗的手段，它不仅可以促进患者康复，对医务人员的心理健康也是必需的。

最后，建立良好的医患关系对维护家庭和睦、促进社会和谐、实现人民对美好健康生活的向往具有重要的现实意义。贯穿全科医学的生物－心理－社会医学模式和以问题为导向、以人为中心、以家庭为单位、以社区为范围及以预防为导向的整体性、协调性、持续性、人格化照顾模式，必将在构建和谐医患关系方面起到积极的导向作用。

3. 本质特征　医患关系作为一个历史范畴，取决于社会生产力和医学科学技术的发展水平，受社会、经济、文化、伦理道德等因素的制约，其本身也包含社会关系、经济关系、道德关系、法律关系、文化关系等内容。原始社会的医患关系是一种互助互救的关系，奴隶社会上层阶级的医患关系是一种人身依附的特殊关系，医生只是奴隶主控制的一种工具。随着医务工作逐渐成为一种独立的社会职业，医患关系的本质特征才固定下来。

知识链接

1. 早期医患关系特征　主要体现在政治经济上的平等性、医患关系的直接性、医患关系的主动性、医患关系的稳定性。

2. 近代医患关系特征　19 世纪末以后，随着医学科学技术的迅速发展，城市大医院的出现打破了个体医疗的传统，医疗服务的分工合作，一系列现代化仪器、设备的应用和生物医学的迅速发展使医患关系的特征发生了明显变化，主要表现为医患关系失人性化，医患关系多重化，医患关系变成了"医病关系"。

3. 现代医患关系特征　20 世纪 60 年代之后，疾病谱和死因谱发生变化，各种慢性病取代了急性传染病成为影响人类健康的主要因素，生活方式问题、行为问题与健康的关系也日益密切，个人主动去改变生活习惯和行为方式已成为维护和促进健康的重要基础。随着医学模式的转变，医患关系的本质也在转变：① 从以医生为中心转向以患者为中心；② 从以疾病诊疗为中心转向以满足患者的需求为中心；③ 从主动与被动的需求关系转向互补的积极互动关系；④ 从缺乏感情色彩的“商业关系”转向朋友式的互助关系。这种医患关系的转变在全科医疗中体现得更加充分。

4. 影响因素

(1) 医务人员方面：包括医务人员的医学观念、道德品质、服务态度、敬业精神、心理状态、人格特征、交际能力、服务模式、健康服务能力和医疗过失、纠纷的处理方式等。

(2) 患者方面：包括患者的道德价值观、健康信念模式、健康需求、患病体验与就医经验、治疗结果与满意度、文化修养、社会地位与自尊程度、人格特征、个人品质与交际能力、心理状态等。

(3) 医疗管理方面：主要包括医疗设置的合理性、医疗资源的可用性和可得性、医疗机构的服务与管理程序、管理制度与监督机制的完善程度、收费的合理性与监督机制。

(4) 医学科学与技术的发展水平：如医疗技术水平、仪器设备的应用情况等。

(二) 医患沟通模式

医患沟通模式是指在医学实践活动中医患双方相互间的行为方式，是指导医患沟通实践、医患沟通教学及医患沟通研究的基本纲领，包括医患沟通的总体目标、医患沟通的任务、医患沟通阶段的划分、医患沟通的策略等内容。

1976 年，萨斯 (T.Szasz) 和荷伦德 (M.Hollender) 根据医生和患者在医疗措施决定和执行中的主动性大小，提出了 3 种医患沟通模式，即主动 – 被动式、指导 – 合作式、共同参与式。20 世纪 90 年代开始，国外的诸多学者开始对医患沟通模式进行研究，主要有以下几类。① 三功能模式：即建立医患关系、评估患者同题、管理患者问题。② 四习惯模式：即接诊、获取患者信息、施以同理心及结束应诊。③ E4 模式：即融入 (engage)、移情 (empathize)、教育 (educate) 和合作 (enlist)4 个要素。④ Macy 模式：即沟通准备、开始沟通收集信息、患者评估、医患交流、患者教育、协商与计划、沟通结束。⑤ SEGUE 框架：将医患沟通分为建立沟通、信息收集、信息提供、评估患者及结束沟通 5 个环节，共 25 个小项。⑥ 卡尔加里 – 剑桥观察指南：即开始谈话、收集患者信息、保证谈话的逻辑性、建立友好关系解释病情和诊疗计划、结束谈话、回答患者问题。⑦ 以患者为中心的临床策略：即获得患者的疾病体验、了解患者、发现共同点、融入预防措施与健康促进、加强医患关系等。

上述几种不同的医患沟通模式虽然在形式上具有一定相似性，但每一种模式都是为满足不同目的、从某一特定视角提出的。这些针对特定沟通目的而提出的沟通模式，在特定情况下具有适用性强、易于医生操作掌握等诸多特点。但是这些模式缺乏通用性，难以在国际范围内广泛应用。

国内学者在对国内外各个医患沟通模式进行研究和比较之后，结合现有模式的优缺点提出了适应中国目前医疗服务环境的“6S”医患沟通模式。将医患沟通过程分为预备、融入、互动、教育、商定和维系 6 个沟通环节。预备是指就诊前，患者通过电话预约、网络查询等途径对医疗机构或医生进行初步了解与交流，试图达到收集医疗机构、医生信息及疾病相关知识的目的；融入是指医患双方会面后，医生通过欢迎、自我介绍方法与患者快速建立联系，将患者融入医疗服务的过程中，为后续的医疗信息收集与诊断治疗奠定基础；互动是指医患关系建立后，医患双方围绕疾疾诊断及治疗等主题进行的互动与交流；教育是指医生对患者关切的问题给予相应的回答、对患者错误认知的纠正及向患者提供与疾病相关的知识与信息等；商定是指医生将患者融入治疗决策的制订当中，并通过沟通达到患者对医嘱的遵从；维系是指医患面对面沟通结束后，患者与医生的继续沟通，如对治疗结果的反馈等，同时维系也包括医疗机构的健康信息传播等行为。

全科医生应该与患者及其家庭建立一种朋友式的医患关系，即全科医生与患者及其家庭之间建立一种相互信任、相互尊重、平等相处、互相帮助的人际关系，也包括全科医生与社区居民在日常生活中建立起来的亲密的伙伴关系。这是一种特殊的医患关系，不受时间和空间的限制，和患病与否完全无关，是全科医生立足于社区的工作基础。

（三）医患交往的特殊性

1. 主体身份特殊　由于服务对象处于“患病”的特殊状态，容易陷入主动 – 被动型医患关系模式。树立全科医学“以人为中心”“以健康为中心”的全方位、全周期健康服务理念，有利于构建和谐的医患关系。

2. 交往情景特殊　医患交往的地点一般在诊所或医院，因此交流的氛围可能有些紧张。医务工作者应该运用语言或非语言的技巧，缓和交流气氛，以使交流顺利进行。

3. 主题目的特殊　医患交往属于职业交往，往往围绕“生命与健康”进行。其目的是十分明确的，就是为了诊疗疾病、解除痛苦、恢复健康。因此，医生应该围绕患者的病情有针对性地交流，不能漫无边际，更不能被患者“牵着鼻子走”。

4. 双方关系特殊　医患关系是信托关系，因为患者的求医举动就表达了对医生的充分信任，“把生命和幸福都托付给您了”，这是人间最有分量的托付。因此，医生必须恪尽职守，聚精会神，一丝不苟，善始善终。

（四）医患沟通中的伦理学原则

1. 以人为本、人道主义原则　医患沟通必须坚持一切从人出发，尽可能地满足患者的健康需求，最大限度地提高生命质量，这是医学本质的重要体现和实现医学目的的重要手段。医生要用真实的情感和负责的态度去感化患者，真诚倾听患者的问题描述，对待患者不仅要想到“病”，还要设身处地为患病的“人”考虑。

2. 德技并重、以德为先原则　医患沟通作为临床医疗过程的重要组成部分，更是全科医学的核心内容，全科医生只有将高尚的医德与精湛的医术融为一体，才能赢得患者的信任。“技”包括专业技能和沟通技巧等内涵。良好的医患关系有利于进行和谐的医患沟通，增进医生对病情的了解，从而更好地辨证施治，提高诊疗效果。

3. 平等合作、以爱感人原则　医患双方是平等的，这是充分沟通的前提。医生要尊重患者对诊治的要求和意见，让患者参与决策。要与患者的家属保持良好的沟通，协调好各种可用资源。医务人员对患者的爱心，往往成为患者是否愿意和医务人员沟通的关键。医务人员只有克服因职业而产生的对患者疾苦表现出的淡漠，对患者具有同情心，保持耐心，才能和患者有深入有效的沟通。

4. 保守医密、尊重患者原则　医务人员有责任对患者的隐私进行保密，珍惜患者的信任，尊重患者的隐私权。尊重患者、关心患者，并且开放自己，开动脑筋，善于与患者进行情感沟通，多给患者精神上的奖励。

5. 举止文明、环境舒适原则　作为全科医生，要注意自己的仪表、风度、言谈举止，维护自己的形象，取得患者的信任；要积极创建整洁、舒适、安全、文明的全科医疗诊治环境，减少患者的不安全感，改善患者的就医情绪。

（五）全科医生的医患交往技巧

医患交往的技巧涉及人际交往的各个方面，全科医生应该根据个人优势，采用适合于自己的医患交往技巧。

1. 牢记服务宗旨　积极宣传全科医生的服务宗旨，坚持以人的健康为中心的负责式照顾原则，树立全科医生的良好形象，创造有利的服务环境。

2. 美化就医环境　创建宽敞、整洁、卫生、明亮、安全、舒适、文明的就医环境，增加患者的安全感，改善患者的就医情绪。

3. 改进沟通方式　要用通俗易懂的语言，用打比方、幽默的方式与患者交往，注意自己的表情、眼神和姿势，避免患者误解。要用让患者感到愉悦的方式进行沟通，避免紧张氛围和医生“一言堂”。

4. 增进医患情感　了解患者的个性、背景和就医目的，采取与之相适应的交往方式；寻找与患者的相似之处，与患者交流患病体验，增加亲近感；利用与患者在地理位置上的接近，增加接触机会和心理上的接近；利用自己的人格魅力，处处为患者着想，让患者觉得你是他生活中最亲密、最值得尊敬的朋友。

5. 注重平等交流　要真正走进患者的心理世界，关心患者、同情患者、尊重患者、对患者负责，善于与患者进行情感沟通。

6. 实现互利双赢　善于将消极因素转变成积极因素，让患者替全科医生做宣传。理解患者的报答心理，多给患者精神上的奖励。

二、特殊人群的沟通

医患沟通中有一些特殊的人群，需要用特殊的沟通技巧进行交流，方能取得预期效果。

1. 特殊年龄　与小儿患者交流时应设法消除患儿的紧张和不适应，争取最大的配合。老年患者常有孤独感、抑郁感等，当病情较重时会产生悲观情绪。医护人员应以积极的态度对待老年人，给予鼓励和开导，使其形成一种豁达和开朗的心态。老年人自尊心强、控制力差，应尊重老年人，有争执时先冷处理。对于听力下降的老年人，医生的音量可稍大或靠近患者、正对患者说话，以免因语言障碍而影响疾病诊治。

2. 特殊性格　对于沉默寡言、性格内向甚至对峙的患者，首先要调整沟通气氛，通过观察患者的非语言表达捕捉患者真正的内心感受或意图，达到顺利沟通的目的。对于性格古怪、倔强的患者，医生要有耐心，找准患者最大的痛苦，以沉着、冷静的心态自信地为患者提供微笑服务。

3. 特殊病症　与重症患者、癌症患者沟通应针对不同性格和不同承受能力的人选择不同的方法，沟通的内容应先与家属协商。与精神病患者沟通要有相当的耐心和技巧，并要有一定的心理学知识，熟悉精神病学理论，交流时认真仔细，让患者感受到尊重，要善于引导谈话，控制谈话速度，给予相应的鼓励和安慰，并根据患者的情绪、精神病的类型采用不同的方法。传染病患者最担心社会和亲友的疏远和嫌弃，在与其沟通时应在符合职业预防要求的同时，与患者保持正常的沟通，不能有任何嫌弃的举止。

三、医患沟通的评估

全科医生与患者之间的沟通是否良好，可以参考以下指标进行评估。

1. 遵医行为的改善　当患者能记住医生的建议，并且认真地去执行医嘱时，往往表示患者对医生的信任及医患关系良好，也间接地反映出医生与患者的沟通良好；反之，则是沟通不良的信号。

2. 持续性关系　需长期随访的患者没有依约前来复诊的原因有很多，其中医患间沟通不良也是原因之一。全科医学特别强调持续性照顾的理念，但要贯彻这个原则，则有赖于良好的沟通以建立持续的医患关系。

3. 医患关系状态　良好的沟通，会使医生与患者双方都感到满意，进而建立和谐的医患关系，因此医患关系也可作为沟通效果的评判指标。

总而言之，人际交往是社会人进行社会生活的重要内容，要达到预期交往目的，必须在一般原则基础上，熟练掌握沟通技巧，注重语言与非语言的艺术性。对于医务工作者，最重要的人际交往就是医患交往，与患者及其家属进行有效沟通，确保疾病信息收集准确、真实、全面，确保诊疗方案科学、精准、有效、人性化，帮助患者早日回归社会、回归家庭等，这些都是全科医生工作的重要组成部分，也是构建和谐医患关系的重要内容。

思考题

在线测试：人际沟通与医患关系

1. 如何理解人际交往的社会作用？
2. 人际吸引的类型及其产生的原因有哪些？
3. 语言交往的技巧有哪些？
4. 非语言交往包括哪几种？
5. 医患关系的影响因素有哪些？对构建和谐的医患关系有何策略？
6. 如何理解医患沟通的伦理学原则？
7. 如何评估全科医生的医患沟通效果？

（肖文冲　赵　敏）

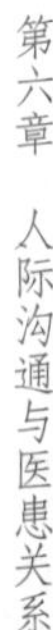

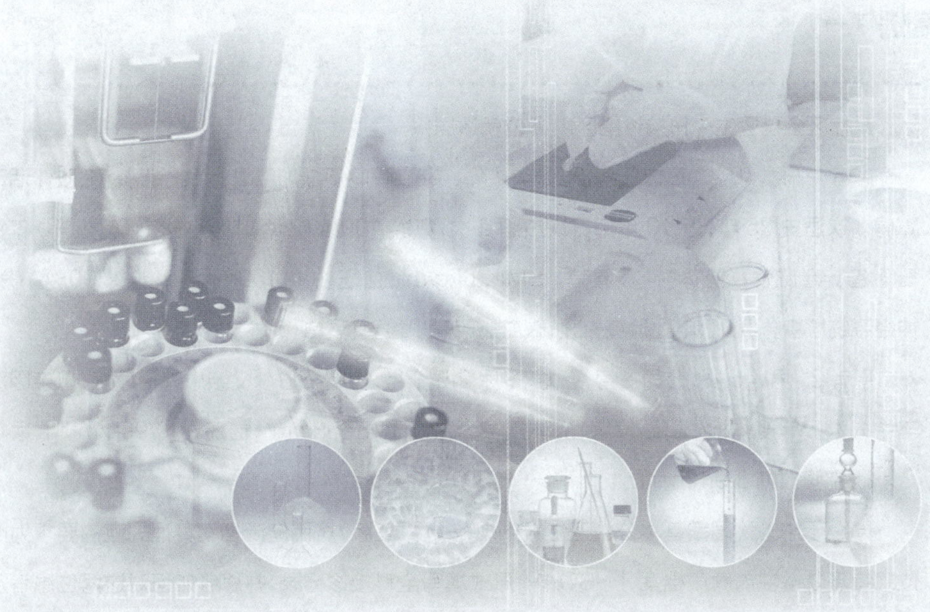

第七章　居民健康档案的建立与管理

思维导图：居民健康档案的建立与管理

学习目标

知识目标

1. 掌握居民健康档案的记录与管理。

2. 熟悉居民健康档案的分类与内容。

3. 了解居民健康档案建立的目的与意义及计算机在健康档案管理中的作用。

能力目标

能够按照居民健康档案和信息管理步骤、方法，建立健康档案，为人民群众提供全生命周期、全过程健康管理和健康信息服务。

素质目标

培养生命至上的责任感，服务健康中国、当好居民健康守门人的使命感；注意数字安全，保护患者隐私。

案例 7-1

某社区全科医生今日接诊辖区内 2 位就诊居民。

患者 1：男，50 岁，高血压病史 8 年，头痛、头晕、耳鸣逐渐加重 2 月余。无胸痛、肢体活动障碍。饮酒史 25 年，近 10 年每日饮白酒 2 次，每次 100ml（2 两）；吸烟史 28 年，近 10 年每日 1 包。喜咸食。查体：神志清楚。BMI 30kg/m^2，血压 160/100mmHg，脉搏 90 次 / 分。神经系统检查（-）。心电图检查：心肌缺血。尿常规检查：蛋白（+）。

患者 2：男，45 岁，公司主管，乏力、多尿 2.5 个月，加重 2 日。父亲患有糖尿病，母亲因脑卒中去世。年度体检：身高 175cm，体重 76.5kg，BMI 25kg/m^2，血压 140/95mmHg，尿糖（+++），空腹血糖 8.9mmol/L。

讨论：请按照《国家基本公共卫生服务规范》（第三版）居民健康档案管理规范的要求为两位患者建立慢性病健康档案，按 SOAP 形式填写全科接诊记录，并思考如何对这两位患者及其家庭进行健康管理。

第一节 建立居民健康档案的必要性

健康档案（health record）是指一个人从出生到死亡整个过程，其健康状况的发展变化情况及所接受的各项卫生服务记录的总和。健康档案由个人基本信息表、健康体检表、各年龄段的保健记录、病历记录，以及家庭和社区情况记录等组成；是居民健康信息的系统化文件；是社区卫生服务工作中收集、记录居民健康信息的重要工具；是满足居民的预防、医疗、保健、康复、健康教育、计划生育技术服务等“六位一体”的卫生需求；是提供“安全、有效、便捷、经济”的基本公共卫生服务和基本医疗的重要保证。通过建立居民健康档案，可以了解和掌握社区居民的健康状况和疾病构成，了解社区居民主要健康问题和卫生问题的流行病学特征，为筛选高危人群、开展疾病管理、采取针对性预防措施奠定基础。因此，建立居民健康档案是社区卫生服务中不可缺少的重要组成部分，是为居民提供连续性、综合性、协调性卫生保健服务的重要依据，是全科医学教育、科研及司法工作等方面的宝贵资料，是全科医生进行科学管理的一项日常工作。

我国积极推进基本公共卫生服务逐步均等化，从 2009 年开始，逐步在全国统一建立居民健康档案，并实施规范管理。到 2020 年，已经建立起覆盖城乡居民的，符合基层实际的，统一、科学、规范的健康档案建立、使用和管理制度。以健康档案为载体，更好地为城乡居民提供连续、综合、适宜、经济的公共卫生服务和基本医疗服务。

一、建立社区居民健康档案的目的与意义

健康档案是居民健康管理（疾病防治、健康保护、健康促进等）过程的规范、科学记录。它是以居民个人健康为核心，贯穿整个生命过程，涵盖各种健康相关因素，实现多渠道动态收集，满足居民自我保健和健康管理、健康决策需要的信息资源。健康档案是开展全科医疗的必要工具，是全科医生的重要工作内容，也是全科医生循证医疗的基本工具之一，建立完整而系统的健康档案的目的和意义如下。

1. 作为社区卫生规划的资料来源　完整的健康档案不仅记载了居民健康状况及与之相关的健康信息，还记载了有关社区卫生机构、卫生人力等社区资源的信息，可以为社区卫生诊断、制订社区卫生服务计划提供基础资料。

2. 作为开展社区卫生服务的必备工具　首先，居民健康档案详细记录了居民个人、家庭的健康情况及相关危险因素，有利于全科医生及时提供防、治、保、康、计、教一体化服务。其次，以社区妇女、儿童、老年人、慢性病患者、残疾人等为重点建立的居民个人健康档案，为解决社区主要卫生问题、满足基本卫生服务需求提供了可靠的资料。再次，围绕居民个人、家庭和社区建立的健康档案能够详细了解和掌握社区家庭卫生问题和卫生资源，为制订社区卫生保健计划及合理利用卫生资源提供依据。最后，利用健康档案实行双向转诊、会诊服务，为协调性医疗提供参考资料。

3. 为全科医学教育和科研提供信息资料　建立规范化的社区居民健康档案可以为全科医学教育提供生动的教学内容。完整而系统的档案记录，也是积累医疗经验、从事科学研究的良好素材和证据。

4. 健康档案是重要的医疗法律文书　健康档案的记录具有全面性、客观性和公正性，可以为解决医疗纠纷或某些司法服务提供客观的依据。

5. 评价全科医疗服务质量和技术水平　健康档案的完整性、准确性、规范性和逻辑性在一定程度上能够反映全科医生的思维判断、理论知识与实践能力等综合素质，也可作为考核与评价全科医生服务质量和技术水平的重要依据。

二、居民健康档案的分类

居民健康档案包括个人健康档案、家庭健康档案和社区健康档案。

1. 个人健康档案　个人健康档案含普通居民健康档案和特殊人群健康档案，后者主要针对65岁及以上老年人、慢性病患者（如高血压病、糖尿病等）、0~6岁儿童、妇女、残疾人和严重精神病患者、肺结核患者等建立档案。

2. 家庭健康档案　家庭健康档案是以家庭为单位，记录其家庭成员和家庭整体在医疗保健活动中有关健康基本状况、疾病动态、预防保健服务等的文件材料。

3. 社区健康档案　社区健康档案是以社区为单位，通过入户居民卫生调查、现场调查和现有资料收集等方法，记录反映社区主要健康特征、环境特征和资源及其利用状况的信息，并在系统分析的基础上做出社区卫生诊断。

目前，各地多以个人健康档案为主体，含有其家庭一般资料，以家庭为单位进行归档管理。社区健康档案每年更新一次，作为社区卫生服务发展规划和年度计划的重要依据。

三、居民健康档案的基本要求

社区卫生服务机构主要承担基本公共卫生服务和全科医疗服务。因此，全科医疗的居民健康档案必须具备以下基本要求。

1. 体现全科医学的理念　健康档案记录的形式和内容与专科医疗的病历有明显不同。在内容上，应体现以个人为中心、家庭为单位、社区为基础的基本原则；在记录形式上，以问题为中心收集资料并进行记录，体现全科医学的生物－心理－社会医学模式的三维思维观，与专科医疗病历记录中以各器官系统为单元、以疾病为中心的记录方式相区别。

2. 真实性与科学性　居民健康档案是由各种原始资料组成的，这些原始资料应能真实地反映居民当时的健康状况，如实地记载居民的病情变化、治疗过程、康复状况等。所有记录应按照医学科学的通用规范进行记录。各种图表制作、文字描述、计量单位使用都要符合有关规定。使用健康问题的名称，要符合基层医疗国际分类（international classification of primary care，ICPC）标准，对健康问题的描述应符合医学规范。

3. 完整性与连续性　居民健康档案在内容上要求完整，具有逻辑性和连续性，以保证档案的整体利用价值。

4. 定期、及时更新　居民健康档案是一种持续、动态变化的信息，需要进行定期总结和及时更新。

5. 计算机信息化　居民健康档案包含个人、家庭和社区3个方面，具有连续、全面和系统性等特点，要充分发挥其教学、科研等作用，其信息的积累与管理就是一个庞大的系统工程，必须依靠现代先进的计算机信息管理系统。通过建立城乡居民电子健康档案可使人民群众享受连续的、跨机构、跨地区、全生命周期、集预防保健和医疗救治为一体的医疗卫生服务。

第二节 居民健康档案内容及记录方式

全科医学特有的医疗服务特色使得全科医疗中所使用的健康档案与其他专科医疗中的健康档案记录的方式有所不同。它除了记录居民的健康状况及诊疗情况外，还对其家庭和所在社区的一般状况及影响健康的相关因素进行记录。因此，全科医疗中居民健康档案包括 3 个部分：个人健康档案、家庭健康档案和社区健康档案。为了清晰记录这些资料和进一步利用这些信息，全科医生多采用以问题为导向的记录方式。这种记录方式普遍用于个人健康档案和家庭健康档案中。

一、以疾病 / 医生为导向的记录方式

以疾病 / 医生为导向的记录方式（disease/doctor oriented system，DOS）即传统的病历记录，是将所有不同来源的资料分为主诉及病史、物理检查、实验室及影像检查、诊断及处理等栏目，分别进行记录，造成针对某一个健康问题的资料比较分散，不能集中在某一特定的问题上。其缺点是：病历内容烦琐，不易迅速掌握患者的病情；资料分散，不易集中思考与判断某个问题；其记录格式使不同医生间难以相互理解其内容和思维方式，造成同行交流困难等。

随着居民健康观的改变，居民对医疗保健的需求也在不断增加；医学模式的转变也使医生的诊疗模式由原来的以生物学诊疗思维模式为主，转变为生物 - 心理 - 社会医学的诊疗模式；患者的病情趋向多重性和复杂性，更显露出以疾病 / 医生为导向的记录方式所存在的局限性，进而促使以问题 / 患者为导向的病历记录方式得到广泛应用。

二、以问题 / 患者为导向的记录方式

以问题为导向的记录方式（problem-oriented medical record，POMR）是 1968 年由美国的威德（Weed）等首先提出的。1970 年，由比约翰（Bjorn）添加了暂时性问题目录，1977 年由格雷斯（Grace）等添加了家庭问题项目，使 POMR 方法得到进一步完善。该记录方式具有简明、条理清楚、重点突出、便于统计和同行间交流等特点，在美

国家庭医学住院医师培训中被广泛采用。目前,世界上很多国家的基层医疗和大医院的病历记录都使用POMR方式。POMR的内容一般包括个人及其家庭的基础资料、健康问题目录及其问题描述、问题进展流程表等主要项目。

(一)个人健康档案

个人健康档案记录与居民个体健康有关的资料,体现以问题为导向的健康问题记录(POMR)和以预防为导向的记录(prevention-oriented health records,POHR)。前者包括个人基本资料、问题目录、问题描述及进展记录、病情流程表、专科医疗记录等;后者包括周期性健康检查记录、不同年龄阶段的保健记录、健康教育等。具体内容如下。

1. 个人基本资料　个人基本资料一般包括人口学资料(如年龄、性别、教育程度、职业、婚姻、种族、社会经济状况等)、行为资料(如吸烟、饮酒、饮食习惯、运动、就医行为等)、个人史(药物过敏、月经史等)。

2. 问题目录(problem list)　问题目录是健康档案的主要内容,记录过去曾经影响、现在正在影响、将来还会影响个人健康的异常情况。可以是明确的或不明确的诊断,无法解释的症状、体征或实验室检查结果,也可以是社会、经济、心理、行为问题。同样一个社会家庭问题,带来的影响不同,是否记录在健康问题中也因人而异。问题目录常以表格形式记录,将确认后的问题按发生的年代顺序逐一编号记入表中。记录原则如下。

(1) 问题目录分为主要问题目录(表7-1)和暂时性问题目录(表7-2),放在健康档案的开始部分,是健康问题的索引。主要问题目录记录慢性或尚未解决的问题,暂时性问题目录记录急性或短期问题。

(2) 问题目录按健康问题诊断日期的顺序编号排序。一种问题只有一个序号,不同的问题有不同的序号,只有当问题的性质改变时,序号才改变。

表7-1　主要问题目录(举例)

问题序号	问题名称	发生时间	诊断时间	记录时间	处理	长期用药	结果	解决日期	ICPC编码	医生签名
1	2型糖尿病	2021.12	2022.1	2022.1	控制血糖、调整饮食	注射胰岛素	好转	2022.4	T90	赵××
2	丧偶	2022.5	2022.5	2022.5	调整心态、转移注意力	无	好转	2022.12	Z15	赵××

注:① 发生时间:指患者感觉到问题出现的时间。② 记录时间:指就诊时间。③ 处理:主要指原则,如抗结核治疗、休息、增加营养等。④ 长期用药:开始用药时间、名称、用量、用法及持续时间。如2022年5月10日开始肌内注射链霉素0.75 mg,1天1次,3个月。⑤ 结果:指这次处理的效果,如痊愈、好转、明显好转、稳定、恶化等。⑥ 解决日期:指因症状完全消失而停止治疗的时间。

表 7-2 暂时性问题目录（举例）

问题序号	问题名称	发生时间	记录时间	处理（用药）	结果	解决日期	ICPC编码	医生签名
1	踝关节扭伤	2021.2.6	2021.2.7	热敷、休息	痊愈	2021.2.15	S93.4	赵××
2	普通感冒	2022.1.23	2022.1.24	休息、多饮水	痊愈	2022.1.30	R74	赵××

（3）建立问题目录，是为了便于全科医生在短时间内快速回顾病历，了解患者的整个健康问题。目录中的所有问题应是已经确定、实际存在的，还在猜测中的问题不放在问题目录中。

3. 问题描述及进展记录　问题描述及进展记录是 POMR 的核心部分，是患者就诊情况的详细记录，是将问题目录中的每一问题按 SOAP 的形式进行描述。由于基层医疗问题涉及生物、心理、社会各方面的问题，使用国际疾病分类（ICD）往往难以涵盖，通常采用世界家庭医生学会（WONCA）于 1997 年修订的 ICPC 系统（见本章第五节）。SOAP 的内容如下。

S：代表患者的主观资料（subjective data），是由患者或其陪伴者提供的主诉、症状、患病史、家族史、社会生活史等，尽量使用患者的语言来记录。

O：代表客观资料（objective data），记录诊疗过程中医务人员所观察到的数据，包括体检发现、实验室检查、X 线诊断及患者的心理和行为测试结果、患者的态度行为等。

A：代表对健康问题的评估（assessment），是问题描述的关键部分。完整的评估应包括诊断、鉴别诊断、与其他问题的关系、问题的轻重程度及预后等。这种评估不同于以疾病为中心的诊断，其内容可以是疾病、心理问题或社会问题，也可以是不明原因的症状或主诉。如果该问题是由多个症状、不适或相关检查资料的综合而得到的，则可能会因症状或不适的消失而不能做出最后的生物学诊断。

P：代表对问题的处理计划（plan），是针对每一问题提出的诊断、治疗、预防保健、康复和健康教育计划。体现以患者为中心、预防为导向，以及生物 - 心理 - 社会医学模式的全方位考虑，不仅仅只开出处方。POMR 中 SOAP 书写格式参考表 7-3。使用 POMR 中 SOAP 方式记录具有以下优点。

（1）格式简洁明了，重点突出，便于资料分类和统计，利于交流。

（2）此记录模式能够清晰地展示全科医生的临床思维、对问题的处理能力，利于医疗质量管理和评价。

（3）记录内容全面，涵盖生理、心理、社会及预防医学各个方面，体现现代医学服务模式。

（4）促进门诊服务中的教学与科研。

（5）便于计算机化的资料记录和分析管理。

表 7-3 POMR 中 SOAP 书写范例

日期	问题 1 高血压
2021/7/2	S:头痛、头晕 1 月余 饮酒史 20 年,近 10 年来每日 2 餐饮白酒,每次约 50 g 喜咸食 父亲 65 岁死于脑卒中 O:面红体胖,性格开朗 血压 180/110 mmg,心率 96 次 / 分,BMI=30 kg/m² 眼底动脉节段性变细缩窄,反光增强 A:根据患者主诉资料和体检结果,初步诊断为原发性高血压 3 级,结合其家族史和可能出现的并发症,应采取措施控制血压,并随访观察 P:计划 P1 :诊断计划 1. 心电图检查、X 线胸片 2. 抽血查血糖、血脂、肾功能 P2 :治疗计划 1. 口服降血压药物 2. 低盐饮食,逐步控制食盐量至不超过 3 g/d 3. 低脂饮食,减少富含胆固醇食物,多食膳食纤维 4. 控制饮酒 5. 控制体重,适量运动 P3 :健康教育计划 1. 有关高血压知识指导、高血压危险因素评价 2. 生活方式、行为指导 3. 自我保健知识指导 4. 患者家属的教育 签名 赵 ××
2021/8/10	继续记录 SOAP

注:体质指数(BMI) = 体重(kg) ÷ 身高(m)的平方。中国 BMI 标准:18.5~23.9 kg/m² 正常;<18.5 kg/m² 偏瘦;≥ 24 kg/m² 超重;≥ 28 kg/m² 肥胖。

4. 病情流程表(pathway) 是某一主要问题在某一段时间内的进展情况的摘要,它概括地反映了与该问题有关的一些重要指标的动态变化过程,如主诉、症状、体征、实验室检查指标和一些特殊检查结果、用药方法、药物不良反应、转归、转会诊结果等(表 7-4)。病情流程表主要应用于慢性病和某些特殊疾病的观察和处理记录,并非所有的健康问题都必备,对不同的健康问题,其流程表所记录的项目也可不同。

表 7-4　病情流程表（举例）

问题名称：高血压

日期	血压 /mmHg	心脏 /（次·分$^{-1}$）	尿蛋白	眼底	用药及建议	转归	医生签名
2021.7.2 9:00	180/110	96，律齐	（—）	动脉节段性变细缩窄	硝苯地平缓释片 10 mg，每日 2 次	减轻	赵××
2021.7.3 9:00	160/90	90，律齐	（—）	动脉节段性变细缩窄	硝苯地平缓释片 10 mg，每日 2 次	好转	赵××
……	……	……			……		

5. 转诊、会诊、住院记录　全科医疗的重要任务之一，就是利用各种必要的医疗和社会资源为患者服务。全科医生根据患者的具体情况可以与其他基层医生、专科医生、护士、治疗师、社会工作者等实行双向转诊、会诊，填写记录表，而且对转诊的过程及其转诊后的患者一直负责，并记录有关问题的进展情况。

6. 周期性健康检查记录　周期性健康检查（periodic health examination，PHE）是运用格式化的健康检查表，针对个体不同年龄、性别和健康危险因素而设计的健康检查项目，以早期发现、早期诊断、早期治疗为目的。周期性健康检查计划主要在个体机会性就诊或医生家访时制订，如表 7-5。

表 7-5　周期性健康检查计划表（举例）

项目	40 岁	41 岁	42 岁	43 岁	44 岁	45 岁	46 岁	47 岁	48 岁	49 岁	50 岁	51 岁	52 岁	53 岁	54 岁
血压															
心电图															
血糖															
乳腺检查															
宫颈涂片															
……															
……															
……															

注：应注明建表时间、简要结果（数值或正常与否），可以○表示正常、□表示可疑、# 表示异常。

7. 保健记录　保健记录是按国家法规对某些特定人群实行的基本公共卫生服务记录，包括 0~6 岁儿童健康管理记录、孕产妇健康管理记录、65 岁及以上老年人健康管理记录等。保健记录应属于个人健康档案的一部分，也是全科医生提供连续性服务的项目之一，全科医生应熟悉各种保健记录的格式和填写要求。详见第九章。

（二）家庭健康档案

家庭健康档案（family health record）是以家庭为单位，记录其家庭成员和家庭整体在医疗保健活动中产生的有关健康基本状况、疾病动态、预防保健服务利用情况等的资料信息。家庭是个人生长发育及健康 / 疾病发生发展、传播的重要环境，家庭与居民健康息息相关。以家庭为单位的保健是全科医学专业的重要特色，全科医生在个体患者照顾中必须注意收集其家庭资料，建立家庭健康档案。

家庭健康档案是全科医疗居民健康档案的重要组成部分，包括家庭的基本情况、家系图、家庭功能评估、家庭主要问题目录与问题描述及家庭成员健康资料。

1. 家庭基本情况　家庭基本情况包括家庭住址、人数及每人的基本资料、建档医生和护士姓名、建档日期等。

2. 家系图（family tree）　家系图是以符号的形式对家庭结构、成员间关系及病患历史的描述，便于全科医生迅速掌握家庭情况，是家庭健康档案的重要组成部分，是简单明了的家庭评价综合资料（详见第三章）。

3. 家庭功能评估　家庭功能评估的方法很多，常用的有家庭圈、家庭关怀度指数测评量表（APGAR 问卷）。二者均反映家庭成员主观上对自己及其他成员的认识，对家庭的看法，以及相互关系的满意度。这种主观看法只代表当前的认识，会随时间而不断地发生变化，可以粗略、快速地评价当前的家庭功能。家庭圈评估见表 7-6。

表 7-6　家庭圈评估

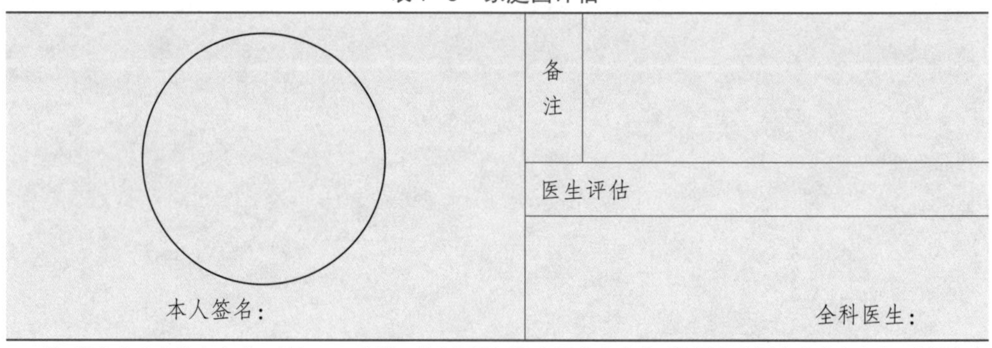
备注
医生评估
本人签名：
全科医生：

注：评估由个人独立完成，时间 5~10 分钟。绘制原则：① 大圈代表家庭；② 圈中小圈代表家庭角色，小圈大小代表地位，小圈距离代表关系亲密程度。

4. 家庭主要问题目录与问题描述　目录中记录的问题包括影响该家庭健康的任何生理、心理、社会、经济、行为等方面的重大事件，如家庭遗传病、失业、丧偶、负债、子女教育问题等。家庭主要问题目录及其 SOAP 问题描述记录方法与个人健康档案相同。健康问题可涉及家庭结构、家庭功能及家庭生活周期各个方面，应详细描述其发生、发展、处理、转归等内容。

5. 家庭成员健康资料　是指家庭成员的个人健康档案。也就是说，个人健康档案应纳入家庭健康档案中，构成完整的家庭健康档案。

（三）社区健康档案

建立社区健康档案（community health records）是把社区视为一个被照顾者，收集社区特有的特征和健康问题，并进行整体评价，最终达到以社区为范围进行整体性、协调性医疗保健服务的目的。

社区健康档案一般包括社区基本资料、社区居民健康状况、社区卫生服务状况及社区居民卫生需求等内容。

1. 基本资料

（1）社区地理环境及资源状况：绘制社区地形图，直观地描绘出社区所处的地理位置、范围、环境状况，村庄或居民区分布，社区机构、组织、社会团体的位置（如街道办事处、居委会、派出所、学校、健康促进会、福利院、敬老院等），并用符号或不同的颜色标明各个医疗单位所服务的区域。

（2）社区的经济状况和动员潜力：经济状况包括社区居民的人均收入、消费水平，社区的产业情况。社区动员潜力是指社区内可以被动员起来参与和支持社区居民健康服务活动的人力、物力和财力资源。

（3）社区卫生资源：包括社区的卫生服务机构和卫生人力资源情况。可用图示或表格的形式反映社区内各医疗保健机构的现有规模、病床数、服务范围、服务项目、特色服务项目，各类医务人员及卫生相关人员的数量、年龄结构、职称结构和专业结构。

（4）社区人口资料：包括社区的人口数量（表 7–7）、年龄性别构成，负担人口比例，民族、职业构成，文化、婚姻构成，家庭类型构成，出生率、死亡率、人口自然增长率等。

表 7–7 社区负担人口构成表

年龄 / 岁	人数	构成比
0~14		
15~64		
≥ 65		
合计		

$$总负担系数 = \frac{0\sim14\ 岁人口数 + 65\ 岁及以上人口数}{15\sim64\ 岁人口数}$$

$$少年儿童负担系数 = \frac{0\sim14\ 岁人口数}{15\sim64\ 岁人口数}$$

$$老年人口负担系数 = \frac{65\ 岁及以上人口数}{1\sim64\ 岁人口数}$$

$$老化指数 = \frac{65岁及以上人口数}{0\sim14岁人口数}$$

2. 社区居民健康状况

(1) 社区居民患病情况

发病率:是指一定时期内(一般为1年),某种疾病新发患者数与该人群同期平均人口数(暴露人口数)之比。

$$发病率 = \frac{某年某病新发患者数}{同年暴露人口数} \times K$$

K=100%,1 000‰,10 000/万,……

患病率:又称为现患率,是指某时期内某病的现患(新、旧)病例数与同期平均人口数之比。

$$患病率 = \frac{某时期内某病现患病例数}{该人群同期平均人口数} \times K$$

K=100%,1 000‰,10 000/万,……

疾病谱:社区内各种疾病的病例数占社区全部病例数的构成比,按由高到低排列即组成疾病谱,以此掌握社区居民中主要的健康问题,为制订重点疾病防治计划提供依据(表7-8)。

表7-8 社区疾病谱

顺位	疾病名称	男		女		合计	
		人数	%	人数	%	人数	%
1							
2							
3							
4							
5							
6							
7							
8							
9							
10							

疾病分布:年龄性别分布、职业分布。

(2) 社区死亡资料

死因构成比:是指某类原因的死亡人数与同期总死亡人数之比,公式为:

$$死因构成比 = \frac{因某原因死亡人数}{同期总死亡人数} \times 100\%$$

死因谱：各类死因构成按由高到低排列即组成社区死因谱。

死亡分布：年龄、性别和职业分布。

(3) 社区危险因素调查及评估：用表格的形式列出本社区有吸烟、缺乏锻炼、肥胖等危险因素的人数，并进行评估。

3. 社区卫生服务状况　包括每年的门诊量、门诊服务内容分类；家访人次、家访原因、家访问题分类及处理；转会诊人次、转会诊率、转会诊原因、转会诊问题分类及处理；家庭病床人数；住院率、住院天数及问题种类和构成等。

4. 社区居民卫生需求　了解社区居民医疗费用负担情况和就医的情况，作为开展深受社区居民欢迎的医疗卫生服务的依据。

第三节　居民健康档案建立与管理规范

一、服务对象

辖区内常住居民(指居住半年以上的户籍及非户籍居民)，以0~6岁儿童、孕产妇、老年人、慢性病患者、严重精神障碍患者和肺结核患者等人群为重点。

二、服务内容

(一) 居民健康档案的内容

居民健康档案内容包括个人基本信息、健康体检、重点人群健康管理记录和其他医疗卫生服务记录。

1. 个人基本信息　包括姓名、性别等基础信息和既往史、家族史等基本健康信息。

2. 健康体检　包括一般健康检查、生活方式、健康状况及其疾病用药情况、健康评价等。

3. 重点人群健康管理记录　包括国家基本公共卫生服务项目要求的0~6岁儿童、孕产妇、老年人、慢性病患者、严重精神障碍和肺结核患者等各类重点人群的健康管理记录。

4. 其他医疗卫生服务记录　包括上述记录之外的其他接诊、转诊、会诊记录等。

(二) 居民健康档案的建立

1. 辖区居民到乡镇卫生院、村卫生室、社区卫生服务中心(站)接受服务时，由医务人员负责为其建立居民健康档案，并根据其主要健康问题和服务提供情况填写相应记录，同时为服务对象填写并发放居民健康档案信息卡。建立电子健康档案的地区，逐步为服务对象制作发放居民健康卡，替代居民健康档案信息卡，作为电子健康档案进行身份识别和调阅更新的凭证。

2. 通过入户服务（调查）、疾病筛查、健康体检等多种方式，由乡镇卫生院、村卫生室、社区卫生服务中心（站）组织医务人员为居民建立健康档案，并根据其主要健康问题和服务提供情况填写相应记录。

3. 已建立居民电子健康档案信息系统的地区应由乡镇卫生院、村卫生室、社区卫生服务中心（站）通过上述方式为个人建立居民电子健康档案，并按照标准规范上传至区域人口健康卫生信息平台，实现电子健康档案数据的规范上报。

4. 将医疗卫生服务过程中填写的健康档案相关记录表单装入居民健康档案袋统一存放。居民电子健康档案的数据存放在电子健康档案数据中心。

（三）居民健康档案的使用

1. 已建档居民到乡镇卫生院、村卫生室、社区卫生服务中心（站）复诊时，在调取其健康档案后，由接诊医生根据复诊情况，及时更新、补充相应记录内容。

2. 入户开展医疗卫生服务时，应事先查阅服务对象的健康档案并携带相应表单，在服务过程中记录、补充相应内容。已建立电子健康档案信息系统的机构应同时更新电子健康档案。

3. 对于需要转诊、会诊的服务对象，由接诊医生填写转诊、会诊记录。

4. 所有的服务记录由责任医务人员或档案管理人员统一汇总，及时归档。

（四）居民健康档案的终止和保存

1. 居民健康档案的终止缘由包括死亡、迁出、失访等，均需记录日期。对于迁出辖区的还要记录迁往地点的基本情况、档案交接记录等。

2. 纸质健康档案应逐步过渡到电子健康档案，纸质和电子健康档案由原档案管理单位（即居民死亡或失访前管理其健康档案的单位）参照现有规定中病历的保存年限、方式负责保存。

三、服务流程

1. 确定建档对象流程　见第九章图 9-7。

2. 居民健康档案建立与管理流程　见第九章图 9-8。

四、服务要求

1. 乡镇卫生院、村卫生室、社区卫生服务中心(站)负责首次建立居民健康档案、更新信息、保存档案;其他医疗卫生机构负责将相关医疗卫生服务信息及时汇总、更新至健康档案;各级卫生行政部门负责健康档案的监督与管理。

2. 健康档案的建立要遵循自愿与引导相结合的原则,在使用过程中要注意保护服务对象的个人隐私,建立电子健康档案的地区,要注意保护信息系统的数据安全。

3. 乡镇卫生院、村卫生室、社区卫生服务中心(站)应通过多种信息采集方式建立居民健康档案,及时更新健康档案信息。已建立电子健康档案的地区应保证居民接受医疗卫生服务的信息能汇总到电子健康档案中,保持资料的连续性。

4. 统一为居民健康档案进行编码,采用 17 位编码制,以国家统一的行政区划编码为基础,以村(居)委会为单位,编制居民健康档案唯一编码。同时,将建档居民的身份证号作为身份识别码,为在信息平台上实现资源共享奠定基础。

5. 按照国家有关专项服务规范要求记录相关内容,记录内容应齐全完整、真实准确、书写规范、基础内容无缺失。各类检查报告单据和转诊、会诊的相关记录应粘贴留存归档,如果服务对象需要可提供副本。已建立电子版化验和检查报告单据的机构,化验及检查的报告单据交居民留存。

6. 健康档案管理要具有必需的档案保管设施设备,按照防盗、防晒、防高温、防火、防潮、防尘、防鼠和防虫等要求妥善保管健康档案,指定专(兼)职人员负责健康档案管理工作,保证健康档案完整、安全。电子健康档案应有专(兼)职人员维护。

7. 积极应用中医药方法为居民提供健康服务,记录相关信息纳入健康档案管理。

8. 电子健康档案在建立完善、信息系统开发、信息传输全过程中应遵循国家统一的相关数据标准与规范。电子健康档案信息系统应与新型农村合作医疗、城镇基本医疗保险等医疗保障系统相衔接,逐步实现健康管理数据与医疗信息及各医疗卫生机构间数据互联互通,实现居民跨机构、跨地域就医行为的信息共享。

9. 对于同一个居民患有多种疾病的,其随访服务记录表可以通过电子健康档案实现信息整合,避免重复询问和录入。

五、工作指标

1. 健康档案建档率 = 建档人数 / 辖区内常住居民数 ×100%。

注:建档指完成健康档案封面和个人基本信息表,其中 0~6 岁儿童不需要填写个人基本信息表,其基本信息填写在“新生儿家庭访视记录表”上。

2. 电子健康档案建档率 = 建立电子健康档案人数 / 辖区内常住居民数 × 100%。

3. 健康档案使用率 = 档案中有动态记录的档案份数 / 档案总份数 ×100%。

注：有动态记录的档案是指 1 年内与患者的医疗记录相关联和 / 或有符合对应服务规范要求的相关服务记录的健康档案。

第四节　居民健康档案信息化管理系统

一、居民健康档案管理的特点

（一）健康档案建立过程中的管理

居民健康档案建立时其内容要求真实、客观、准确，资料填写规范、认真，字迹清楚可读。记录须保持动态连续性，及时添补和更改，不断丰富和完善档案内容，使档案具有较高的利用价值。

1. 居民健康档案建立的基本原则

（1）逐步完善的原则。

（2）资料收集前瞻性原则。

（3）基本项目动态性原则。

（4）客观性和准确性原则。

（5）保密性原则。

2. 居民健康档案的建立方法　居民健康档案的建立方法应因时因地制宜，保证档案的合理使用和实现资源共享。个人健康档案的建立方法：① 全科医生在门诊工作中为来就诊的个体患者建档；② 通过家庭医生签约活动和重点人群随访进行。家庭健康档案的建立方式：① 通过社区调查，给每一户建立家庭基本资料。② 在个人健康档案中纳入家庭基本资料，如家庭基本情况、家庭生活周期、家系图、家庭成员基本情况等项目，对存在家庭问题的，应记录家庭主要问题目录、SOAP 问题描述及随访观察情况，必要时进行家庭功能评估。社区健康档案主要来自社区调查，部分资料可来自卫生行政部门、政府部门、派出所、居委会等，也可来自居民反映、社区筛查及通过分析整理个人和家庭健康档案而得。

（二）健康档案归档过程中的管理

居民健康档案应存放在诊室内，各社区卫生服务中心（站）应备有专门的档案柜，设在全科诊疗室或护士接诊室，将健康档案按编号放置在档案柜中，方便查找，并指定专人管理，保证安全完好。

健康档案归档一般以家庭为单位，每一个家庭建立一个档案袋，标明家庭档案编号、户主姓名、家庭住址，内装有家庭成员的个人健康档案，并填写个人编号。社区卫生服务中心（站）可与当地派出所取得联系，获取居民名册，再按楼栋逐一编排家庭档案号，还可按汉语拼音顺序编写个人健康档案的姓名索引。

社区健康档案的内容原则上每年须添补或更新一次，整理分析的结果应予以公布，并展示在社区卫生服务中心（站）的墙壁上。对一些社区动态指标最好设置成活动专栏，便于更换。社区卫生状况每年进行一次全面评价，总结成完整的社区卫生诊断报告并保存，以考核全科医生的社区工作业绩，也是教学和科研最好的资料。

（三）健康档案使用中的管理

居民健康档案是开展全科医疗工作的工具，也是教学、科研不可忽视的宝贵资料。在条件允许的情况下，应建立计算机控制中心和局域网，为社区的每一位医生配备终端机，方便使用并提高健康档案资料的利用率。

在为居民建立个人及其家庭健康档案，设立健康档案编号后，应发给居民一张就诊卡，注明家庭和个人健康档案的编号。患者就诊时携带就诊卡，接诊护士按卡号提取所需档案，交给全科医生，每次使用完后，应放回原处。

为了保证患者的隐私，健康档案应只对患者个人或其健康照顾者开放，不准其他人员阅览或拿取。在患者需要转诊或会诊时通常只书写转诊或会诊单，十分必要时，才把相关的原始资料转交给接诊医生，用完后交还，妥善保管。

居民健康档案必须保证具有法律效力，因此在建立健康档案时，要考虑法律对记录内容严谨程度的要求。全科医疗健康档案记录了居民从出生到死亡一生的健康情况，应保证记录的真实性、可靠性、完整性、连续性，并按法律要求保存档案至居民死亡后的若干年。如果使用电子病历记录形式，更要考虑具体的法律规定和资料的安全性、隐私性等。

二、居民健康档案的信息化管理

（一）居民健康档案信息化管理的特征

2018 年 8 月，国家卫生健康委员会出台了《关于进一步推进以电子病历为核心的医疗机构信息化建设工作的通知》，确立了电子病历在医疗机构信息化建设中的核心地位。2022 年 11 月，国家卫生健康委员会等印发的《“十四五”全民健康信息化规划》提出，以习近平新时代中国特色社会主义思想为指导，深入贯彻落实党的二十大精神，以数据资源为关键要素，以新一代信息技术为有力支撑，为防范化解决重大疫情和突发公共卫生风险、建设健康中国、推动卫生健康事业高质量发展提供坚强的技术支撑。到2025年，初步建设形成统一权威、互联互通的全民健康信息平台支撑保障体系，基本实现公立医疗卫生机构与全民健康信息平台联通全覆盖。二级以上医院基本实现院内医疗服务信息互通共享，三级医院实现核心信息全国互通共享。全员人口信息、居民电子健康档案、电子病历和基础资源等数据库更加完善。每个居民拥有一份动态管理的电子健康档案和一个功能完备的电子健康码，推动每个家庭实现家庭医生签约服务，基本形成卫生健康行业机构数字化、资源网络化、服务智能化、监管一体化的全民健康信息服务体系。

居民健康档案是社区卫生服务工作全过程的记录，客观地反映居民健康过程中的问题、评估、指导与治疗等健康管理的全过程，是医务人员在社区卫生服务活动过程中形成的所有文字、数据、图表、影像等资料的有机整合。居民健康档案信息化是通过计算机技术将居民的健康管理全过程信息汇集到计算机中，通过计算机对其进行归纳、分析、整理形成规范化的信息，从而提高社区卫生服务质量和业务水平，为临床教学、科研和信息化管理提供帮助。

健康档案信息化具有两个基本特征。① 可传递性，语言、文字、电波是基本的信息载体。② 可测量性，按照信息论的基本思想，把社区卫生服务系统的全过程看作是信息传递和转换的过程，通过对信息流程的分析和处理，达到对这一复杂系统全过程的规律性的认识。

（二）居民健康档案信息化管理的作用

计算机化的健康档案（computerized health records，EHR），又称为电子健康档案，是人们在健康相关活动中直接形成的具有保存备查价值的电子化历史记录，是医疗卫生管理和临床诊疗决策的重要依据，对避免各机构管理模式不同、低水平重复建设和信息孤岛现象的出现具有巨大的潜在应用价值。目前，EHR广泛运用于我国社区卫生服务工作之中。EHR的应用，在居民健康档案的建立方面，实现了“渠道单一”向“多档合一”的转变；在掌握社区人群健康方面，实现了“静态管理”向“动态管理”的转变；在优化服务流程方面，实现了“环节繁多”向“流程简化”的转变；在监测服务提供行为方面，实现了“事后控制”向“实时控制”的转变；在方便居民诊疗方面，实现了“重复检查”向“结果互认”的转变。居民健康档案信息化管理的主要作用如下。

1. 内容全面、完整，提高服务质量　健康档案不是简单地将纸质病历记载的各项内容输入计算机，而是记载居民平时生活中的点滴健康相关信息，在任何时间、任何地点收集居民的健康信息，完成以居民健康为中心的信息集成。医生可以随时随地提取有关信息，快速全面地了解情况。同时，还可以掌握动态变化的资料，以便及时处理病情。

2. 使用广泛，提高服务效率　随着网络技术迅猛发展，卫生领域的电子商务、电子服务应运而生，居民健康档案在广域网环境下实现信息传递和资源共享，能在任何时间、地点为任意一个授权者提供所需要的基本信息，到任何一家机构就诊或体检，都能提取到自己以往的健康档案。EHR 的应用，使全科医生接诊时间大为缩短；上下级医院之间的信息交流，使服务质量和效率显著提高。

3. 检索方便，提高档案利用率　传统的档案查询必须先查找索引，然后通过相关索引一层层进入后才能进行翻阅，当查询多个不同区域的健康档案时，不仅速度慢，劳动强度大，而且信息不够全面集中。健康档案信息化系统是特有的数据格式和集中的存储，有利于快捷输入，迅速检索查询、调用处理各种社区卫生服务信息，为临床、教学、科研等提供大量集成资料，有利于信息资源共享和交流，同时也是统计分析、卫生管理的全面可靠的资料，可有效提高档案的利用效率。

4. 档案存储简单、易于保存　纸质病历的保存，必须有足够空间，规定保存期限，同时还要解决纸张的磨损、老化及防潮、防火、防蛀等问题，要消耗大量人力、物力。健康档案有效的存储体系和备份方案，能实现大量存储和实时存取的统一，占用空间小，保存容量大，能永久保存。

5. 为突发性、传染性、多发性疾病提供资料　居民健康档案可以直接、快速、准确地为突发性、传染性、多发性疾病提供资料。

（三）居民健康档案信息化管理的优点和存在的问题

1. 居民健康档案信息系统的优点

(1) 操作更简便、快捷：电子病历不需要人工调阅，可以立即存取，还能通过计算机网络跨越时空障碍从远端直接查阅，如住院登记、开处方和化验单、转会诊、处方计价与付费、获取检验结果等，都无需医生等候和患者穿梭似的索取。

(2) 灵活的输出功能：以数据库、表、图记录形式存储于资料库中，可以随时呈现所需要的资料，方便地输出各种结果。

(3) 多用户功能：可以拥有多个使用者，不同的使用者根据自己的用户名和密码在计算机终端进入系统，调阅患者资料，处理后计算机自动记录使用者姓名及处理时间。基本资料只需一次录入，避免了分别重复的医疗服务记录和行政管理记录，提高了工作效率。

(4) 计算统计功能：可以随时或定期产生各种统计报表，也可以通过计算机相关的统计软件，统计出医疗服务的相关资料，如对病历中的资料用基层医疗国际分类（ICPC）进行编码，就可以很方便地统计出社区患者就诊原因分类、患者健康问题分类及医生干预内容的分类资料。

(5) 决策辅助功能：在病患的诊断治疗方面可以提供相关的信息，以帮助全科医生做出诊断和处理。如疾病的相关资料、治疗原则、药物过敏、药物交互作用等。还可以借助于计算机网络，传输动态图像和图片，实现计算机远程会诊和远程干预。

(6) 随访提醒功能：利用计算机的查询和计算功能，可以查阅病历资料中预防保健服务、慢性病的随访观察、康复治疗的自我保健指导等项目的情况；也可以设置提醒功能，从而极大地方便社区疾病检测和慢性病患者管理。

2. 居民健康档案信息化管理中存在的问题

(1) 计算机化健康档案的数据交换标准与方法：健康档案的优势之一是便于医疗机构间信息交换，为达到这一目标，需要制定标准信息交换格式；提供转换手段，可以将信息转换为标准的交换格式在网络上传输或存入可移动媒体，反之亦然。迄今为止，全科医疗中的电子病历还没有统一的国际和国家标准。国外的计算机病历软件虽已使用多年，但各国的设计和管理模式都不尽相同，给交流带来一定困难。因此，需要制定一系列的国际和国家标准与规范，需要国家有关部门组织信息技术人员、临床工作者、医院管理工作者合作完成。

(2) 应完善健康档案的存储体系及备份方案：健康信息需要长期保存并累加，但数据量大，不可能所有信息长期联机保存。作为居民健康档案系统，不仅要实现居民信息的长期保存，而且在发生故障时，要求信息都不能丢失，在需要时还要能提取出来。数据归档方法与传统的以各类业务为中心的数据备份方法大不相同。因此，要建立分级存储结构，实现海量存储和实时存取的统一，实现自动归档，提供恢复联机状态工具；在发生故障后，能将数据恢复到断点状态。

(3) 尚需同时使用电子病历和传统纸质病历：由于电子病历输入成本较高，收集资料角度不同，以及计算机软件开发和程序更新时间上的滞后性，可能导致我们不能把所有的资料统统输入计算机。如到患者家里出诊，全科医生不可能每次将计算机带到患者家里。因此，必须用纸质病历来辅助，否则可能会丢失一些有用的信息。目前，在英国、美国、以色列、中国香港等国家和地区就是采用电子病历和传统纸质病历相结合的方式。

(4) 系统安全性问题：由于患者的健康资料中可能会涉及个人隐私问题，特别是全科医疗的特殊诊疗模式，使得记录内容涉及社会心理和家庭问题，而电子病历内容容易被泄密和修改，给电子病历管理带来一定的困难。因此，电子病历系统的安全性与其他软件系统一样，是必须慎重考虑的。目前开发健康档案管理系统的软件，多从技术上加强用户权限和密码管理设计，使所有操作和使用者在获得认可后，才能登录。如某公司采用 B/S 架构的居民健康档案用的安全技术包括 Cookie 加密、URL 随机码、SQL 等代码的注入防范等技术，以防止信息泄露。

(四) 居民健康档案信息系统的建立与使用

建立完善的居民健康档案信息系统是提高社区卫生服务水平的重要手段。功能模块的设置是居民健康档案信息系统的关键,必须根据社区卫生服务(包括全科医疗)需要合理设置,不断改进和完善。

1. 基本模块　基本模块是系统的必需部分。它的功能包括维持数据,记录及处理事务。

(1) 维持数据:接受医疗的所有患者的年龄、性别登记;一般个人数据,包括患者的医疗保险数据,家庭其他成员的数据。

(2) 记录:就诊、检查和化验记录;简单的财务数据,如医疗处理的发票(所有其他财务功能由财务模块提供);提供几种标准化浏览功能。

(3) 处理事务:数据保护,用户经认证后才可应用该系统;多用户应用,如全科医生、助手、护士等同时应用;登录控制及数据备份功能。

2. 公共卫生服务模块　按国家基本公共卫生服务的三大类设置相应模块,并与医疗模块信息相互切换和共享使用(图 7–1)。同时,需建立公共卫生服务网络报告系统。

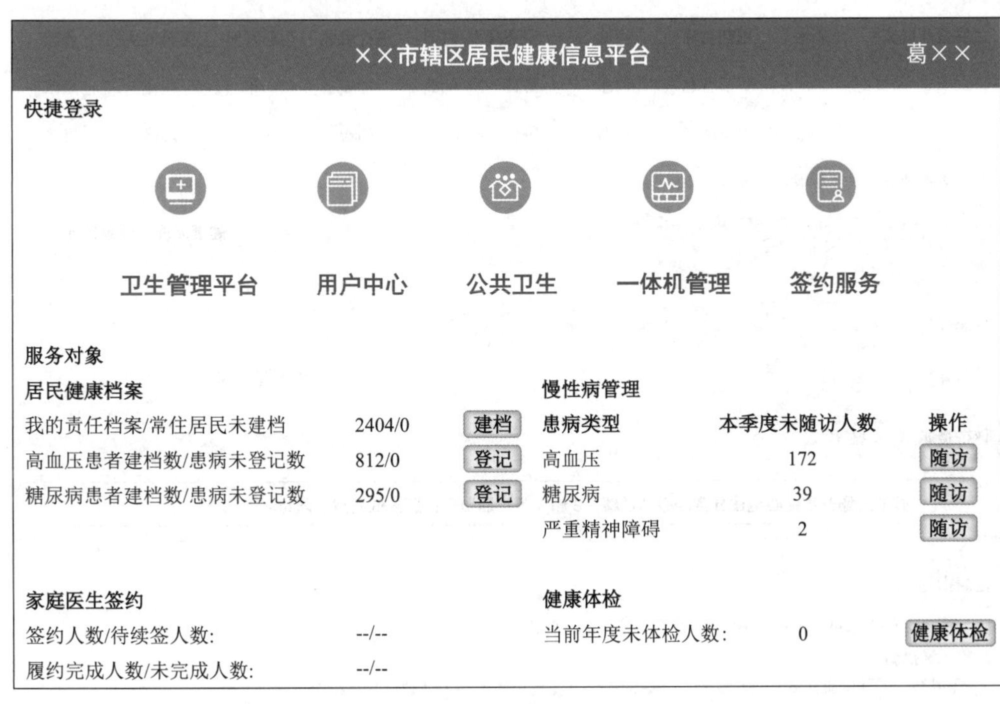

图 7–1　计算机化健康档案系统(社区医疗与公共卫生模块)

(1) 设置公共卫生报告网络,利用信息化网络建设以疾病预防控制为目标的社区公共卫生事件综合报告网络。

(2) 设置社区综合报告网络,构筑起由区疾病预防控制中心、社区卫生服务中心、社区责任医生、社区公共卫生助理员、楼道及辖区单位义务监督员组成的五级报告预警系统。利用社区卫生信息化建设构筑起社区突发公共卫生事件综合报告网络。

(3) 设立社区公共卫生助理员制度,对三类13项基本公共卫生服务项目开展情况进行实时监控,对突发公共卫生事件,及时由社区全科医生连同公共卫生助理员进行核实排查并进行网上直报,如情况严重,及时启动社区突发事件控制预案。

3. 医疗模块　更进一步的患者数据登记需要医疗模块。对于社区医疗,医疗模块的核心是电子病历。为了有利于数据交换,参考模型为所有可编码化的事项提供了一个数据模型和编码表。数据按就诊先后排序,并标有时间。第二种排序方法是按所谓的SOAP系统。诊断和就诊原因应按基层医疗国际分类(ICPC-2)来编码。

医疗模块也包括以疾病为中心的登记功能(图7-2)。这意味着可对患者的主要疾病明确地命名和编码,并与电子病历中的一个或多个其他疾病相连接。因此,可以找出患者数据与某些疾病的关系或浏览全部记录。

住院治疗情况、主要用药情况、非规划接种史

住院史	新增	无						
家庭病床	新增	无						
主要用药情况	新增	用药名称	用法	用药频率/时间	单次用量	用药时间	服药依从性	修改
		贝那普利	口服	每日一次(qd)	10mg	一年	规律	修改
		尼莫地平	口服	每日三次(tid)	10mg	一年	规律	修改
非规划接种史	新增	无						

健康评价　健康指导

健康评价

是否异常:　有异常　（获得诊断学判断结果）

评价说明

甘油三酯升高;心电图异常:心动过缓;B超异常;脂肪肝;肝内低回声,随访

健康指导

☑纳入慢性病健康管理　☑建议复查　☐建议转诊

危险因素控制

☐戒烟　☐健康饮酒　☑饮食　☑锻炼　☑减轻体重　☐建议接种疫苗　☐其他

保存　健康体检报告　健康体检页面打印

图7-2　计算机化健康档案系统(个人健康档案)

电子病历为医疗模块的核心,这个模块提供了大部分以患者为中心的功能。药物处方可应用国家药物数据库,它包含诸如药物禁忌证、药物相互作用、剂量和价格

等。如果诊断和处方药物编码准确,处方模块可产生如下警示。

"此药物不能得到保险公司补助,请另选其他药物。"

"此药物与处方中的其他药物有相互作用……"

"此药物禁用于被诊断的疾病。"

开处方功能可以为全科医生和他们的助手所用,但助手只能重复全科医生的处方,重复的次数也由全科医生规定。

4. 药物模块　药物模块含有 2 个功能:① 药物配发。②开药物处方。开药物处方的功能与医疗模块中的相同,最主要的是药物配发功能,它含有财务核算功能。

5. 计划模块　计划模块支持预约登记。功能包括支持职工安排预约、了解概况、工作一览、协调所有全科医生的工作计划,它又与医疗模块中的患者候诊处理功能相统一。

所有上述这些模块组成社区医疗信息系统整体的各部分。下文所述的财务模块、通信模块可被完全整合或连接到其他模块之中。如欲生成书信,全科医生可以使用整合在其中的标准的文字处理器。

6. 财务模块　包括生成发票、付款登记及打印催账单等功能,这些都是最基本的功能。然而,这些功能并非医疗卫生财务管理的全部。有些系统还提供分户账、增值税管理等功能。这些基本功能的数据也可以被输送到其他财务系统。

7. 通信模块　正如前文共享医疗中所描述的那样,全科医生已不再孤立地运作。在为多种不同的医疗卫生单位和人员提供服务时,全科医生还是信息网络数据的协调者。传统的数据交换是利用电话、信函及传真,用这些传统方式进行数据交换有如下不足。① 缺乏消息传输协议:在这种情况下,人们不知道何时何种消息应发出或收到。例如,当协作的医生改变了治疗方法或一位住院患者已出院,全科医生不会自动接到通知。② 不能及时发送:患者的出院通知常常在患者出院几周后才会发出。③ 信息的不完整性:例如,从全科医生到专科医生的转诊通知一般以非格式化形式进行,但专科医生需要较为可靠的数据,因此他们往往需要知道这些数据是如何获得的。④ 誊写错误:从纸质病历上读取资料,打印转诊通知或出院通知,到接收方阅读通知,并在自己保存的病历中加入相关信息,每个步骤都有出错的可能。电子信息交换可以克服大部分错误。

目前,实现居民健康档案大面积推广的软硬件技术已经基本具备。在发达国家,像美国、日本,许多大学、研究机构、厂商纷纷投入这一领域的研究工作。我国建立完善的居民健康档案信息系统还需一定时间,但是构建好居民健康档案信息系统的基本框架,即共有模块,将是至关重要的基础性工作。

总之,计算机化的健康档案在我国全科医生工作中已经得到不同程度的使用。但目前我国计算机应用于全科医疗服务还处于初始和研究阶段,电子化健康档案记录的内容和方法还有待于在使用中得到进一步开发、统一和完善。

第五节　基层医疗国际分类及其在健康档案中的应用

基层医疗国际分类(ICPC)是一个针对基层医疗服务进行分类的系统。

在20世纪70年代以前,基层医疗科研收集的发病率资料都是按照"国际疾病分类"(ICD)系统来进行分类的;而ICD的结构是以疾病为基础的,适用于专科医疗。但对于基层医疗中出现的许多症状和非疾病状态,却难以用其编码。1972年,世界家庭医生组织(WONCA)分类委员会成立后,即开始研究基层医疗分类的问题。1978年,《阿拉木图宣言》发表之后,世界卫生组织(WHO)提出成立WHO工作组,与WONCA分类委员会的成员一起,专门研究和发展适合于基层医疗的国际分类系统。1987年,ICPC出版,经过多个国家的实际应用,于1997年经过修订后出版基层医疗国际分类第二版(ICPC-2)。从1998年起,世界各国开始尝试使用ICPC-2。2004年,WONCA分类委员会再次对其修订,出版了ICPC-2-R。

ICPC是根据身体系统分类的一个二轴结构。横坐标表示各章节,如消化、呼吸等章节;纵坐标为每一章节所包含的单元。它共由17个章节组成,每章中又有7个单元。17个章节分别为:全身性的(以字母A表示);血液、血液组成(B);消化(D);眼(F);耳(H);循环(K);神经(N);肌肉骨骼(L);精神(心理)(P);呼吸系统(R);皮肤(S);代谢、内分泌、营养(T);泌尿(U);妊娠、计划生育(W);女性生殖(X);男性生殖(Y);社会问题(Z)。除社会一章外,其他所有章节均由以下7个单元组成:① 症状和主诉;② 诊断,筛查,预防;③ 治疗,过程,药物;④ 化验结果;⑤ 行政管理;⑥ 其他就诊和转诊过程;⑦ 诊断,疾病(表7-9)。

表7-9　ICPC

器官系统			
A全身性的	B血液、血液组成	D消化	F眼
H耳	K循环	N神经	L肌肉骨骼
P精神(心理)	R呼吸系统	S皮肤	T代谢、内分泌、营养
U泌尿	W妊娠、计划生育	X女性生殖	Y男性生殖
Z社会问题			
医疗组成部分			
1~29症状和主诉	30~49诊断,筛查,预防	50~59治疗,过程,药物	60~61化验结果
62行政管理	63~69其他就诊和转诊过程	70~99诊断,疾病	

全科医生不同于在专科医院工作的其他专科医生,他们在基层医疗环境中管理患者的过程,会涉及患者健康问题的诸多方面,如家庭问题、社会和心理问题等,而且

他们所接诊的患者通常不具有明显的症状和体征，对于这类问题，全科医生难以在很短时间内明确诊断。如果沿用传统的 ICD 系统则难以收集这些资料。

ICPC 作为标准化的分类工具，主要应用在全科医疗个人健康档案中。在以问题为导向的全科医疗个人健康档案记录中，ICPC 能够对健康档案中 SOAP 4 个记录要素中的 3 个要素进行分类，即对健康档案中患者的就诊原因（S）、健康问题（A）和干预过程 / 措施（P）进行分类。ICPC 在健康档案中的应用，可以人工手动编码，也可以由计算机系统自动编码。

ICPC 系统的创建，为基层医生和基层医疗管理者提供了一个适宜且简单的分类系统。该系统使得全科医生在日常工作中记录的资料达到随时统计分类的效果，从而为全科医生和全科医疗管理者提供社区患者就诊原因、健康问题及健康问题干预内容的分类资料。

思考题

1. 全科医疗以问题为导向的健康记录（POMR）有何特点？与专科医疗以疾病为导向的医疗记录的主要区别是什么？

2. 国际疾病分类（ICD）与基层医疗国际分类（ICPC）的主要区别是什么？

3. 请根据家系图的绘制原则绘制本人的家系图（至少绘制 3 代人）。

4. 在老师和社区卫生服务机构医护人员指导下，分别为自己家庭和管理的高血压、糖尿病患者建立健康档案。绘制家系图，分析该家庭不健康危险因素和现有的健康问题，按 SOAP 书写高血压、糖尿病患者健康档案。

在线测试：居民健康档案的建立与管理

（何　坪　夏晓萍　刘　彦）

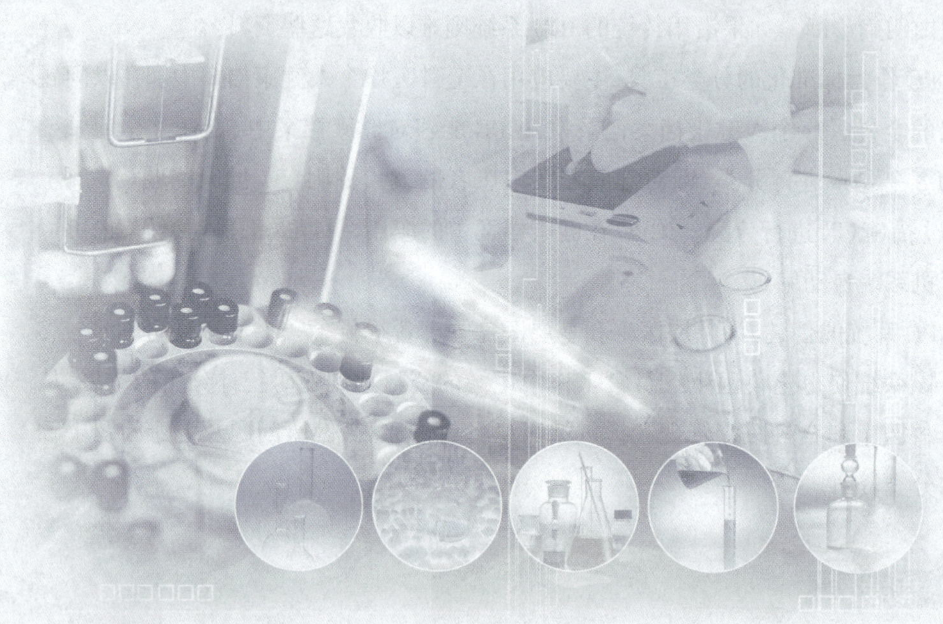

第八章 社区慢性病管理

思维导图：社区慢性病管理

学习目标

知识目标

1. 掌握常见慢性病的社区管理流程与规范（高血压、糖尿病和慢性阻塞性肺疾病）。

2. 熟悉慢性病概念，社区常见慢性病种类。

3. 了解慢性病流行概况。

能力目标

能把握全科医学的基本原则，为慢性病患者提供连续性、综合性的治疗照顾。

素质目标

通过慢性病全程规范管理，培养学生的责任感与成就感，树立扎根基层、热爱基层和融入基层的价值观。

第一节 社区常见慢性病

一、慢性病的定义与特点

慢性非传染性疾病简称慢性病，是指不具有传染性、病程长、主要因不良生活方式引起的一系列疾病的总称。

慢性病发病隐匿，持续存在，慢性进展，常常多个危险因素聚集。一般具有下述特点：① 患病率高，而知晓率、治疗率、控制率低。② 临床治疗效果较差，预后不好，并发症发病率高，致残率高，死亡率高。③ 病程迁延持久，是终身性疾病，需要长期管理。④ 病因、病情复杂，具有个体化的特点。⑤ 诊断治疗的费用较高，治疗的成本－效益较差，对卫生服务利用的需求高。⑥ 缺乏特效的治愈手段。⑦ 潜伏期长，过程缓慢，起病隐蔽，初起无典型的症状或症状不明显。⑧ 健康损害和社会危害严重。

慢性病发病缓慢，逐渐加重，其病理变化具有退行性、不可逆性，严重者可引起功能障碍而需要长期的治疗、保健和康复，也可能导致死亡（表 8–1）。

表 8–1 慢性病与急性传染病的比较

区别点	慢性病	急性传染病
病因	不甚明确	有特异的生物学病因
病因预防	必须采取综合性的预防干预措施，直接效果不明显，需要长时间评价、观察	特异性预防有效，直接效果明确、迅速、可测量
发病机制	复杂、不容易阻断	相对简单，容易阻断
病程及所需的卫生服务	病程长，甚至终身带病，需要持续性的预防、保健、康复服务	病程短，治愈或死亡，所需服务时间较短
传播	多无传染性，人群预防与个人预防结合，人群预防正在有计划、有组织地开展，但效果尚不突出	具有传染性，人群预防效果、效益极佳，预防手段以公共卫生人员和政府的行为为主
预后	多器官、多系统损害，需要持续性、综合性的康复服务	多数后遗症少，需要单一的躯体功能康复

二、社区主要慢性病及其流行病学特点

随着经济发展，生活水平提高，医疗条件改善，人口老龄化进展加剧，慢性病成为威胁居民健康的主要问题。

（一）常见慢性病类型

常见慢性病主要有：① 心血管疾病，如高血压病、冠心病、脑血管疾病、周围血管

疾病等。② 恶性肿瘤,如胃癌、肺癌、肝癌等。③ 营养代谢性疾病,如糖尿病、高脂血症、痛风等。④ 慢性呼吸系统疾病,如慢性阻塞性肺疾病、慢性肺源性心脏病、支气管哮喘等。⑤ 精神及心理障碍,如焦虑、抑郁、精神分裂症等。⑥ 慢性肝、肾疾病,如肝硬化、慢性肾功能不全等。⑦ 其他各种器官的慢性、不可逆性损害,如类风湿关节炎、慢性胃肠炎等。

(二) 慢性病的流行概况

世界卫生组织数据显示,2019 年全球约有 5 500 万人死亡,其中约 4 100 万人死于慢性病,占总死亡人数的 73.6%。死亡人数前四位的疾病为心血管疾病、癌症、慢性呼吸系统疾病、糖尿病,均为慢性病。这四类疾病导致的死亡人数占总死亡数的 80% 以上,其中心血管疾病导致的死亡人数就占 44%。自 2000 年以来,全球各地区的慢性病导致的死亡人数在不断上升,世界卫生组织预测在 2030 年慢性病导致的死亡人数可能达到 5 500 万。慢性病已成为导致死亡的主要原因。

在我国,慢性病的患病率、死亡率高,其带来的经济负担非常严重,慢性病危险因素亟待控制。

1. 慢性病患病率　2018 年第六次国家卫生服务调查显示,15 岁及以上居民慢性病患病率为 34.3%,其中城市为 33.5%,农村为 35.2%,城市慢性病患病率首次低于农村。慢性病的患病率与年龄成正相关,调查显示 65 岁及以上居民的慢性病患病率城市达 64.3%,农村达 60.0%。性别上,女性患病率较男性高,男、女患病率分别为 33.6%、34.9%。

根据不同系统疾病分类,我国慢性病患病率前五的疾病依次为循环系统疾病,内分泌、营养及代谢疾病,肌肉、骨骼及结缔组织疾病、消化系统疾病、呼吸系统疾病。其中循环系统疾病和内分泌、营养及代谢疾病患病率明显增高,恶性肿瘤患病率也有升高(表 8-2)。

表 8-2　不同年份 15 岁及以上居民各疾病类别慢性病患病率　　单位:‰

疾病类别	2013 年	2018 年
循环系统	180.3	251.0
内分泌、营养及代谢	39.1	62.5
肌肉、骨骼及结缔组织	37.3	58.6
消化系统	24.9	43.8
呼吸系统	15.6	26.1
泌尿生殖系统	10.3	16.3
神经系统	4.3	8.4
恶性肿瘤	2.9	5.1
眼及附属器	2.8	3.7

注:数据来源于第六次国家卫生服务调查分析报告。

就具体疾病而言，患病率前五的疾病依次为高血压、糖尿病、椎间盘疾病、脑血管病、慢性胃肠炎。高血压及糖尿病的患病率占慢性病总患病率近47%（表8-3）。

表8-3　15岁及以上居民慢性病患病率及构成比

顺位	疾病名称	患病率/‰	构成比/%
1	高血压	181.4	36.3
2	糖尿病	53.1	10.6
3	椎间盘疾病	30	5.9
4	脑血管病	22.9	4.6
5	慢性胃肠炎	20	4.0
6	缺血性心脏病	19	3.9
7	慢性阻塞性肺疾病	13	2.5
8	类风湿关节炎	12	2.3
9	胆囊结石和胆囊炎	8	1.6
10	消化性溃疡	5	1.1

注：数据来源于第六次国家卫生服务调查分析报告。

2. 慢性病死亡率　慢性病是全世界主要的致死和致残因素，是世界级的重要公共卫生问题。中国慢性病患病率高，随着老龄化社会进程的加快，慢性病的发病率还在逐年升高。由慢性病导致的伤残、死亡人数多，并且呈上升趋势（表8-4）。

表8-4　中国不同年份由非传染性疾病导致的死亡情况

时间/年	非传染性疾病导致的年龄标准化死亡率（每10万人）			总的非传染性疾病导致的死亡（千人）		
	男性	女性	整体	男性	女性	整体
2005	682.6	541.4	608.5	3 714.8	3 279.6	6 994.4
2010	656.0	511.1	580.5	4 211.5	3 644.4	7 856.0
2015	622.0	483.5	549.9	4 721.0	4 071.0	8 792.0
2019	636.0	373.0	492.0	4 579.3	4 478.7	9 058.0

注：数据来源于世界卫生组织各国家总的非传染性疾病死亡数据（2023-02-06更新）。

在纳入所有年龄、性别的各类疾病的总死亡率中，慢性非传染性疾病占总死亡率的88.5%，其中死亡率最高的为心血管疾病，达45%，其次为癌症和慢性呼吸系统疾病（图8-1）。据世界卫生组织《2022年世界卫生统计》报道，2019年，30岁至69岁人群死于心血管疾病、癌症、糖尿病和慢性肾病这4种主要的非传染性疾病的概率为15.9%。

3. 慢性病经济负担　我国慢性病患病率高，且其进程不可逆，需要长期的治疗、保健和康复，持续性的治疗及护理会给患者、家庭、社会及国家带来严重的经济负担。

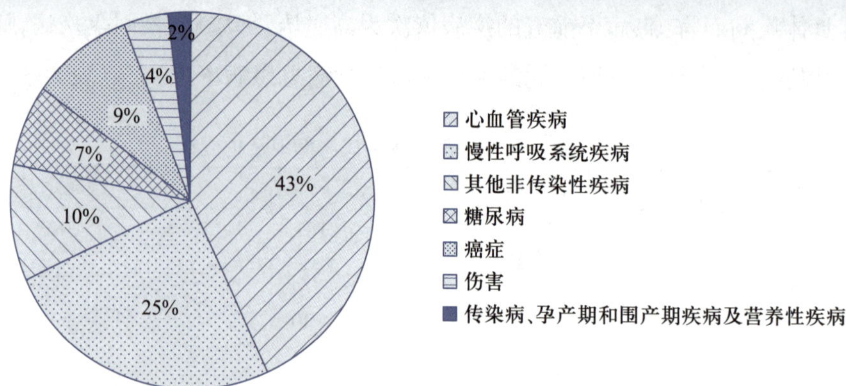

图 8-1 中国各类疾病的总死亡率
（数据来源于世界卫生组织 2019 年各国家非传染性疾病数据）

直接经济负担方面，数据显示慢性病占全部疾病的总经济负担从 58.84% 增长至 80%，慢性病花费的 GDP 占比从 5.67% 增长至 9.7%（1993—2016 年）。慢性病带来了巨大的经济负担，已成为我国经济负担最重的疾病。

间接经济负担方面，慢性病致残、致死率高，并发症多，导致患者生活质量严重下降，造成间接经济负担。1993 年，世界银行、世界卫生组织及哈佛大学公共卫生学院联合提出以伤残调整寿命年（disability-adjusted life year，DALY）评价疾病负担，越来越多的卫生经济学研究将其作为从群体角度衡量疾病间接经济负担的指标。DALY 是指从疾病发病到死亡所损失的全部健康寿命年，是早死导致的寿命损失年（years of life lost due to premature mortality，YLL）和伤残导致的健康寿命损失年（years of healthy life lost due to disability，YLD）的总和。DALY 是生命数量和质量以时间为单位的综合度量，是疾病导致的早死与残疾对健康寿命年损失的综合指标，一个 DALY 代表一个健康寿命年的损失。

来自世界卫生组织的 2019 年疾病负担的数据，根据 DALY、YLL、YLD 综合排序，疾病负担最重的依次为：心血管疾病和糖尿病，癌症，神经精神疾病，其他非传染性疾病，意外伤害，慢性呼吸系统疾病，肌肉骨骼系统疾病，孕产妇、新生儿及营养疾病，其他传染性疾病，急性呼吸系统感染性疾病，自杀、他杀、战争，HIV、结核、疟疾。其中，慢性病导致的伤残调整年损失最多，占到 80% 以上。

4. 慢性病的危险因素 世界卫生组织及我国卫生服务调查数据提示，慢性病有许多共同危险因素。① 饮酒：饮酒可以导致酒精性肝病、慢性胃肠道疾病等，我国 15 岁及以上居民平均饮酒率为 24.7%，其中男性饮酒率达 48.7%，且经常饮酒频率不断升高。② 高血糖：高血糖可导致心血管病变、糖尿病肾病、周围神经病变等，我国糖尿病发病率逐年增高，且血糖控制情况不佳。③ 高血压：高血压引发卒中、冠心病、高血压性肾病等。我国目前高血压患者约 3 亿人，且增长迅速。④ 不合理的膳食：常见的有高动物蛋白、饱和脂肪酸摄入，低蔬菜、水果摄入。不合理的膳食模式与心血管疾病、营养代谢性疾病、肿瘤等均有相关性。⑤ 体育锻炼不足：体育锻炼不足与营养代谢性疾病（如糖尿病、高脂血症）等相关，其主要表现为体育锻炼的频率、强度、时间不足。近年来，随着群众健康意识的提高，体育锻炼总体上有了较大的提升。⑥ 超重 / 肥胖：超重 / 肥胖是高血压、糖尿病、冠心病的危险因素，特别是腹型肥胖。2021 年数据显示，我国成年人超重率为 34.3%，肥胖率为 16.4%。⑦ 烟草：吸烟是高血压、冠心病、肺癌的危险因素，近年来居民戒烟率逐渐提高，城市戒烟率较农村高。⑧ 其他危险因素：如年龄、性别、种族、遗传等。

通过控制慢性病的危险因素可以控制多种慢性病，至少有 80% 的早发心脏疾病、卒中、2 型糖尿病和 40% 的癌症可以通过健康的饮食习惯、规律的运动和控制烟草制品来防治。因此，慢性病危险因素的控制是迫切的、可及的，应加强社区健康教育宣传，提高患者及普通居民的知晓率，加强患者管理，降低慢性病的致残、致死率。

三、全科医疗与慢性病管理的关系

当今，人口老龄化和疾病谱变化对医疗卫生服务提出了新要求。慢性病给全球带来的负担及威胁是 21 世纪发展的主要挑战之一。慢性病管理是一项系统工程，专科医疗和全科医疗负责健康与疾病发展的不同阶段：专科医疗处于卫生服务金字塔的上部，其所处理的多为重病，以解决少数人的复杂问题；全科医疗处于卫生服务金字塔的底层，利用社区和家庭的卫生资源，以低廉的成本维护大多数居民的健康，并干预各种无法被专科医疗治愈的慢性疾患及其导致的功能性问题。因此，慢性病的防控更多地需要依托社区来完成。这一系列工作包括慢性病及危险因素的早期筛查、早期诊断，慢性病的综合干预，慢性病管理，预防性服务，健康教育和健康促进。全科医生负责从社区居民的第一次接触、健康评估一直到对慢性病患者的连续性、综合性治疗照顾整个过程。全科医生在防控体系中扮演“事前预防干预”“事中沟通（与专科医生）”和“事后持续照顾”的重要角色。

第二节　社区慢性病管理规范

一、慢性病管理的基本步骤

1. 确定管理对象　患者的发现和检出主要途径包括：① 实行门诊 35 岁以上首

诊患者免费测血压。② 在门诊诊疗及双向转诊中发现患者。③ 进行社区卫生调查和专项筛查。④ 周期性健康体检等。

2. 建档　对确诊的慢性病患者应及时建立健康档案,健康档案的内容除一般性项目外,还应针对慢性病的具体病种设定相应的监测项目,如筛查、周期性健康检查等。

3. 随访　慢性病随访的内容包括:了解患者病情,评估治疗情况;了解慢性病治疗的效果,包括非药物治疗和药物治疗的执行情况;相关指标的检查和监测;健康教育和患者自我管理指导;高危人群定期体检,及早发现患者。随访复查计划应根据患者病情个体化,同时要取得亲属及家庭的支持与配合。慢性病随访应由全科医生、社区护士及健康管理专业人员组成服务团队进行分工负责,以利于随访计划的落实。具体随访方式可采取门诊预约、电话联系、家庭访视、集体座谈等多种形式,保证个体化随访的及时性和连续性。

慢性病随访是对慢性病进行动态管理,根据内容可分为疾病随访和功能随访。疾病随访主要内容是观察慢性病患者的临床表现、治疗措施和效果,以及预测并发症等。功能随访的主要内容是慢性病患者功能的综合评价。功能是一个多维的概念,包括躯体、情感、认知和社会适应 4 个方面。对慢性病患者而言,还包括疾病带来的病痛和对躯体健康的满意程度。例如,在慢性病随访中,可以发现不同的人患同一类型的疾病,严重程度、治疗方法、控制措施和并发症都相同,但却可能出现完全不同的功能状况。其中有一些人适应良好,并适当调整工作和生活方式,仍能带病工作;而另一些人因疾病而苦恼不已,不能正常地工作和生活。慢性病患者的功能状况需要通过随访进行评价,为进一步改进康复、医疗、护理措施提供依据,以改善不良的功能状况。

4. 转诊　在慢性病随访中应根据患者的情况及时做好转诊,对慢性病患者中出现下列情况者及时转诊到相应的上级医疗机构:① 需要获得专科、专用设备的诊断和治疗。② 并发症的出现使诊断和治疗变得复杂,需要进一步明确诊断和确定治疗方案。③ 缺乏相应治疗药物。④ 缺乏实验室或仪器设备检查。⑤ 出于患者或家属的焦虑或压力,到相应专家处证实全科医生的诊断和治疗方案。⑥ 利用上级专家的权威和影响力,增加不遵医嘱患者的依从性。

5. 效果评价指标　防治知识的知晓率、目标人群知识及态度行为的变化率、某病种患病人群并发症的发生率及稳定率等。

(1) 过程评估:评估社区健康教育覆盖范围,如广播电视等覆盖面、健康材料的发放范围;评估社区不同目标人群参与相应健康促进活动的比例,以及参与者对活动的满意程度等。指标:慢性病患者管理率(含建档率)、慢性病患者随访率、健康教育覆盖率、社区人群参与率、参与人群满意率等。

(2) 效果评估:评估社区人群对慢性病防治知识的知晓程度;评估目标人群对防治的知识、态度和行为的改变。

二、慢性病管理的基本策略

1. 干预　收集和评价患者或高危人群的危险因素状况，确定其主要的可控制危险因素，制订有效的预防和控制慢性病发生、发展的健康维护计划。危险因素是指机体内外存在的使疾病发生和死亡概率增加的诱发因素，可分为可控制危险因素和难以控制危险因素。可控制危险因素包括吸烟、酗酒、运动不足、膳食不平衡、心理压力过大等；难以控制危险因素包括疾病家族史、年龄、性别等。针对可控制危险因素进行干预，可有效地预防和减缓生活方式病。

针对慢性病患者和高危个体存在的可控制危险因素，指导其采取相应的健康措施，包括改善生活方式、消除不利于心理和身体健康的行为和习惯等，达到预防和控制慢性病发病风险的目的。

目前，国际上采用柳叶刀杂志（*The Lancet*）慢性病行动小组和慢性病联盟提倡的5种优先干扰策略：控制烟草，控盐，改善膳食和增加身体活动，减少有害饮酒，推广基本药物和技术。5种优先干预策略的成本估算如表8-5。

表8-5　5种优先干预措施的成本估算

干预措施	每年人均成本/[美元·(人·年)$^{-1}$]		
	中国	印度	俄罗斯
控制烟草：加速履行烟草框架公约	0.14	0.16	0.49
控盐：大众媒体宣传和食品行业自发控盐行动	0.05	0.06	1.16
改善糖尿病患者的不合理膳食和身体活动不足：大众媒体宣传，征收食品税，发放补助，使用明示标签，市场准入限制	0.43	0.35	1.18
减少有害饮酒：增加税收，严禁广告，限制酒类购买或获取	0.07	0.05	0.52
减少心血管疾病风险：慢性病高危人群联合用药	1.02	0.90	1.73
人均成本总计*	1.71	1.52	5.08

注：*不包括未来治疗需要的花费。

2. 教育　健康促进与教育是指利用各种渠道，如健康教育画廊、宣传单、培训讲座、新媒体等在社区全体人群中广泛宣传慢性病防治知识，提高社区广大人群自我保健意识，倡导健康生活方式，旨在预防和控制慢性病的各种危险因素，改变个体和群体的行为、生活方式，降低社区慢性病的发病率和死亡率，提高居民的健康水平和生活质量。

(1) 分析社区人群特点、需求和社区资源。通过社区调查摸清本社区疾病的基本情况、人群特点和社区资源，找出本社区的主要公共卫生问题及其影响因素，以及需重点干预的目标人群等。

(2) 针对社区人群认知程度，确定健康教育内容，制订社区综合干预计划。通过有计划、有组织、有系统的健康教育，提高居民对慢性病的认识，使其自愿地采用有利于健康的生活方式和行为。通过改善不良的生活方式和行为，降低疾病危险因素水平，降低慢性病的发病率和死亡率，提高居民生活质量。以社区为基础的健康教育是慢性病社区管理必不可少的环节，也是一级预防的有效措施。健康教育不等同于健康信息的传播和卫生宣传，它必须着眼于家庭、社区和政府部门，以保证获得有效支持，从而促进个体、群体和全社会的行为改善。

3. 根据不同人群特点开展分类健康指导和个性化防治策略　比如：① 青少年，培养良好的行为习惯，进行全面素质教育，特别是健康心理的培养、性知识教育、合理营养、加强体育锻炼等。② 青壮年，以保护第一生产力要素为出发点，控制环境和行为危险因素，控烟、戒烟、限酒，减少食盐摄入量，合理膳食，适量运动，消除紧张，避免过度劳累，实施必要的健康监护（如可穿戴健康管理人工智能设备）和健康风险评估。③ 老年人，及时发现高危人群，加强医学监护，控制吸烟、酗酒、高血压、膳食结构不合理、肥胖等心脑血管病及糖尿病的危险因素；加强体育锻炼，定期体检，加强安全用药，促进精神健康及家庭支持，充分发挥家庭医生团队作用。④ 更年期人群，调节劳逸，适当休息，加强营养和体能锻炼，必要时补充性激素。

第三节　常见慢性病的社区管理规范

一、高血压社区管理规范

案例 8-1

患者，男，53 岁，身高 170 cm，体重 80 kg，因最近一段时间血压控制欠佳前来全科医生处就诊。该患者 1 年前被诊断为高血压，最高血压为 160/110 mmHg，开始口服硝苯地平控释片降压，血压控制情况不详，1 个月前患者因自测血压正常而自行停药，3 日后因头晕测血压，结果为 180/110 mmHg，口服硝苯地平控释片后测得的血压为 160/100 mmHg，现因血压控制不好就诊。吸烟 30 年，每日 20 支；饮酒 30 年，平均每日 100 g（2 两）；平时很少运动；口味偏咸；父母亲均有高血压，测量患者血压为 170/110 mmHg。

讨论：

1. 请问还应补充询问患者哪些内容？

2. 该患者还需要做哪些检查？

3. 如何治疗及管理?

4. 请给该患者制订健康教育内容。

高血压作为一种慢性非传染性疾病,它既是一种世界性的常见病,又是其他心血管病的主要危险因素,其主要并发症如卒中、心肌梗死、心力衰竭及慢性肾脏病等的致残率、致死率高,严重消耗医疗和社会资源。2015 年调查显示,我国 18 岁以上人群高血压的知晓率、治疗率、控制率分别为 51.5%、46.1% 及 16.9%,较前有所提高,但与西方国家相比仍有较大差距。基层医疗卫生机构是高血压管理的主战场,因此基层医疗卫生人员对高血压患者的有效管理对于改善高血压防治状况意义重大。

(一) 高血压的筛查

1. 血压的测量

(1) 推荐使用经国际标准认证合格的上臂式自动(电子)血压计。

(2) 有诊室血压、家庭自测血压、动态血压 3 种测量方式。

(3) 家庭自测血压的高血压诊断标准是≥ 135/85 mmHg。

(4) 动态血压常用的监测指标是 24 小时、白天及夜间的平均血压水平,晨峰血压,血压昼夜节律。其中高血压诊断标准为:24 小时平均值≥ 130/80 mmHg,白昼平均值≥ 135/85 mmHg,夜间平均值≥ 120/70 mmHg。

(5) 由医护人员在标准条件下按统一规范进行测量,是目前诊断高血压、进行血压水平分级及观察降压疗效的常用方法,非同日 3 次血压≥ 140/90 mmHg 方可确诊。

2. 人群的筛查

(1) 建议年龄≥ 18 岁的成年人每 2 年至少测量 1 次血压,最好每年测量 1 次。

(2) 对于肥胖、年龄>55 岁、有高血压家族史、高盐饮食等易患人群一般要求每 6 个月测量 1 次血压。

(3) 充分利用单位体检、社区健康普查等机会进行筛查。

(二) 高血压的定义、分级与危险分层

诊断步骤:① 确立高血压诊断,确定血压水平分级。② 区分原发性和继发性高血压。③ 寻找其他心血管危险因素、靶器官损害及临床情况。

1. 高血压的定义 《中国高血压防治指南》(2018 年修订版)将高血压定义为:在未使用降压药物的情况下,非同日 3 次测量诊室血压,收缩压≥ 140 mmHg 和 / 或舒张压≥ 90 mmHg。收缩压≥ 140 mmHg 和舒张压<90 mmHg 为单纯性收缩期高血压。患者既往有高血压史,目前正在使用降压药物,血压虽然低于 140/90 mmHg,也可诊断为高血压。

2. 高血压的分级　根据血压升高水平，将高血压分为1级、2级和3级(表8-6)。

表8-6 《中国高血压防治指南》(2018年修订版)中高血压的定义和分类

类别	收缩压/mmHg		舒张压/mmHg
正常血压	<120	和	<80
正常高值	120~139	和/或	80~89
1级高血压(轻度)	140~159	和/或	90~99
2级高血压(中度)	160~179	和/或	100~109
3级高血压(重度)	≥180	和/或	≥110
单纯收缩期高血压	≥140	和	<90

注：收缩压与舒张压分属于不同级别时，以较高的分级为准。

3. 高血压的危险分层　通过最高血压、危险因素、靶器官损害及并存的临床情况等影响预后的因素对患者进行评估，并确定危险分层。其中影响高血压患者心血管预后的重要因素见表8-7。

表8-7　影响高血压患者心血管预后的重要因素

心血管危险因素	靶器官损害	伴临床疾患
·高血压(1~3级) ·男性>55岁 女性>65岁 ·吸烟或被动吸烟 ·糖耐量异常(餐后2小时血糖7.8~11.0 mmol/L)和/或空腹血糖受损(6.1~6.9 mmol/L) ·血脂异常(TC≥6.2 mmol/L或LDL-C≥4.1 mmol/L或HDL-C<1.0 mmol/L) ·早发心血管病家族一级亲属发病年龄<50岁 ·肥胖：BMI≥28 kg/m² 或腹型肥胖：男性腰围≥90 cm，女性腰围≥85 cm ·血同型半胱氨酸升高(≥15 μmol/L)	·左心室肥厚心电图：Sokolow-Lyon电压>3.8 mV或Cornell乘积>244 mV·ms；超声心动图LVMI：男性≥115 g/m²，女性≥95 g/m² ·颈动脉超声IMT≥0.9 mm或动脉粥样斑块 ·颈-股动脉脉搏波速度≥12 m/s ·踝/臂血压指数<0.9 ·eGFR降低[30~59 ml/(min·1.73 m²)]或血清肌酐轻度升高：男性115~133 μmol/L，女性107~124 μmol/L ·微量白蛋白尿，30~300 mg/24 h或白蛋白/肌酐比≥30 mg/g (3.5 mg/mmol)	·脑血管病：脑出血，缺血性脑卒中，短暂性脑缺血发作 ·心脏疾病：心肌梗死史，心绞痛，冠状动脉血运重建史，慢性心力衰竭，心房颤动 ·肾脏疾病：糖尿病肾病，肾功能受损，男性血肌酐≥133 μmol/L、女性血肌酐≥124 μmol/L，蛋白尿(≥300 mg/24 h) ·外周血管疾病 ·视网膜病变、出血或渗出，视乳头水肿 ·糖尿病：空腹血糖≥7.0 mmol/L (126 mg/dl)，餐后2小时血糖≥11.1 mmol/L(200 mg/dl)，糖化血红蛋白≥6.5%

注：TC，总胆固醇；LDL-C，低密度脂蛋白胆固醇；HDL-C，高密度脂蛋白胆固醇；BMI，体质指数；LVMI，左心室质量指数；IMT，颈动脉内中膜厚度；eGFR，估算的肾小球滤过率。

采用《中国高血压防治指南》(2018年修订版)的分层原则和基本内容，将高血压患者按心血管危险水平分为低危、中危、高危、很高危4个层次(表8-8)。通过危险分层可以快速检出高危个体，并制订个体化的综合治疗策略，有利于对患者进行健康教育和患者进行自我健康管理，提高患者的预防意识和依从性。

表 8-8　血压升高患者心血管危险水平分层

其他心血管危险因素和疾病史	血压 /mmHg			
	SBP 130~139 和 / 或 DBP 85~89	SBP 140~159 和 / 或 DBP 90~99	SBP 160~179 和 / 或 DBP 100~109	SBP ≥ 180 和 / 或 DBP ≥ 110
无		低危	中危	高危
1~2 个其他危险因素	低危	中危	中 / 高危	很高危
≥ 3 个其他危险因素，靶器官损害，或 CKD 3 期，无并发症的糖尿病	中 / 高危	高危	高危	很高危
临床并发症，或 CKD ≥ 4 期，有并发症的糖尿病	高 / 很高危	很高危	很高危	很高危

注：SBP，收缩压；DBP，舒张压；CKD，慢性肾脏疾病。

4. 继发性高血压　以下几种情况需警惕继发性高血压的可能。

(1) 高血压发病年龄 < 30 岁。

(2) 重度高血压（高血压 3 级）。

(3) 降压效果差，血压不易控制。

(4) 血尿、蛋白尿或有肾脏疾病史。

(5) 夜间睡眠时打鼾并出现呼吸暂停。

(6) 血压升高伴肢体肌无力或麻痹，常呈周期性发作，或伴自发性低血钾。

(7) 阵发性高血压，发作时伴头痛、心悸、皮肤苍白及多汗等。

(8) 下肢血压明显低于上肢，双侧上肢血压相差 20 mmHg 以上，股动脉等搏动减弱或不能触及。

(9) 长期口服避孕药。

（三）高血压评估的实践要点

通过病史采集、体格检查和实验室检查，对高血压患者是否伴有其他心血管危险因素、靶器官损害及相关临床疾患做出心血管风险的评估。

1. 问诊要点

(1) 何时发现高血压？当时有没有头晕、头痛等不适？

(2) 血压最高水平到过多少？——高血压分级的证据。

(3) 发现后是否到医院做过相关检查？结果如何？——了解是否做过必要的鉴别诊断。

(4) 发现血压高后有没有治疗过（包括药物与非药物治疗）？效果如何？平时血

压维持在什么水平？

(5) 有没有活动后气短及夜间平卧时呼吸困难？有没有发作过心绞痛？夜尿多吗？有没有感觉异常或肢体运动障碍？有没有下肢发凉或行走后疼痛？——了解有无靶器官损害的临床表现。

(6) 患有糖尿病、高脂血症吗？吸烟吗？饮酒吗？——了解高血压的危险因素。

(7) 从事的是脑力劳动还是体力劳动？平时锻炼身体吗？——了解高血压的危险因素。

(8) 亲属中有中年以前就患有心血管疾病的吗？——了解高血压的危险因素。

(9) 饮食习惯如何？吃的菜咸吗？——了解钠盐的摄入情况，指导非药物治疗。

(10) 最近有什么事情让您感到紧张或有压力吗？

对于首次接诊的高血压患者，还应特别注意询问以下问题。

(1) 患过肾脏病吗？——排除肾性高血压。

(2) 血压有没有发作性增高的特点？——排除嗜铬细胞瘤。

(3) 有过无原因的四肢无力吗？——排除原发性醛固酮增多症。

(4) 有睡眠打鼾的习惯吗？——排除睡眠呼吸暂停综合征。

(5) 近期食欲、体重有没有变化？大小便正常吗？——排除甲状腺功能亢进引起的高血压。

(6) 还患有哪些疾病？正在服用哪些药物？——排除药物引起的血压升高。

(7) 女性患者注意询问月经及避孕药物使用情况，有生育史的要了解妊娠和生产过程中是否合并妊娠期高血压及产后血压情况。——排除药物及妊娠引起的高血压。

2. 体格检查

(1) 测量身高、体重，计算出体质指数（BMI= 体重 / 身高 ^{2}）。

(2) 注意患者一般状态：例如，向心性肥胖、满月脸、水牛背等提示可能存在肾上腺皮质激素增多导致的血压升高，消瘦、突眼等提示可能是甲状腺功能亢进引起的血压升高。

(3) 测量血压：初诊患者应同时测量四肢血压，老年人要测量坐位、仰位、立位血压。

(4) 检查甲状腺大小及有无杂音。

(5) 心脏检查：注意心脏有无扩大、心率与节律、心音、杂音。

(6) 血管检查：听诊颈动脉、胸主动脉、腹部动脉和股动脉有无杂音。

(7) 腹部检查：有无肾增大、肿块及主动脉异常搏动。

(8) 神经系统及眼底检查：判断有无脑血管方面的损伤。

(9) 四肢检查：注意肢体运动协调性、四肢动脉搏动、神经系统体征及下肢有无水肿。

3. 实验室检查

（1）基本项目：血生化（血钾、血钠、空腹血糖、血脂、尿酸和肌酐）、血常规、尿液分析（尿蛋白、尿糖和尿沉渣镜检）、心电图等。

（2）推荐项目：超声心动图、颈动脉超声、口服葡萄糖耐量试验、糖化血红蛋白、血高敏 C 反应蛋白、尿白蛋白 / 肌酐比值、尿蛋白定量、胸片、眼底、脉搏波传导速度（PWV）及踝 / 臂血压指数（ABI）等。

（3）选择项目：血同型半胱氨酸；怀疑继发性高血压患者需选择血浆肾素活性或肾素浓度、血和尿醛固酮、血和尿皮质醇、血或尿儿茶酚胺、肾动脉超声和造影、肾和肾上腺超声、CT 或 MRI、肾上腺素及睡眠呼吸监测等；对有合并症的高血压患者，进行相应的心功能、肾功能和认知功能等检查。

4. 评估有无靶器官损害　有以下症状和体征提示可能存在靶器官损害，需进一步完善相关检查。

（1）心脏：心悸、胸痛，心脏杂音，下肢水肿。

（2）脑和眼：头晕，视力下降，感觉和运动异常。

（3）肾脏：眼睑水肿，夜尿增多，血尿、泡沫尿，腹部肿块，腰部及腹部血管性杂音。

（4）周围血管：间歇性跛行，四肢血压不对称，脉搏异常，血管杂音，足背动脉搏动减弱。

（四）高血压的治疗

治疗的根本目标是降低高血压的心、脑、肾与血管并发症发生和死亡的总危险。

1. 降压目标　在患者能耐受的情况下，逐步达成降压目标。

（1）一般高血压患者，应将血压降至 140/90 mmHg 以下，如果耐受还可降低。

（2）65 岁及以上老年人的收缩压应控制在 150 mmHg 以下，如能耐受还可进一步降低。

（3）伴有肾脏疾病、糖尿病或病情稳定的冠心病的高血压患者治疗应个体化，一般可以将血压降至 130/80 mmHg 以下。

（4）脑卒中后的高血压患者一般血压目标为 140/90 mmHg 以下。

（5）急性期的冠心病或脑卒中患者，应按照相关指南进行血压管理。

（6）舒张压低于 60 mmHg 的冠心病患者，应在密切监测血压的前提下逐渐实现收缩压达标。

2. 非药物治疗

（1）减少钠盐摄入，增加钾盐摄入，每日每人氯化钠摄入量 <6.0 g。

（2）合理膳食。饮食以水果、蔬菜、低脂奶制品、富含食用纤维的全谷物、植物来源的蛋白质为主，减少饱和脂肪酸和胆固醇摄入。

(3) 控制体重,建议将 BMI 控制在 <24 kg/m^2,腰围 <90 cm(男)或 85 cm(女)。

(4) 戒烟,避免被动吸烟。

(5) 限制饮酒,建议每日摄入乙醇量男性 <25 g,女性 <15 g;每周摄入乙醇量男性 <140 g,女性 <80 g。

(6) 增加运动,每周 4~7 天,每天累计 30~60 分钟的中等强度运动(如步行、慢跑、骑自行车、游泳等)。

(7) 保持心理平衡、心情愉悦、充足睡眠等。

3. 药物治疗

(1) 治疗时机:仅收缩压 <160 mmHg,且舒张压 <100 mmHg,且未合并其他并发症的情况下可暂缓给药,采用单纯生活方式干预最多 3 个月,若仍未达标需启动药物治疗。其余所有高血压患者一旦诊断,建议在生活方式干预的同时立即启动药物治疗。

(2) 用药原则:① 高龄初始用药患者建议从小剂量开始,其他高血压患者可从常用起始剂量开始。② 优选长效降压药物。③ 联合治疗,对血压≥ 160/100 mmHg、高于目标血压 20/10 mmHg 或高危患者,起始即可采用小剂量 2 种药物联合治疗,或使用固定配比复方制剂。④ 用药个体化。⑤ 药物经济学:终身治疗,需考虑成本 / 效益。

(3) 治疗药物:我国常用的降压药物主要有二氢吡啶类钙通道阻滞剂(CCB)、血管紧张素转换酶抑制剂(ACEI)、血管紧张素Ⅱ受体阻滞剂(ARB)、噻嗪类利尿药、β 受体阻滞剂。以上 5 类降压药及固定配比复方制剂均可作为高血压初始或维持治疗的选择药物。常用降压药的适应证见表 8-9。

表 8-9 常用降压药的适应证

适应证	CCB	ACEI	ARB	噻嗪类利尿药	β 受体阻滞剂
左心室肥厚	+	+	+	±	±
稳定型冠心病	+	+	+	−	+
心肌梗死后	−	+	+	+	+
心力衰竭	−	+	+	+	+
心房颤动预防	−	+	+	−	−
脑血管病	+	+	+	+	±
颈动脉内中膜增厚	+	±	±	−	−
蛋白尿 / 微量白蛋白尿	−	+	+	−	−
肾功能不全	±	+	+	+	−
老年人	+	+	+	+	±
糖尿病	±	+	+	±	−
血脂异常	±	+	+	−	−

注:+,适用;-,证据不足或不适用;±,可能适用。

4. 综合干预管理

(1) 调脂治疗:① 高血压合并冠心病、缺血性脑卒中、外周动脉粥样硬化病、慢性肾脏病、≥ 40 岁糖尿病、严重高胆固醇血症患者建议控制低密度脂蛋白胆固醇(LDL-C)<1.8 mmol/L;② 高血压合并以下三项中的两项者建议控制 LDL-C<2.6 mmol/L:吸烟、高密度脂蛋白胆固醇(HDL-C)<1.0 mmol/L、男性≥ 45 岁或女性≥ 55 岁;③ 不符合上述情况者,建议 LDL-C 降至 <3.4 mmol/L。

(2) 抗血小板治疗:高血压伴缺血性心脑血管疾病或存在心血管病危险因素,血压控制在 150/90 mmHg 以下者,推荐用小剂量(75~100 mg/d)阿司匹林治疗。

(3) 伴糖尿病积极降糖治疗:空腹血糖一般目标为 4.4~7.0 mmol/L;非空腹血糖 < 10.0 mmol/L;糖化血红蛋白 <7.0%。

(五) 高血压患者的健康教育

通过对社区人群及个体开展不同的教育方式,普及高血压相关健康知识,提高社区人群对高血压及其危险因素的认识,同时提高高血压患者的依从性,进行规范化治疗,使血压达标,减少心、脑、肾并发症的发生。由高血压管理团队共同负责高血压患者的健康教育,其主要内容见表 8-10。

表 8-10　高血压患者健康教育的主要内容

正常人群	高血压的高危人群	已确诊的高血压患者
·什么是高血压,高血压的危害,健康生活方式,定期监测血压	·什么是高血压,高血压的危害,健康生活方式,定期监测血压	·什么是高血压,高血压的危害,健康生活方式,定期监测血压
·高血压是可以预防的	·高血压的危险因素,有针对性的行为纠正和生活方式指导	·高血压的危险因素,有针对性的行为纠正和生活方式指导 ·高血压危险因素的综合干预 ·非药物治疗与长期随访的重要性和坚持终身治疗的必要性 ·高血压是可以治疗的,正确认识高血压药物的疗效和副作用 ·高血压自我管理的技能

视频:高血压患者的社区管理与转诊

(六) 高血压病例的社区管理

以社区为基础建立高血压的管理网络,从高血压患者的发现、确诊,到高血压病情程度的确定和分级、患者的教育、心理行为指导和随访、治疗方案的商讨和执行,均应实行规范化管理,有效地利用现有资源,提高血压控制率。

1. 建立档案(SOAP)　① 主观资料(S):首次接诊应了解患者相关症状、诊治过程、药物治疗、伴随疾病及其控制、康复治疗等。② 客观资料(O):包括体格检查,常规实验室检查及其他辅助检查等。③ 健康问题评估(A):患者存在的健康问题及危险因素,疾病控制情况,有无相关并发症,并发症是否改善等。④ 制订随访计划(P):包括危险因素干预计划、检查、治疗和随访等计划。

2. 随访评估　目的是评估心血管病发病风险、靶器官损害及并存的临床情况,随访评估是确定高血压治疗策略的基础。高血压随访评估内容见表 8-11。

表 8-11　高血压随访评估内容

监测项目	初诊	每次随访	季度随访	年度随访
症状	√	√	√	√
血压	√	√	√	√
体重	√			√
BMI	√			√
心率	√	√	√	√
饮食指导	√	√	√	√
运动指导	√	√	√	√
心理咨询	√	√	√	√
服药依从性	√	√	√	√
药物不良反应	√	√	√	√
血常规	√			√
尿常规	√			√
血钾	√			√
血糖	√			√
血脂四项	√			√
肌酐、尿素氮	√			√
肝功能	√			√
心电图	√			√
动态血压	选做			选做
超声心动图	选做			选做
颈动脉 B 超	选做			选做
尿白蛋白 / 肌酐	选做			选做
胸片	选做			选做
眼底检查	选做			选做

3. 分级管理　根据《中国高血压防治指南》(2018 年修订版),建议在基层高血压患者长期随访中,推荐根据患者血压是否达标分为一、二级管理,详见表 8-12。

表 8-12　高血压分级随访管理内容

项目	一级管理	二级管理
管理对象	血压已达标患者	血压未达标患者
非药物治疗	长期坚持	强化生活方式干预并长期坚持,加强教育,改善治疗依从性
随访频率	3 个月 1 次	2~4 周 1 次
药物治疗	维持药物治疗,保持血压达标	根据指南推荐调整治疗方案

（七）高血压的双向转诊

基层医疗卫生机构应将符合转诊条件的高血压患者及时转向综合性医院，由专科医生为患者进一步明确诊断，制订和调整个体化的治疗方案，待血压控制稳定后转回基层医疗卫生机构，由全科医生继续对患者进行随访和管理。

1. 初诊转诊

（1）血压显著升高，≥ 180/110 mmHg，经短期处理仍无法控制。

（2）怀疑新出现心、脑、肾并发症或其他严重临床情况。

（3）妊娠和哺乳期女性。

（4）发病年龄 < 30 岁。

（5）非利尿药或小剂量利尿药引起的低钾血症。

（6）伴蛋白尿或血尿。

（7）阵发性血压升高，伴头痛、心悸、多汗。

（8）双上肢收缩压差异 > 20 mmHg。

（9）因诊断需要到上级医院进一步检查。

2. 随访转诊

（1）至少 3 种降压药物足量使用，血压仍未达标。

（2）血压明显波动并难以控制。

（3）出现怀疑与降压药物相关且难以处理的不良反应。

（4）随访过程中发现严重临床疾患或心、脑、肾损害而难以处理。

3. 下列严重情况建议急救车转诊

（1）意识丧失或模糊。

（2）血压≥ 180/110 mmHg 伴剧烈头痛、呕吐，或突发言语障碍和肢体瘫痪。

（3）血压显著升高伴持续性胸背部剧烈疼痛。

（4）血压升高伴下肢水肿、呼吸困难，或不能平卧。

（5）胸闷、胸痛持续至少 10 分钟，伴大汗，心电图至少两个导联 ST 段抬高。

（6）其他影响生命体征的严重情况，如意识淡漠伴血压过低或测不出、心率过慢或过快，突发全身严重过敏反应等。

4. 上级医院转回基层医疗卫生机构

（1）高血压诊断明确。

（2）治疗方案确定。

（3）血压及伴随临床情况控制稳定。

二、糖尿病社区管理规范

案例 8－2

患者，男，56 岁，身高 174 cm，体重 75 kg，因近 4 个月双下肢麻木来全科门诊就诊。患者 9 年前诊断为糖尿病，此后未行规律治疗，自行服用二甲双胍、阿卡波糖、格列美脲等控制病情，期间偶尔监测血糖，自诉每次测血糖都在 17~18 mmol/L，最高时达到 22 mmol/L。4 个月前患者开始出现双下肢麻木，自行上网搜索后意识到是血糖控制欠佳导致，现为控制血糖就诊。无吸烟史，饮酒约 30 年，每周 1~2 次，具体量不定(每次 100~500 g 白酒不等)，无酗酒史，未戒。父母、妹妹均患有 2 型糖尿病，父亲于 83 岁时因糖尿病肾病去世。

讨论：

1. 请问还应补充询问患者哪些内容?
2. 该患者还需要做哪些检查，是否需要转诊?
3. 该患者如何治疗及管理?
4. 请给该患者制订健康教育内容。

糖尿病(diabetes mellitus，DM)是一组以慢性血葡萄糖(简称血糖)水平增高为特征的代谢性疾病，可导致心脏、血管、神经、肾脏、眼等器官慢性进行性病变、功能减退及衰竭。《中国 2 型糖尿病防治指南(2020 年版)》指出，2015—2017 年我国 18 岁及以上人群糖尿病患病率为 11.2%，2009 年全国大中城市医院糖尿病门诊的患者在口服降糖药和 / 或胰岛素治疗后，糖化血红蛋白(HbA1c)<7.0% 的达标率为 35.5%，HbA1c<6.5% 的达标率仅为 20.3%。因此，中国糖尿病患病率高、致残率高、控制率低，防治糖尿病的任务十分艰巨。

(一) 糖尿病的筛查

1. 血糖检测

(1) 血浆血糖检测：包括空腹血糖、餐后血糖和随机血糖，是诊断糖尿病的主要依据。

(2) 末梢血血糖检测：方便快捷，可以为临床诊断提供初步依据。

(3) 尿糖检测：可以为诊断糖尿病提供重要线索，但不能作为诊断依据。

(4) 口服葡萄糖耐量试验(oral glucose tolerance test，OGTT)：是诊断糖尿病的金标准。

(5) HbA1c：推荐将 HbA1c ≥ 6.5% 作为糖尿病的补充诊断。

2. 人群筛查

(1) 高危人群：在18岁以上的成人中，具有下列任何一个及以上高危因素者，均为高危人群。

1) 年龄≥40岁。

2) 有糖尿病前期史[有糖耐量减低(IGT)、空腹血糖受损(IFG)或两者共同存在史]。

3) 体质指数(BMI)≥24 kg/m² 和/或中心性肥胖(男性腰围≥90 cm，女性腰围≥85 cm)。

4) 缺乏体力活动者。

5) 一级亲属中有糖尿病。

6) 有巨大儿分娩史或妊娠期糖尿病史的女性。

7) 高血压(收缩压≥140 mmHg和/或舒张压≥90 mmHg)或正在接受降压治疗。

8) 血脂异常[HDL-C≤0.90 mmol/L(≤35 mg/dl)和/或三酰甘油(TG)≥2.22 mmol/L(≥200 mg/dl)]或正在接受调脂治疗。

9) 动脉粥样硬化性心血管疾病患者。

10) 有一过性类固醇糖尿病病史。

11) 多囊卵巢综合征患者或伴有胰岛素抵抗相关的临床状态(如黑棘皮病等)。

12) 长期接受抗精神病药物和/或抗抑郁药物治疗及他汀类药物治疗的患者。

13) 中国糖尿病风险评分(表8-13)总分≥25分。

(2) 筛查方法：

1) 推荐对高危人群行空腹血糖+OGTT检查。

2) 推荐采用中国糖尿病风险评分表进行初筛(表8-13)，如20~74岁普通人群行风险评估，总分≥25分，则建议行OGTT检查。

表8-13 中国糖尿病风险评分

评分指标	分值
年龄/岁	
20~24	0
25~34	4
35~39	8
40~44	11
45~49	12
50~54	13
55~59	15
60~64	16
65~74	18

续表

评分指标	分值
收缩压 /mmHg	
<110	0
110~119	1
120~129	3
130~139	6
140~149	7
150~159	8
≥ 160	10
体质指数 /(kg·m^{-2})	
<22.0	0
22.0~23.9	1
24.0~29.9	3
≥ 30.0	5
腰围 /cm	
男性<75.0,女性<70.0	0
男性 75.0~79.9,女性 70.0~74.9	3
男性 80.0~84.9,女性 75.0~79.9	5
男性 85.0~89.9,女性 80.0~84.9	7
男性 90.0~94.9,女性 85.0~89.9	8
男性≥ 95.0,女性≥ 90.0	10
糖尿病家族史(父母、同胞、子女)	
无	0
有	6
性别	
女性	0
男性	2

注:1 mmHg=0.133 3 kPa;判断糖尿病的最佳切点为 25 分,总分≥ 25 分者应进行 OGTT 检查。

3) 若 OGTT 结果正常,3 年后应重复检查。

4) 若筛查结果为糖尿病前期,建议每年筛查一次。

(二) 糖尿病的诊断、分类及分型

1. 糖尿病的诊断标准　满足以下任何一项或以上者均可诊断为糖尿病。

(1) 典型糖尿病症状(多饮、多尿、多食、不明原因的体重下降)加上随机血糖≥ 11.1 mmol/L。

(2) 空腹血糖(FPG)≥ 7.0 mmol/L。

(3) 葡萄糖负荷后 2 小时血糖(2hPG)≥ 11.1 mmol/L。

(4) HbA1c ≥ 6.5% mmol/L。

无糖尿病典型症状者,需改日复查确认。

注：空腹状态指至少8小时没有进食热量；随机血糖指不考虑上次用餐时间，一天中任意时间的血糖，不能用来诊断空腹血糖异常或糖耐量异常。

2. 糖代谢异常的分类　包括IFG、IGT和糖尿病（表8-14），其中IFG和IGT统称为糖调节受损，也称为糖尿病前期。

表8-14　糖代谢状态分类

糖代谢分类	静脉血浆葡萄糖/（$mmol \cdot L^{-1}$）	
	空腹血糖	葡萄糖负荷后2小时血糖
正常血糖	<6.1	<7.8
IFG	≥6.1，<7.0	<7.8
IGT	<7.0	≥7.8，<11.1
糖尿病	≥7.0	≥11.1

3. 糖尿病的病因学分型　包括4型。

（1）1型糖尿病：

1）免疫介导性。

2）特发型。

（2）2型糖尿病。

（3）特殊类型糖尿病：

1）胰岛B细胞功能遗传性缺陷：第12号染色体，肝细胞核因子-1α（HNF-1α）基因突变［青少年的成人起病型糖尿病（MODY）3］；第7号染色体，葡萄糖激酶（GCK）基因突变（MODY2）；第20号染色体，肝细胞核因子-4α（HNF-4α）基因突变（MODY1）；第17号染色体，肝细胞核因子-1β（HNF-1β）基因突变（MODY5）；线粒体DNA突变；其他。

2）胰岛素作用遗传性缺陷：A型胰岛素抵抗、多诺霍（Donohue）矮妖精貌综合征、拉布森-孟德豪尔（Rabson-Mendenhall）综合征、脂肪萎缩性糖尿病及其他。

3）胰腺外分泌疾病：胰腺炎、创伤/胰腺切除术后、胰腺肿瘤、胰腺囊性纤维化、血色病、纤维钙化性胰腺病及其他。

4）内分泌疾病：肢端肥大症、库欣综合征、胰高糖素瘤、嗜铬细胞瘤、甲状腺功能亢进症、生长抑素瘤、醛固酮瘤及其他。

5）药物或化学品所致的糖尿病：灭鼠剂Vacor（N-3吡啶甲基N-P硝基苯尿素）、喷他脒、烟酸、糖皮质激素、甲状腺激素、二氮嗪、β-肾上腺素受体激动剂、噻嗪类利尿药、苯妥英钠、γ-干扰素及其他。

6）感染：先天性风疹，巨细胞病毒、腺病毒、流行性腮腺炎病毒感染及其他。

7）不常见的免疫介导性糖尿病：僵人（stiff-man）综合征、胰岛素自身免疫综合征、胰岛素受体抗体及其他。

8）其他与糖尿病相关的遗传综合征：唐氏（Down）综合征、克兰费尔特（Klinefelter）综合征、特纳（Turner）综合征、沃尔弗拉姆（Wolfram）综合征、弗里德赖希（Friedreich）共济失调、亨廷顿（Huntington）病、劳－穆－比（Laurence-Moon-Biedl）综合征、强直性肌营养不良、卟啉病、普拉德－威利（Prader-Willi）综合征及其他。

（4）妊娠期糖尿病。

（三）糖尿病评估的实践要点

通过病史采集、体格检查和实验室检查，全科医生应对每位糖尿病患者伴有的糖尿病危险因素、靶器官损害及相关临床疾患做出综合性风险评估。

1. 问诊要点

（1）何时发现血糖高的？当时有没有多饮、多食、多尿、体重减轻或昏迷等症状？——了解有无典型糖尿病症状、酮症酸中毒症状等。

（2）有没有到正规医院诊断过糖尿病？做过什么检查？有没有做过喝糖水或吃馒头后抽静脉血等特殊检查？结果如何？——明确糖尿病诊断是否明确，是否做过OGTT检查。

（3）平时一日三餐是怎么吃的？吃的分别是什么？具体的量是多少？——了解饮食及营养状况。

（4）平时爱不爱运动？一般是做什么运动？运动的频率和时间是多少？有无吸烟、饮酒？——了解运动情况，危险因素。

（5）患病以后有没有医生或护士专门指导您应该如何控制饮食、如何运动、如何检测血糖、如何配合治疗等问题？——了解是否接受过糖尿病教育。

（6）患病以后接受了什么治疗？用的什么药？具体的量是多少？有没有按时按量用药？现在用药的方案是什么？——了解治疗方案，评估依从性及治疗意愿。

（7）在治疗过程中有没有检测血糖和糖化血红蛋白等指标？——了解治疗效果。

（8）在治疗过程中有没有发生过低血糖、昏迷等情况？如果有，发作了多少次？发作之前有没有吃饭、感冒或其他一些特殊的事情？——了解低血糖、酮症酸中毒发生史。

（9）有没有视物模糊、视力下降等表现？——了解有无眼睛损害。

（10）有没有腰痛、泡沫尿？有没有眼睑、双下肢或其他地方水肿的情况？——了解有无肾脏损害。

（11）有没有四肢麻木、疼痛、痛觉减退和间歇性跛行、性功能障碍等不适？——了解有无神经病变。

（12）有没有心悸、胸闷、胸痛、头晕、头痛等症状？——了解有无大血管并发症。

（13）有没有高血压、高血脂、高尿酸等情况？——了解合并症及危险因素。

（14）家里人有没有糖尿病？——了解危险因素。

(15) 您的家庭关系怎么样？您有没有心理上的问题？——了解家庭关系、心理状态、糖尿病危险因素。

(16) 女性患者注意询问有无妊娠期糖尿病、多囊卵巢综合征等情况。——了解危险因素。

(17) 是否服用糖皮质激素类药物、抗精神病药物和平喘药物？——了解有无药物影响。

2. 体格检查

(1) 测量身高、体重、腰围，计算出体质指数(BMI)。

(2) 测量血压。

(3) 眼底检查。

(4) 甲状腺触诊。

(5) 皮肤检查(黑棘皮病、胰岛素注射部位)。

(6) 足部检查：视诊、足背动脉及胫后动脉搏动触诊、踝反射、震动觉、痛觉、温度觉和单尼龙丝压力觉。

3. 实验室检查

(1) 常规检查：血糖、血脂、肝肾功能、估算肾小球滤过率、尿常规、肾病指数(尿白蛋白 / 尿肌酐)、HbA1c、糖化血清白蛋白。

(2) 特殊检查：心电图和神经病变相关检查。

4. 评估有无靶器官损害　有以下症状和体征提示可能存在靶器官损害，需进一步完善相关检查。

(1) 大血管并发症：心血管疾病(心悸、胸痛、心脏杂音、下肢水肿等)，脑血管疾病(头晕、眩晕等)，外周动脉疾病(间歇性跛行、四肢血压不对称、脉搏异常、血管杂音、足背动脉搏动减弱等)。

(2) 微血管并发症：糖尿病视网膜病变(视力下降、视物模糊等)，糖尿病肾病(夜尿增多、泡沫尿、下肢水肿等)，神经病变(感觉神经病变包括足部损伤，自主神经病变包括性功能异常和胃轻瘫等)。

(四) 2 型糖尿病的治疗

1. 治疗目标　糖尿病的综合控制目标包括控制血糖、血压、血脂，抗血小板，控制体重(表 8-15)。HbA1c 控制目标应遵循个体化原则，年龄较小、病程较短、预期寿命较长、无并发症、未合并心血管疾病的 T2DM 患者在没有低血糖及其他不良反应的情况下可采取更严格的 HbA1c 控制目标，反之则采取相对宽松的 HbA1c 目标。

表 8-15　中国 2 型糖尿病综合控制目标

指标	目标值
血糖 /(mmol·L^{-1})①	
空腹	4.4~7.0
非空腹	<10.0
HbA1c/%	<7.0
血压 /mmHg	<130/80
总胆固醇 /(mmol·L^{-1})	<4.5
高密度脂蛋白胆固醇 /(mmol·L^{-1})	
男性	>1.0
女性	>1.3
三酰甘油 /(mmol·L^{-1})	<1.7
低密度脂蛋白胆固醇 /(mmol·L^{-1})	
未合并动脉粥样硬化性心血管疾病	<2.6
合并动脉粥样硬化性心血管疾病	<1.8
体质指数 /(kg·m^{-2})	<24
葡萄糖目标范围内时间(TIR)②/%	>70

注:① 毛细血管血糖。② TIR 又称葡萄糖达标时间百分比,指 24 小时内葡萄糖在目标范围内(通常为 3.9~10.0 mmol/L)的时间(用分钟表示)或其所占的百分比,但应高度个体化。

2. 非药物治疗

(1) 控制饮食:每日摄入总热量均衡稳定,减少饱和脂肪酸摄入。

(2) 合理运动:增加日常身体活动,成年 2 型糖尿病患者若无禁忌每周至少 150 分钟中等强度有氧运动,减少静坐时间。

(3) 控制体重:超重和肥胖的患者应积极减肥,目标是减轻体重的 5%~10%。管理方式包括生活方式干预、药物、手术等综合手段。肥胖的 2 型糖尿病患者尽量通过生活方式干预及药物治疗控制体重,血糖仍控制不佳者建议代谢手术治疗。

(4) 改善生活方式:提倡积极健康的生活方式。生活方式干预是 2 型糖尿病的基础治疗措施,应贯穿于治疗的始终。

3. 药物治疗

(1) 2 型糖尿病患者如果单纯改善生活方式不能使血糖控制达标,应开始单药治疗,首选二甲双胍,若无禁忌证,二甲双胍应一直保留在治疗方案中,不适合二甲双胍治疗者可选择 α－糖苷酶抑制剂或胰岛素促分泌剂。

(2) 如单独使用二甲双胍治疗而血糖未达标,则可进行二联治疗,加用胰岛素促分泌剂、α－糖苷酶抑制剂、二肽基肽酶 -4(DPP-4) 抑制剂、噻唑烷二酮(TZDs)、钠－葡萄糖协同转运蛋白 -2(SGLT-2) 抑制剂、胰岛素(德谷胰岛素、甘精胰岛素 U300)或胰高血糖素样肽 -1(GLP-1) 受体激动剂或双胰岛素类似物(德谷门冬双胰岛素 70/30)。

(3) 三联治疗:上述不同机制的降糖药物可以 3 种药物联合使用。

(4) 如三联治疗控制血糖仍不达标,则应将治疗方案调整为多次胰岛素治疗(基础胰岛素加餐时胰岛素或每日多次预混胰岛素),采用多次胰岛素治疗时应停用胰岛素促分泌剂。

(5) 合并动脉粥样硬化性心血管疾病或心血管风险高危的 2 型糖尿病患者,不论其 HbA1c 是否达标,只要没有禁忌证,都应在二甲双胍的基础上加用具有动脉粥样硬化性心血管疾病获益证据的 GLP-1 受体激动剂或 SGLT2 抑制剂(高危指年龄≥55 岁伴以下至少一项:冠状动脉或颈动脉或下肢动脉狭窄≥50%,左心室肥厚)。

(6) 合并慢性肾脏病或心力衰竭的 2 型糖尿病患者,不论其 HbA1c 是否达标,只要没有禁忌证,都应在二甲双胍的基础上加用 SGLT2 抑制剂;合并慢性肾脏病的 2 型糖尿病患者,如不能使用 SGLT2 抑制剂,可考虑选用 GLP-1 受体激动剂。

4. 综合干预治疗

(1) 降压治疗:控制目标为低于 130/80 mmHg,首选血管紧张素转换酶抑制剂(ACEI)或血管紧张素Ⅱ受体抑制剂(ARB)。

(2) 降脂治疗:以降低低密度脂蛋白胆固醇(LDL-C)作为首要目标,未合并动脉粥样硬化性心血管疾病患者控制 LDL-C<2.6 mmol/L,合并动脉粥样硬化性心血管疾病患者控制 LDL-C<1.8 mmol/L。

(3) 抗血小板治疗:有心血管病史的糖尿病患者应常规使用阿司匹林(75~150 mg/d)二级预防,同时需要评估出血风险;对阿司匹林不耐受者推荐使用氯吡格雷(75 mg/d)。急性冠脉综合征的糖尿病患者推荐二者联合使用 1 年。

(五) 糖尿病患者的健康教育

每位糖尿病患者一经诊断即应接受糖尿病健康教育。

1. 教育方式

(1) 集体教育:包括小组教育(时间 1 小时左右,患者 10~15 人)和大课堂教育(时间 1.5 小时左右,患者 50~200 人),主要针对对糖尿病缺乏认识的患者及糖尿病高危人群。

(2) 个体教育:糖尿病教育者与患者进行一对一的沟通和指导,适合一些需要重复练习的技巧学习,如自我注射胰岛素、自我血糖监测等。

(3) 远程教育:通过手机或互联网传播糖尿病自我管理健康教育相关资讯。

2. 教育内容

(1) 糖尿病的自然进程、临床表现。

(2) 糖尿病的危害及如何防治急慢性并发症。

(3) 个体化的治疗目标。

(4) 个体化的生活方式干预措施和饮食计划、规律运动和运动处方。

(5) 口服药、胰岛素治疗及规范的胰岛素注射技术。

(6) 自我血糖监测和尿糖监测(当血糖监测无法实施时),血糖测定结果的意义和应采取的干预措施。

(7) 口腔护理、足部护理、皮肤护理的具体技巧。

(8) 特殊情况应对措施(如疾病、低血糖、应激和手术)。

(9) 糖尿病患者的社会心理适应。

(10) 糖尿病自我管理的重要性。

(11) 糖尿病妇女受孕计划及监护。

(六) 糖尿病病例的社区管理

1. 确定对象

(1) 医生在诊疗过程中,通过检测血糖在就诊者中发现和诊断的糖尿病患者。

(2) 社区卫生调查或健康体检发现的糖尿病患者及高危人群。

2. 建立档案　通过收集患者的基本信息、现病史、既往史、家族史、用药情况、生活行为(饮食、运动、吸烟、饮酒等)、体格检查、实验室检查、特殊检查、诊断和治疗等情况,为患者建立档案,进行管理。

3. 开展随访　HbA1c 是血糖长期控制最重要的评估指标之一,也是指导临床治疗方案调整的重要依据之一。在治疗之初,至少每 3 个月检测一次,一旦达到治疗目标值,可每 6 个月检测一次,至少每年检测一次。每年至少进行一次肝肾功能、血脂、心电图、眼底、足病和肾病检查。标准临床监测方案如表 8-16。

表 8-16　标准临床监测方案

监测项目	初访	随访	每季度随访	年随访
体重 / 身高	√	√	√	√
腰围	√	√	√	√
血压	√	√	√	√
空腹 / 餐后血糖	√	√	√	√
HbA1c	√		√	√
尿常规	√	√	√	√
总胆固醇、高 / 低密度脂蛋白胆固醇、三酰甘油	√			√
肾病指数*	√			√
肌酐 / 尿素氮	√			√
肝功能	√			√
促甲状腺激素(TSH)	√			√
心电图	√			√
眼:视力及眼底	√			√
足:足背动脉搏动,神经病变相关检查	√			√

注:* 在允许的情况下进行。

4. 血糖监测

(1) 指尖毛细血管血糖检测是自我血糖监测最理想的方法。

(2) 自我血糖监测适用于所有糖尿病患者,特别是注射胰岛素的患者和妊娠糖尿病患者,必须进行自我血糖监测。

(3) 自我血糖监测的频率可根据治疗要达到的目标和治疗方式的不同而不同,时间点应至少包含空腹和三餐后2小时血糖(表8-17)。

表 8-17 自我血糖监测频率

治疗方案	HbA1c 未达标或治疗开始时	HbA1c 已达标
胰岛素治疗	≥5次/日	2~4次/日
非胰岛素治疗	每周3日,5~7次/日	每周3日,2次/日

5. 尿糖监测　适用于受条件所限无法测血糖时,但是尿糖监测对发现低血糖没有帮助,也难以做到精细降糖。

(七) 糖尿病的双向转诊

糖尿病患者适时地实施双向转诊可确保得到安全、有效的治疗方法。

1. 向上级医院转诊

(1) 初次发现血糖异常,病因和分型不明确者。

(2) 儿童和年轻(年龄<25岁)的糖尿病患者。

(3) 妊娠和哺乳期妇女血糖异常者。

(4) 糖尿病急性并发症:随机血糖≥16.7 mmol/L伴或不伴意识障碍(确诊糖尿病酮症酸中毒,疑似为糖尿病酮症酸中毒、高血糖高渗综合征或乳酸性酸中毒)。

(5) 反复发生低血糖或发生过一次严重低血糖。

(6) 血糖、血压和/或血脂不达标者。

1) 血糖(FPG、餐后2小时血糖或HbA1c)控制不达标,调整治疗方案规范治疗3~6个月后HbA1c>8.0%者。

2) 血压控制不达标,调整治疗方案并规范治疗3个月后血压>130/80 mmHg。

3) 血脂不达标,调整治疗方案并规范治疗6个月后LDL-C>2.6 mmoL/L。

(7) 糖尿病慢性并发症(视网膜病变、肾病、神经病变、糖尿病足或周围血管病变)的筛查、治疗方案的制订和疗效评估在社区处理有困难者。

(8) 糖尿病慢性并发症导致严重靶器官损害需要紧急救治者(急性心脑血管病,糖尿病肾病导致的肾功能不全,糖尿病视网膜病变导致的严重视力下降,糖尿病外周血管病变导致的间歇性跛行和缺血性症状,糖尿病足)。

(9) 血糖波动较大,基层处理困难或需要制订胰岛素控制方案者。

(10) 出现严重降糖药物不良反应难以处理者。

2. 上级医院转回基层医疗卫生机构

(1) 初次发现血糖异常者,已明确诊断和确定治疗方案。

(2) 糖尿病急性并发症治疗后病情稳定。

(3) 糖尿病慢性并发症已确诊,已制订治疗方案并评估疗效。

(4) 经调整治疗方案,血糖、血压和血脂控制达标;

1) 血糖达标:HbA1c<7.0%;FPG<7.0 mmol/L;餐后 2 小时血糖<10.0 mmol/L。

2) 血压达标:<130/80 mmHg。

3) 血脂达标:LDL-C<2.6 mmol/L,或他汀类药物已达到最大剂量或最大耐受剂量。

(八) 2 型糖尿病社区管理的评估指标

1. 管理率　指基层医疗卫生机构管理的糖尿病患病人数占辖区糖尿病患病总人数的比例。

计算公式:管理率 = 已管理糖尿病患病人数 / 辖区糖尿病患病总人数 ×100%。

辖区糖尿病患病总人数估算:辖区常住成年人口总数 × 成年人糖尿病患病率(通过当地居民普查、抽样调查获得或选用本省或全国近期糖尿病患病率指标)。

2. 规范管理率　指实施分级规范管理的糖尿病患病人数(进行药物及非药物治疗并定期随访的患者),占年度登记管理的糖尿病患病人数的比例。1 年中坚持治疗并完成规范要求的随访次数达 70% 以上的,即视为规范管理。

计算公式:规范管理率 = 规范管理糖尿病患病人数 / 年度管理糖尿病患病人数 ×100%。

3. 管理人群血糖控制率　指接受管理的糖尿病患者中血糖达标的人数占管理糖尿病患病人数的比例。

计算公式:管理人群血糖控制率 = 血糖达标人数 / 管理糖尿病患病人数 ×100%。

糖尿病的血糖达标为:HbA1c<7% 和 / 或 FPG<7.2 mmol/L。

三、慢性阻塞性肺疾病社区管理规范

案例 8-3

患者,男,64 岁,咳嗽、咳痰、喘息 30 余年,活动后气促加重十余年。30 年来每年冬季多于受凉后出现咳嗽、咳痰、喘息,症状持续 3~4 个月,经抗感染及平喘治疗症状有所缓解。否认高血压病、心脏病、结核病、糖尿病、肝病等病史，吸烟 40 年，每日 20 支。体格检查：血压 128/89 mmHg，脉搏 101 次 / 分，呼吸 24 次 / 分，氧饱和度 89%，口唇略发绀，桶状胸，双肺叩诊过清音，双肺呼吸音稍低，呼气延长。

讨论：

1. 该患者考虑诊断为何病？如何对疾病进行分期和评估？

2. 如何给该患者制订治疗及管理措施？

慢性阻塞性肺疾病（chronic obstructive pulmonary disease，COPD）是一种严重危害人类健康的常见病、多发病。COPD 居全球死亡原因的第 3 位。我国 COPD 病例的数量从 1990 年的 3 240 万上升到 2013 年的 5 480 万，目前患者数近 1 亿。我国 40 岁以上人群 COPD 患病率为 13.7%，并随年龄增长而快速上升。因此，COPD 对我国居民健康造成的威胁及防控形势十分严峻。COPD 是一种可预防、可治疗的疾病，因此开展 COPD 的合理管理有重要意义。

（一）COPD 的筛查

1. 筛查工具　筛查问卷联合便携肺功能仪：推荐所有筛查对象先进行 COPD-PS 或 COPD-SQ 问卷筛查，筛查问卷阳性人群，或有慢性呼吸道症状的人群，均应进行便携肺功能仪检查。肺功能测定是确诊为 COPD 的必备条件，应用支气管扩张剂后，第 1 秒用力呼气容积（FEV_1）与用力肺活量（FVC）的比值小于 70%（FEV_1/FVC <0.7），则表明患者存在持续性气流受阻，结合肺部影像学检查，考虑 COPD。

2. 筛查人群　年龄在 40 岁以上并存在 COPD 危险因素和 / 或呼吸道症状的人群。

（1）具有 COPD 危险因素的人群：① 个体因素（如遗传因素、性别、肺生长发育不良、支气管哮喘、低体重指数等）。② 环境因素：a. 吸烟史；b. 长期（超过 1 年）接触粉尘和化学毒物的工作史；c. 长期（超过 1 年）接触室内空气污染史（炭火取暖、被动吸烟、接触油烟等）；d. 儿童时期反复患下呼吸道感染；e. 其他：如社会经济地位较差。

（2）具有慢性呼吸道症状的人群：① 呼吸困难，特征表现为活动后呼吸困难。② 经常咳嗽，每年咳嗽的天数超过 3 个月。③ 经常有痰，每年有痰的天数超过 3 个月。

（二）COPD 的定义、分级及评估

1. COPD 的定义　COPD 是一种常见的、可以预防和治疗的疾病，以持续呼吸症状和气流受限为特征，通常由于明显暴露于有毒颗粒或气体引起的气道和 / 或肺泡异常所引起。

2. COPD 急性加重期（AECOPD）严重程度分级　见表 8-18。

表 8-18　AECOPD 严重程度分级

分级	呼吸频率	辅助呼吸肌	精神状态	$PaCO_2$ 值	低氧血症改善情况
Ⅰ级，无呼吸衰竭（门诊可处理）	20~30 次 / 分	未动用辅助呼吸肌	无改变	无升高	
Ⅱ级，无生命危险的急性呼吸衰竭（入住普通病房）	>30 次 / 分	动用辅助呼吸肌	无改变	$PaCO_2$ 较基础值升高或升高至 50~60 mmHg	吸氧浓度为 24%~35% 时可改善
Ⅲ级，有生命危险的急性呼吸衰竭（入住 ICU）	>30 次 / 分	动用辅助呼吸肌	精神状态急性改变	$PaCO_2$ 较基础值升高或 >60 mmHg 或存在酸中毒（pH ≤ 7.25）	吸氧浓度 >40% 仍不能改善

注：ICU，重症监护病房。

3. COPD 稳定期的分级及评估

（1）气流受限严重程度分级：见表 8-19。

表 8-19　COPD 气流受限严重程度分级

分级	肺功能测定
GOLD 1：轻度	FEV_1/FVC <70%，FEV_1% 预测值 ≥ 80%
GOLD 2：中度	FEV_1/FVC <70%，50% ≤ FEV_1% 预测值 <80%
GOLD 3：重度	FEV_1/FVC <70%，30% ≤ FEV_1% 预测值 <50%
GOLD 4：极重度	FEV_1/FVC <70%，FEV_1% 预测值 <30%

注：该表是建立在吸入支气管扩张剂后 FEV_1 的基础上；GOLD，慢性阻塞性肺疾病全球倡议。

（2）症状评估：采用问卷的方式，推荐使用 COPD 评估测试（COPD assessment test，CAT）及使用改良的英国医学委员会量表（modified British Medical Research Council scale，mMRC）进行评估，如表 8-20、表 8-21。

表 8-20　COPD 评估测试

我从不咳嗽	0	1	2	3	4	5	我一直咳嗽
我一点痰也没有	0	1	2	3	4	5	我有很多很多痰
我一点也没有胸闷的感觉	0	1	2	3	4	5	我有很重的胸闷的感觉
当我爬坡或爬一层楼梯时我并不感到喘不过气来	0	1	2	3	4	5	当我爬坡或爬一层楼梯时我感觉非常喘不过气来
我在家里的任何劳动都不受 COPD 的影响	0	1	2	3	4	5	我在家里的任何活动都很受 COPD 的影响
每当我外出时，我就能外出	0	1	2	3	4	5	因为我有 COPD，所以我从来没有外出过
我睡眠非常好	0	1	2	3	4	5	因为我有 COPD，所以我的睡眠非常不好
我精力旺盛	0	1	2	3	4	5	我一点精力都没有

评分标准：0~10 分为轻微影响；11~20 分为中等影响；21~30 分为严重影响；31~40 分为非常严重影响（分值范围为 0~40 分）。

表 8-21 mMRC 呼吸困难量表

0	仅在剧烈运动时感到呼吸困难	0 分
1	平地急行时气短或上坡时气短	1 分
2	行走慢于同龄人,因为以自己的步速行走感到气短且必须停下来喘气	2 分
3	平地行走 100 m 或以自己的步速行走数分钟即气短	3 分
4	因气短不能离开房间,或脱衣时喘不过气	4 分

(3) 急性加重风险评估:既往 1 年急性加重次数,0~1 次提示低危,2 次或以上提示高危。

(4) 综合评估:根据气流受限严重程度的分级、症状及急性加重风险,使用“ABCD 评估工具”对患者进行综合评估(表 8-22)。

表 8-22 COPD 综合评估表

<table>
<tr><td rowspan="3">气流受限
GOLD 分级</td><td>4
3</td><td>C</td><td>D</td><td>≥ 2 次或 ≥ 1 次
导致住院</td><td rowspan="3">急性加重病史</td></tr>
<tr><td>2
1</td><td>A</td><td>B</td><td>0 次或 1 次且未导致住院</td></tr>
<tr><td></td><td>mMRC 0~1
CAT < 10</td><td>mMRC ≥ 2
CAT ≥ 10</td><td></td></tr>
</table>

(三) COPD 评估的实践要点

COPD 具有持续性的呼吸症状和气流受限。通过病史采集、体格检查和肺功能测定,对 COPD 患者的症状和急性加重风险进行综合评估。

1. 问诊要点

(1) 起病缓慢,病程长。

(2) 吸烟史、职业粉尘接触史、长期以木材煤炭等为燃料使用史等。

(3) 慢性咳嗽:反复数年出现的慢性咳嗽,但也有不少病例虽有明显气流受限,但无咳嗽症状。

(4) 呼吸困难:逐步加重的劳力性气短或呼吸困难,最终发展到静息时气短或呼吸困难。

(5) 急性加重期:咳嗽加重,支气管分泌物增多,胸闷、气促加重,发热等,严重时出现呼吸衰竭症状。

(6) 全身表现:体重下降,食欲减退,营养不良,精神抑郁和 / 或焦虑等。

2. 体格检查

(1) 早期可无异常体征。

(2) 随疾病进展出现阻塞性肺气肿体征。典型的体征为桶状胸,呼吸运动减弱;语音震颤减弱;叩诊呈过清音,心浊音界缩小或消失,肝浊音界下移;听诊呼吸音减弱,呼气延长。

(3) 并发感染时肺部可有湿性啰音。

(4) 如剑突下出现心脏搏动,心音较心尖部明显增强,提示并发早期肺源性心脏病。

3. 肺功能测定　使用支气管舒张剂后 $FEV_1/FVC<0.7$ 表明患者存在持续性气流受阻,排除其他疾病后可考虑 COPD。

(四) COPD 稳定期的管理

1. 管理目标　① 减轻目前症状,如缓解呼吸系统症状、改善运动耐量和健康状况;② 降低未来风险,如防止疾病进展、防治急性加重及降低病死率。

2. 教育　通过医务人员的教育和患者的自我教育,可以提高患者和有关人员对 COPD 的认识及自身处理疾病的能力,使其更好地配合管理,加强疾病预防,减少急性加重,提高生活质量,维持病情稳定。教育的内容包括:① 戒烟宣教;② COPD 的病理生理与临床基础知识;③ 长期规律使用药物的重要性;④ 吸入药物和吸入装置的正确使用;⑤ 缓解呼吸困难的技巧;⑥ 了解需到医院就诊的时机;⑦ 呼吸康复相关知识;⑧ 急性加重的处理方式;⑨ 终末期 COPD 的伦理问题。

3. 危险因素的管理　① 戒烟及烟草依赖的治疗,干预患者戒烟是关键措施;② 控制职业性或环境污染,建议患者避免持续暴露于有害刺激物中。

4. 药物治疗

(1) 支气管扩张剂的使用:吸入性支气管扩张剂可以很好地预防和控制症状,是 COPD 治疗的核心。常用的支气管扩张剂有三类:β_2 受体激动剂、抗胆碱能药物、甲基黄嘌呤类(茶碱类)(表 8-23)。

表 8-23　支气管扩张剂

β_2 受体激动剂	抗胆碱能药物	甲基黄嘌呤类(茶碱类)
短效	短效	氨茶碱
非诺特罗	异丙托溴铵	茶碱(缓释)
左旋沙丁胺醇	氧托溴铵	
沙丁胺醇	长效	
特布他林	阿地溴铵	
长效	格隆溴铵	
福莫特罗	噻托溴铵	
茚达特罗	芜地溴铵	
奥达特罗		
沙美特罗		
维兰特罗		

使用支气管扩张剂应遵循以下原则。

1) 按需或常规给药,首选吸入疗法。

2) 选择何种支气管扩张剂,取决于不同个体的药物反应。

3）吸入长效支气管扩张剂更为有效。

4）与增加一种支气管扩张剂的用量相比，联合使用多种支气管扩张剂可以增加疗效，并减少不良反应。

（2）吸入性糖皮质激素的合理使用：

1）对于重度或极重度气流受限或使用长效支气管舒张剂不能很好地控制其频繁急性加重发作的 COPD 患者，以及合并哮喘、血常规嗜酸性粒细胞计数≥ 300 个 /μl 的患者，推荐采用长期吸入性糖皮质激素治疗。

2）不推荐 COPD 患者长期单用口服糖皮质激素治疗及长期单用吸入性糖皮质激素治疗。

3）如果患者无适应证，则不应采用包含吸入性糖皮质激素的长期治疗。因为其可以增加患者患肺炎的风险，并且长期使用吸入性糖皮质激素，可能还会轻微增加患者的骨折风险。

（3）磷酸二酯酶 -4（PDE-4）抑制剂的使用：可用于接受两联长效支气管扩张剂治疗后发生急性加重的且血常规嗜酸性粒细胞计数 <100 个 /μl 的患者及接受三联疗法后仍发生急性加重的患者。口服罗氟司特可改善使用长效 β_2 受体激动剂 / 长效抗胆碱能药（LABA/LAMA）患者的 FEV_1，对使用吸入性糖皮质激素 + 长效 β_2 受体激动剂（ICS+LABA）控制较差的患者，加用罗氟司特对肺功能也有改善。对患有慢性支气管炎、重度或极重度气流受限、有急性加重病史且使用激素的患者，罗氟司特也可使急性加重率降低。

（4）化痰剂（黏液促动剂如溴己新、黏液调节剂如标准桃金娘油）和抗氧化剂（N-乙酰半胱氨酸、羧甲司坦和氨溴索）。

根据 COPD 的“ABCD 评估工具”分组，选择具体药物（表 8-24）。

表 8-24　COPD 药物选择

患者	首选	第二选择	备选
A	SAMA 或 SABA（必要时）	LAMA 或 LABA 或 SABA+SAMA	茶碱
B	LAMA 或 LABA	LAMA+LABA	SABA 和 / 或 SAMA 茶碱
C	LAMA 或 LABA+ICS	LAMA+LABA 或 LAMA+PDE-4 抑制剂 或 LABA+PDE-4 抑制剂 或 LABA+LAMA+PDE-4 抑制剂	SABA 和 / 或 SAMA 茶碱 ICS 和 LAMA
D	LAMA 或 / 和 LABA+ICS	ICS+LABA+LAMA 或 ICS+LABA+PDE-4 抑制剂 或 LAMA+LABA 或 LAMA+PDE-4 抑制剂 或 ICS+LABA+LAMA+PDE-4 抑制剂	SABA 和 / 或 SAMA 茶碱 ICS 和 LAMA

注：SAMA，短效抗胆碱能药；SABA，短效 β_2 受体激动剂；LAMA，长效抗胆碱能药；LABA，长效 β_2 受体激动剂；PDE-4 抑制剂，磷酸二酯酶 -4 抑制剂；ICS，吸入性糖皮质激素。

5. 非药物治疗

(1) 肺康复：耐力训练、间歇训练、抗阻力量训练和上下肢训练，包括步行运动、灵活性、吸气肌训练和神经肌肉的电刺激。推荐康复时间至少 6 周，每周 2 次进行指导。

(2) 呼吸困难的姑息治疗：镇静剂、神经肌肉电刺激（NMES）、胸壁震动（CWV）和用风扇往脸部吹气可以缓解呼吸困难。

(3) 营养支持：低体质指数的 COPD 患者预后差，给予营养支持可促进体重增加，显著改善呼吸肌强度和整体健康相关的生活质量。

(4) 身心干预：COPD 患者焦虑和抑郁症状的发生是多因素的，包括行为、社会和生物因素。认知行为治疗和身心干预(如专注训练、瑜伽和放松)可以减少焦虑和抑郁。同时加强健康教育可提高患者自我管理能力，并可改善预后，也可予以居家康复技能指导，如借助鞋拔子穿鞋、利用助行器行走等。

(5) 氧疗：稳定的患者进行长期氧疗，指征如下。

1) 血氧分压（PaO_2）≤ 7.3 kPa（55 mmHg）或血氧饱和度（SaO_2）≤ 88%（伴或不伴有 3 周发生 2 次高碳酸血症）。

2) 7.3 kPa(55 mmHg)≤ PaO_2 ≤ 8 kPa(60 mmHg), 且有证据表明存在肺动脉高压，外周水肿，充血性心力衰竭或红细胞压积 >55% 的稳定患者。另外，高碳酸血症不影响进行长期氧疗。

(6) 机械通气：对于部分近期住过医院的患者，无创正压通气（NPPV）可能提高无住院生存率，尤其是日间有显著持续性高碳酸血症（$PaCO_2$ ≥ 52 mmHg）的患者。

(7) 外科治疗：肺泡切除术、肺减容术或经支气管肺减容术、肺移植。

(8) 疫苗接种：接种流感疫苗（推荐每年接种一次）、肺炎疫苗（推荐每 5 年接种一次）可减少急性发作，降低病死率，从未接种百白破疫苗的建议接种以预防相关疾病。

（五）COPD 急性加重的管理

1. 急性加重的诱因、诊断与评估

(1) 急性加重的病因和诱因：常见的为上呼吸道和气管、支气管感染，吸烟、空气污染、气温改变、吸入变应原等理化因素和稳定期不规范治疗或中断治疗均可导致急性加重。急性加重可以是多种因素共同作用的结果，部分患者原因不明。

(2) 急性加重的诊断与评估：诊断依据患者起病过程及临床表现，即呼吸系统症状突然加重超出日常变异范围。主要表现为呼吸困难加重，常伴有胸闷、喘息、咳嗽加重、痰量增多、痰液颜色和 / 或黏度改变及发热等，也可出现心悸、全身不适、失眠、嗜睡、疲乏、抑郁和意识不清等症状。

COPD 急性加重期的治疗：根据表 8-18 对 AECOPD 进行分级后选择相对应处理方式。① Ⅰ级，无呼吸衰竭：门诊可处理；② Ⅱ级，无生命危险的急性呼吸衰竭：入住普通病房；③ Ⅲ级，有生命危险的急性呼吸衰竭：入住 ICU。

2. 急性加重的治疗　COPD 急性加重的治疗目标是最小化本次急性加重的影响，预防再次急性加重的发生。

(1) 支气管扩张剂：吸入性支气管扩张剂是 COPD 急性加重治疗的核心，优先选择单用 SABA 或联合 SAMA 治疗，住院患者建议使用雾化方式治疗，目前建议病情较稳定时再换用 LABA 或 LAMA。不建议将茶碱类药物作为一线使用，若使用短效支气管扩张剂后患者症状改善不明显可考虑加用。

(2) 抗生素：首先明确有无使用抗生素指针（表 8–25），使用抗生素前完善 C 反应蛋白（CRP）、降钙素原（PCT）检查有助于指导药物使用。抗生素的选择常需根据患者既往住院频次、既往抗生素使用情况及当地的细菌耐药情况等决定。初始治疗应考虑患者有无铜绿假单胞菌（PA）感染风险进行药物选择，铜绿假单胞菌感染危险因素包括：① 既往痰培养 PA 阳性；② 近 3 个月内住院并有静脉使用抗菌药物史；③ 极重度患者（FEV_1% 预测值 <30%）；④ 近 2 周口服或静脉应用糖皮质激素（泼尼松 >10 mg/d）。无铜绿假单胞菌感染风险可选用阿莫西林克拉维酸钾、头孢曲松或联合大环内酯类，备选氟喹诺酮类。有铜绿假单胞菌感染风险可选用头孢他啶、头孢哌酮 / 舒巴坦、环丙沙星等，备选哌拉西林 / 他唑巴坦。推荐抗生素使用疗程为 5~7 天。

表 8–25　COPD 急性期抗生素使用指针

抗生素使用	呼吸困难加重	痰量增加	咳脓性痰	需机械通气（有创 / 无创）
建议	√	√	√	
建议		√	√	
建议	√		√	
建议				√

(3) 糖皮质激素：① 对于中度以上急性加重的 COPD 患者推荐静脉应用或口服糖皮质激素（甲泼尼龙 40 mg/d）5 天。② 在非危重患者中推荐使用雾化 ICS，建议短效支气管舒张剂联合 ICS 雾化治疗，如硫酸特布他林雾化液 + 吸入用布地奈德混悬液雾化。

(4) 呼吸支持：包括控制性氧疗、经鼻高流量湿化氧疗（HFNC）、无创 / 有创机械通气（NPPV）。

(5) 其他治疗：包括应用雾化药物、吸痰及物理排痰等方式辅助祛痰，并发呼吸衰竭时，一般不推荐使用呼吸兴奋剂，只有在无条件或不适合使用机械通气时选用。防治并发症、合并症等。

（六）COPD 的社区预防教育和管理

1. COPD 的三级预防

(1) 一级预防：① 最简单、最经济、最有效的方法就是做好戒烟工作。② 防止和治理空气污染。③ 控制和减少职业危害，经常接触粉尘、有毒烟雾等要做好防护。

(2) 二级预防：① 在无 COPD 症状的高危人群中定期进行普查，以尽早检出早期病变者。② 戒烟仍然是最关键、最重要的措施。

(3) 三级预防：① 继续强化戒烟。② 改善患者的营养，加强康复锻炼。③ 对于严重低氧者进行长期家庭氧疗。④ 定期注射流感疫苗、肺炎球菌疫苗，减少呼吸道感染。⑤ 对患者家庭进行教育，长期监测患者动态。

2. COPD 的教育

(1) 激励和指导患者积极地适应健康行为，培养管理疾病的技能。

(2) 纠正行为危险因素如戒烟，保持或增加体力活动，并确保充足的睡眠和健康的饮食。

(3) 宣传教授关于 COPD 的知识、治疗的一般方法和医疗的具体方面(吸入药物和吸入装置)。

(4) 提供关于何时治疗，如何寻求帮助，在病情恶化期间做出决策等建议。

3. COPD 的社区管理　以社区为基础的 COPD 管理包括对高危人群的筛查、确诊、分级、转诊、治疗、教育、随访等方面，根据患者个体化给予相应的方案进行规范化管理，有效地降低 COPD 的远期并发症发生率及死亡率。

(1) 确定对象：① 门诊筛查：医生在诊疗过程中可通过询问判断患者是否曾被诊断过 COPD 或询问 COPD 危险因素及慢性呼吸道症状。② 通过社区卫生调查或专项慢性病筛查发现 COPD 患者。③ 健康体检：将肺功能测定纳入健康体检项目，定期或不定期地对居民(特别是对年龄 >40 岁的患者)进行健康体检，检出肺功能异常患者。

(2) 建立档案：通过收集患者的基本信息、现病史、家族史、既往史、危险因素、生活行为(饮食、运动、吸烟、饮酒等)、体检记录、辅助检查、诊断和治疗情况，对患者进行危险分层及开展分级管理。

(3) 随访和监测：① 建议重度以上 COPD 患者每 6 个月检查一次，轻中度 COPD 患者每年检查一次；② 症状、体征及相关检查，如咳嗽、咳痰、气促、活动受限、运动耐量、BMI、SaO_2、心理及睡眠紊乱情况；③ 急性加重情况：频率、成因、形式及可能的诱因；④ 吸烟情况；⑤ 胸片：症状有明显恶化时需要；⑥ 治疗方案情况：重点在药物剂量、依从性、吸入技术、疗效和不良反应，了解是否需要调整方案。

(七) COPD 的双向转诊

1. 向上级医院转诊

(1) 初次筛选疑诊 COPD 的患者。

(2) 随访期间发现 COPD 患者症状控制不满意，或出现药物不良反应，或其他不能耐受治疗的情况。

(3) 出现 COPD 合并症，需要进一步评估和治疗。

(4) 诊断明确、病情平稳的 COPD 患者每年应由专科医生进行一次全面评估，对治疗方案进行必要的调整。

(5) 随访期间出现急性加重，需要改变治疗方案：① 呼吸困难加重，喘息，胸闷，咳嗽加剧，痰量增加，痰液颜色和 / 或黏度改变，发热等；② 出现全身不适、失眠、嗜睡、疲乏、抑郁、意识不清等症状；③ 出现口唇发绀、外周水肿体征；④ 出现严重并发症如心律失常、心力衰竭和呼吸衰竭等。

(6) 医生判断患者出现需要上级医院处理的其他情况或疾病。

(7) 对具有中医治疗需求的 COPD 患者，出现以下情况之一的，应当转诊：① 基层医疗卫生机构不能提供 COPD 中医辨证治疗服务；② 经中医辨证治疗临床症状控制不佳或出现急性加重。

2. 上级医院转回基层医疗卫生机构

(1) 初次疑诊 COPD，已明确诊断，确定治疗方案。

(2) COPD 急性加重经治疗后病情稳定。

(3) COPD 合并症已确诊，已制订治疗方案并评估疗效，且病情已得到稳定控制。

(4) 诊断明确，已确定中医辨证治疗方案，病情稳定。

思考题

在线测试：社区慢性病管理

1. 简述慢性病的概念与特点。
2. 社区常见慢性病主要有哪几类？
3. 简述高血压的社区管理流程与规范。
4. 简述糖尿病的社区管理流程与规范。
5. 简述慢性阻塞性肺疾病稳定期的社区管理流程与规范。

（廖晓阳　雷　弋　袁　波）

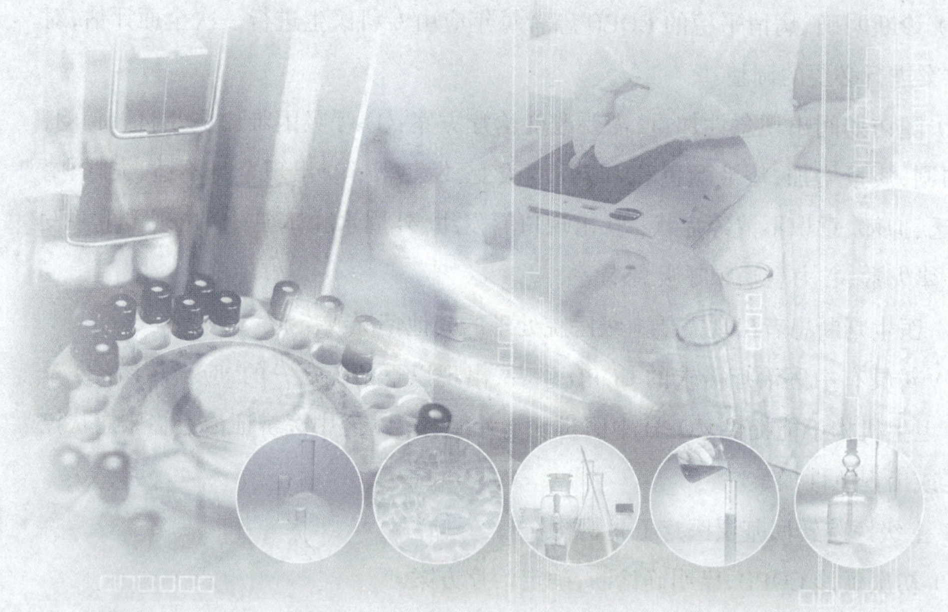

第九章　实训指导

实训一 全科医疗服务模式

一、实训目的

通过参观、见习，了解社区卫生服务中心在卫生工作中的地位和作用，充分感受社区卫生服务以人的健康为中心的理念和吸引居民参与健康维护的服务宗旨，体会全科医疗“综合、连续、可及”的服务模式，培养学生热爱全科专业，服务社区健康的职业意识。

二、实训要求

1. 掌握全科医生的接诊方式、以问题为中心的全科诊疗思维模式。
2. 熟悉社区卫生服务机构规范化设置。
3. 了解社区全科服务团队的构成，全科医疗服务模式的精髓和特点。

视频：全科医生应诊技术

三、实训时间

1 学时。

四、内容与方法

1. 参观。社区中心人员介绍社区卫生服务示范中心规范化设置、统一标识的含义；全科医疗、预防保健区域功能划分；新型社区卫生服务体系、功能；双向转诊体系。

2. 体验社区卫生服务示范中心以健康为中心的理念，家庭化、人性化的布局和服务设施。

3. 观察全科门诊一对一的门诊布局和设施。

4. 观摩全科医生接诊方式、服务流程；与居民和患者沟通的技巧；以问题为中心的全科诊疗思维模式；全科医生临床思维流程（征得患者同意后的现场观摩或应诊录像）。

5. 准备用具：一次性外科口罩、帽子、鞋套，快干手消毒液。

6. 填写问卷（表 9-1）和完成实训报告。

五、规范与流程

全科医生应诊规范与流程见图 9-1。

表 9-1　全科医学与社区卫生服务相关知识学习问卷

姓名__________ 班级__________ 学号__________

1. 全科医学与社区卫生服务相关知识知晓情况（请如实填写）		
项目	学习前	学习后
(1) 你是否了解全科医学与社区卫生服务相关知识？	（A 是　B 否）	（A 是　B 否）
(2) 你认为有无必要开设全科医学概论课程？	（A 是　B 否）	（A 是　B 否）
(3) 你认为有无必要开展农村社区卫生服务？	（A 是　B 否）	（A 是　B 否）
(4) 全科医生就是什么科的病都会看的医生吗？	（A 是　B 否）	（A 是　B 否）
(5) 社区卫生服务的主要内容就是常见病的诊治吗？	（A 是　B 否）	（A 是　B 否）
(6) 你知道政府在社区卫生服务方面有哪些优惠政策吗？ 请在右侧两列分别注明序号： ① 职称　② 编制　③ 财政补足　④ 人才队伍　⑤ 药品 ⑥ 医保　⑦ 物价　⑧ 机构管理　⑨ 中医药等		
(7) 你知道国家基本公共卫生服务规范有哪些吗？	共　　项	共　　项
(8) 你今后是否愿意开展社区卫生服务？	（A 是　B 否）	（A 是　B 否）
2. 你希望对在农村和社区卫生服务机构工作提供什么样的条件？ （请填空具体说明，并按重要性大小排序，将序号①～⑦填入）		
工作条件　　　　序位 ① 环境：(　　　　) ② 设备：(　　　　) ③ 待遇：(　　　　) ④ 管理：(　　　　) ⑤ 前景：(　　　　) ⑥ 保障：(　　　　) ⑦ 其他：(　　　　)		

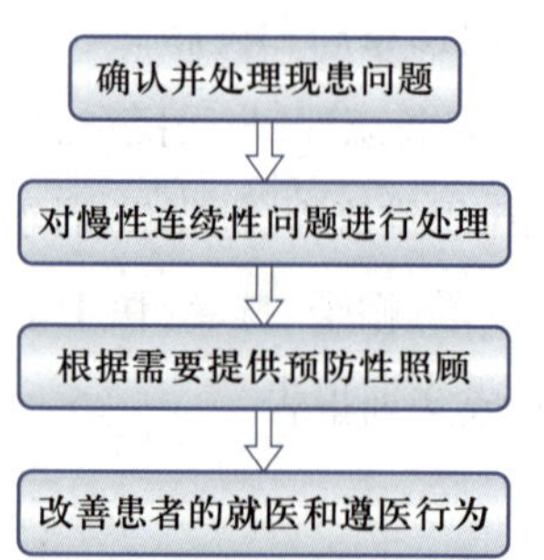

图 9-1　全科医生应诊规范与流程

六、学习链接

社区卫生服务、医疗卫生体制改革相关文件，全科医学、社区卫生服务协会网站。

实训报告　全科医疗服务模式

实训时间________　实训地点______市______县/区________街道/乡镇_______社居委/村

实训社区名称______________________________　指导教师____________________

1.社区卫生服务模式的精髓是什么？   2.社区卫生服务机构的主要功能有哪些？   3.全科医生应诊四项任务（流程）是什么？   4.请结合社区卫生服务示范中心参观谈谈对学习全科医学和社区卫生服务的认识、体会和想法。

实训报告得分_______　综合评分_______

（夏晓萍　刘　彦）

实训二 妇幼保健与家庭访视

一、实训目的

通过对孕产妇和0~6岁儿童的家庭访视，体会全科医生以家庭为单位、生命周期全过程照顾的模式，提高学生妇幼保健和对孕产妇家庭健康照顾的能力。

二、实训要求

1. 评估孕产妇和新生儿健康，了解健康照顾相关知识，了解孕产妇和0~6岁儿童的健康管理规范与流程。

2. 针对孕产妇和0~6岁儿童及其所在家庭的健康问题，提出健康照顾计划，提供母乳喂养、产褥期护理、新生儿护理的相关知识。

3. 培养学生关注生命、热爱妇幼工作的良好职业道德。

4. 根据《国家基本公共卫生服务规范》（第三版）的要求，为孕产妇和0~6岁儿童建立健康档案。

三、实训时间

1~2学时。

四、内容与方法

1. 教师介绍本次实训的目的和要求，讲解孕产妇和0~6岁儿童健康管理流程，演示社区妇幼健康计算机化管理功能模块。

2. 选择社区中心有孕产妇和新生儿或0~6岁儿童的家庭，电话预约并征得对方同意。

3. 准备用具：一次性外科口罩、帽子、鞋套，快干手消毒液，孕产妇和新生儿家庭访视包（血压计、听诊器、体温计、电子秤、婴儿兜、软皮尺、多功能母婴折叠秤），访视者健康档案，评估表，健康教育处方等。

4. 入户访视：每2~3人一组，随社区教学基地的全科医疗团队进入产妇和新生儿家庭进行访视。出发前填写各小组成员和带教老师联系电话。

视频：产妇和新生儿家庭访视

5. 按照《国家基本公共卫生服务规范》(第三版)的要求，填写产妇和新生儿访视记录表(表 9–2，表 9–3)，完成实训报告。

6. 注意事项：访视时自带鞋套，注意使用文明用语，态度和蔼可亲，保护患者隐私。离开时要表示感谢，留下服务电话，以便建立“一对一”服务。

7. 家庭护理指导。

五、规范与流程

孕产妇保健与产后家庭访视流程见图 9–2。0~6 岁儿童保健与新生儿家庭访视流程见图 9–3。

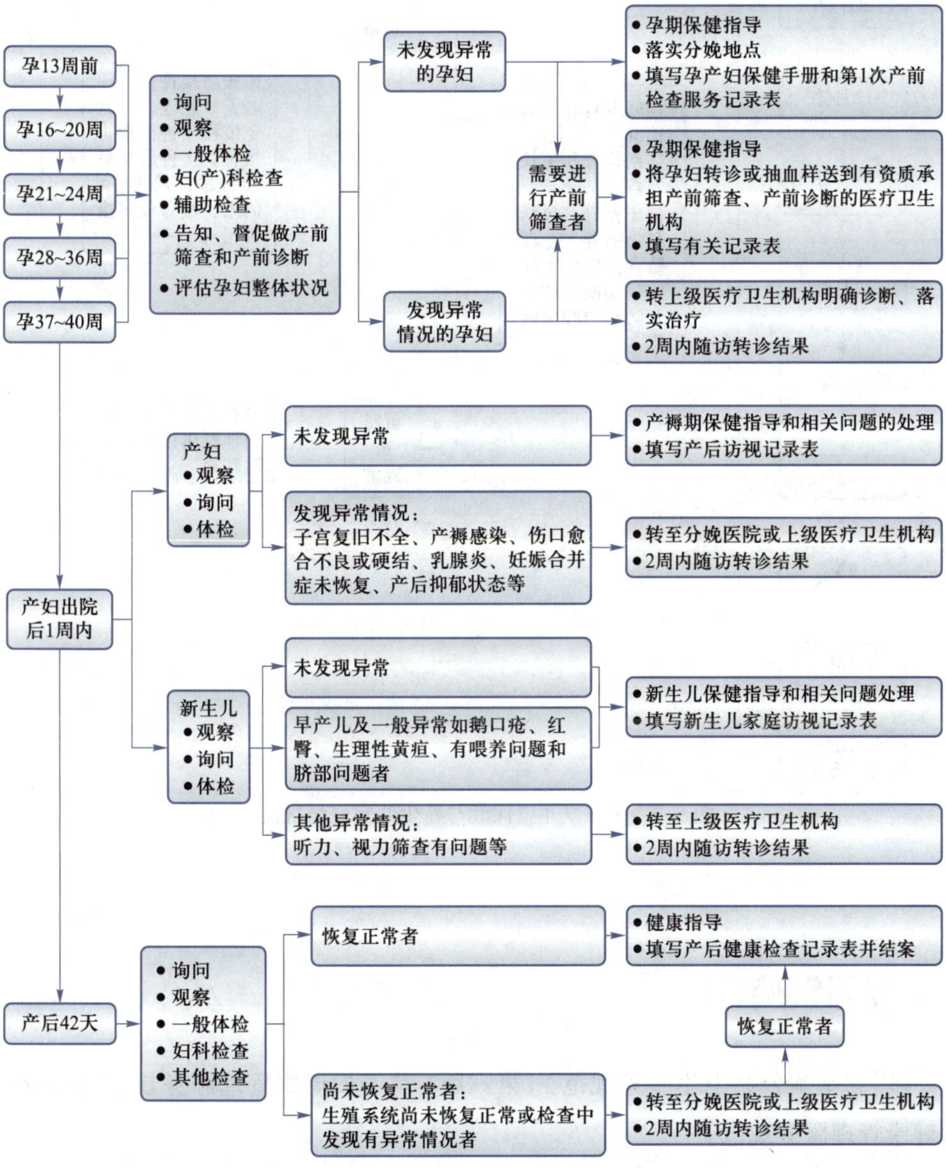

孕13周前 → 孕16~20周 → 孕21~24周 → 孕28~36周 → 孕37~40周

- 询问
- 观察
- 一般体检
- 妇(产)科检查
- 辅助检查
- 告知、督促做产前筛查和产前诊断
- 评估孕妇整体状况

未发现异常的孕妇 →
- 孕期保健指导
- 落实分娩地点
- 填写孕产妇保健手册和第1次产前检查服务记录表

需要进行产前筛查者 →
- 孕期保健指导
- 将孕妇转诊或抽血样送到有资质承担产前筛查、产前诊断的医疗卫生机构
- 填写有关记录表

发现异常情况的孕妇 →
- 转上级医疗卫生机构明确诊断、落实治疗
- 2周内随访转诊结果

产妇出院后1周内

产妇
- 观察
- 询问
- 体检

未发现异常 →
- 产褥期保健指导和相关问题的处理
- 填写产后访视记录表

发现异常情况：子宫复旧不全、产褥感染、伤口愈合不良或硬结、乳腺炎、妊娠合并症未恢复、产后抑郁状态等 →
- 转至分娩医院或上级医疗卫生机构
- 2周内随访转诊结果

新生儿
- 观察
- 询问
- 体检

未发现异常；早产儿及一般异常如鹅口疮、红臀、生理性黄疸、有喂养问题和脐部问题者 →
- 新生儿保健指导和相关问题处理
- 填写新生儿家庭访视记录表

其他异常情况：听力、视力筛查有问题等 →
- 转至上级医疗卫生机构
- 2周内随访转诊结果

产后42天
- 询问
- 观察
- 一般体检
- 妇科检查
- 其他检查

恢复正常者 →
- 健康指导
- 填写产后健康检查记录表并结案

尚未恢复正常者：生殖系统尚未恢复正常或检查中发现有异常情况者 →
- 转至分娩医院或上级医疗卫生机构
- 2周内随访转诊结果

→ 恢复正常者 → 健康指导、填写产后健康检查记录表并结案

图 9–2　孕产妇保健与产后家庭访视流程

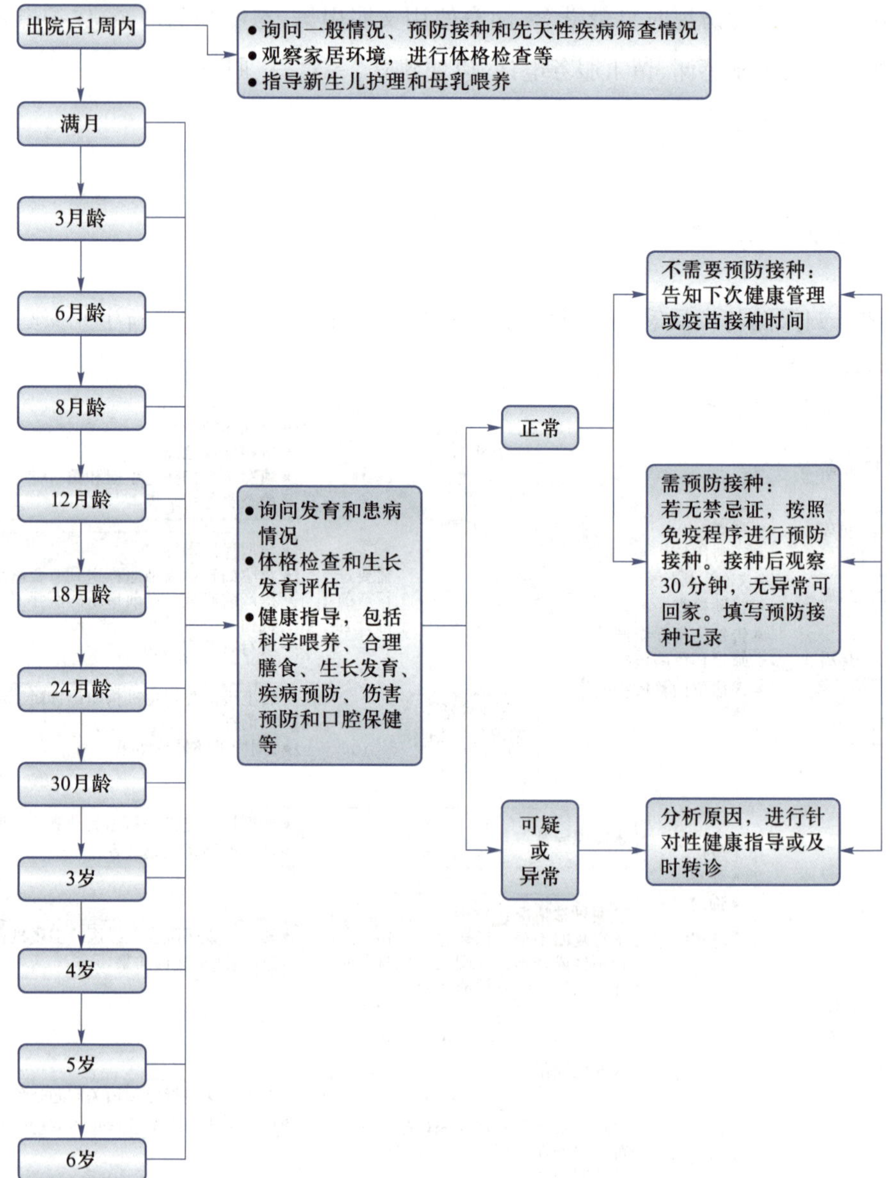

图 9-3　0~6 岁儿童保健与新生儿家庭访视流程

六、学习链接

《国家基本公共卫生服务规范》(第三版):孕产妇健康管理服务规范、0~6 岁儿童健康管理服务规范。

表 9-2 产后访视记录表

姓名：　　　　　　　　　　　　　　　　　　　　编号□□□-□□□□□

随访日期	年　月　日		
分娩日期	年　月　日	出院日期	年　月　日
体温/℃			
一般健康情况			
一般心理状况			
血压/mmHg			
乳房	1未见异常　2异常　□		
恶露	1未见异常　2异常　□		
子宫	1未见异常　2异常　□		
伤口	1未见异常　2异常　□		
其他			
分类	1未见异常　2异常　□		
指导	1个人卫生 2心理 3营养 4母乳喂养 5新生儿护理与喂养 6其他________　□/□/□/□/□		
转诊	1无　2有　□ 原因： 机构及科室：		
下次随访日期			
随访医生签名			

填表说明：

1. 本表为产妇出院后1周内由医务人员到产妇家中进行产后检查时填写。
2. 一般健康状况：对产妇一般情况进行检查，具体描述并填写。
3. 一般心理状况：评估产妇是否有产后抑郁的症状。
4. 血压：测量产妇血压，填写具体数值。
5. 乳房、恶露、子宫、伤口：对产妇进行检查，若有异常，具体描述。
6. 分类：根据此次随访情况，对产妇进行分类，若为其他异常，应写明具体情况。
7. 指导：可以多选，未列出的其他指导请具体填写。
8. 转诊：若有需转诊的情况，具体填写。
9. 随访医生签名：随访完毕，核查无误后随访医生签名。

表 9-3 新生儿家庭访视记录表

姓名： 编号□□□－□□□□□

性 别	1男 2女 9未说明的性别 0未知的性别 □		出生日期	□□□□ □□ □□
身份证号			家庭住址	
父 亲	姓名	职业	联系电话	出生日期
母 亲	姓名	职业	联系电话	出生日期
出生孕周 周	母亲妊娠期患病情况 1无 2糖尿病 3妊娠期高血压 4其他______ □			
助产机构名称	出生情况 1顺产 2胎头吸引 3产钳 4剖宫 5双多胎 6臀位 7其他______ □/□			
新生儿窒息 1无 2有 □ [阿普加((Apgar)评分:1分钟 5分钟 不详]			畸形 1无 2有 □	
新生儿听力筛查:1通过 2未通过 3未筛查 4不详 □				
新生儿疾病筛查:1未进行 2检查均阴性 3甲状腺功能减退 4苯丙酮尿症 5其他遗传代谢病 □/□				
新生儿出生体重 kg		目前体重 kg		出生身长 cm
喂养方式 1纯母乳 2混合 3人工 □		吃奶量 ml/次		吃奶次数 次/日
呕吐 1无 2有 □		大便 1糊状 2稀 3其他______ □		大便次数 次/日
体温 ℃		心率 次/分		呼吸频率 次/分
面色 1红润 2黄染 3其他______ □			黄疸部位 1无 2面部 3躯干 4四肢 5手足 □/□/□/□	
前囟 ____cm×____cm 1正常 2膨隆 3凹陷 4其他______ □				
眼睛 1未见异常 2异常 □			四肢活动度 1未见异常 2异常 □	
耳外观 1未见异常 2异常 □			颈部包块 1无 2有 □	
鼻 1未见异常 2异常 □			皮肤 1未见异常 2湿疹 3糜烂 4其他______ □	
口腔 1未见异常 2异常 □			肛门 1未见异常 2异常 □	
心肺听诊 1未见异常 2异常 □			胸部 1未见异常 2异常 □	
腹部触诊 1未见异常 2异常 □			脊柱 1未见异常 2异常 □	
外生殖器 1未见异常 2异常 □				
脐带 1未脱 2脱落 3脐部有渗出 4其他______ □				
转诊建议 1无 2有 原因： 机构及科室： □				
指导 1喂养指导 2发育指导 3防病指导 4预防伤害指导 5口腔保健指导 6其他______ □/□/□/□/□				
本次访视日期 年 月 日			下次随访地点	
下次随访日期 年 月 日			随访医生签名	

填表说明：

1. 姓名：填写新生儿的姓名。如没有取名则填写母亲姓名+“之子”或“之女”。若不是以新生儿的身份纳入管理，则填写该表至“出生情况”一栏后，按照对应月龄填写其他的检查记录表。

2. 出生日期：按照年(4位)、月(2位)、日(2位)顺序填写，如20220101。

3. 身份证号：填写新生儿身份证号，若无，可暂时空缺，待户口登记后再补填。

4. 父亲、母亲情况：分别填写新生儿父母的姓名、职业、联系电话、出生日期。

5. 出生孕周：指新生儿出生时母亲妊娠周数。

6. 助产机构名称：对于非住院分娩的情况写"无"。

7. 新生儿听力筛查：询问是否做过新生儿听力筛查，将询问结果相应在"通过""未通过""未筛查"上画"√"，若不清楚在"不详"上画"√"。

8. 新生儿疾病筛查：询问是否做过新生儿甲状腺功能减退、新生儿苯丙酮尿症及其他遗传代谢病的筛查，筛查过的在相应疾病上画"√"；若进行了其他遗传代谢病检查，则将筛查的疾病名称填入。可多选。

9. 喂养方式：将询问结果在相应方式上画"√"。

纯母乳喂养：是指只给婴儿喂母乳，而不给其他任何液体和固体食物。但允许在有医学指征的情况下，加喂药物、维生素和矿物质。

混合喂养：是指给婴儿喂母乳的同时，喂其他乳类和乳制品。

人工喂养：是指无母乳，完全给婴儿喂其他乳类和代乳品。

10. 吃奶量和吃奶次数：纯母乳或混合喂养儿童不必填写吃奶量。

11. 黄疸部位：可多选。

12. 体格检查：

眼睛：当婴儿有目光接触，眼球能随移动的物体移动，结膜无充血、溢泪、溢脓时，判断为"未见异常"，否则为"异常"。

耳外观：当外耳无畸形，外耳道无异常分泌物，无外耳湿疹时，判断为"未见异常"，否则为"异常"。

鼻：当外观正常且双鼻孔通气良好时，判断为"未见异常"，否则为"异常"。

口腔：当无唇腭裂、高腭弓、诞生牙、口炎及其他口腔异常时，判断为"未见异常"，否则为"异常"。

胸部：当未闻及心脏杂音，心率和肺部呼吸音无异常时，判断为"未见异常"，否则为"异常"。

腹部：当肝、脾触诊无异常时，判断为"未见异常"，否则为"异常"。

四肢活动度：当上下肢活动良好且对称，判断为"未见异常"，否则为"异常"。

颈部包块：触摸颈部是否有包块，根据触摸结果，在"有"或"无"上画"√"。

皮肤：当无色素异常，无黄疸、发绀、苍白、皮疹、包块、硬肿、红肿等，腋下、颈部、腹股沟、臀部等皮肤皱褶处无潮红或糜烂时，判断为"未见异常"，可多选。

肛门：当肛门完整无畸形时，判断为"未见异常"，否则为"异常"。

外生殖器：当男孩无阴囊水肿、鞘膜积液、隐睾，女孩无阴唇粘连，外阴颜色正常时，判断为"未见异常"，否则为"异常"。

13. 脐带：可多选。

14. 指导：做了哪些指导请在对应的选项上画"√"，可多选，未列出的其他指导请具体填写。

15. 下次随访日期：根据儿童情况确定下次随访的日期，并告知家长。

实训报告　妇幼保健与家庭访视

实训时间__________　实训地点______市______县/区________街道/乡镇______社居委/村

访视对象__________　家庭住址________________________　联系电话__________

访视者__________　指导教师____

实训报告得分________

（夏晓萍　刘　彦）

实训三 老年保健与家庭访视

一、实训目的

通过对居家老年人、慢性病患者及其家庭、社区环境的评估，体会全科医生以家庭为单位的照顾模式，提高学生老年健康评估、社区及家庭健康照顾的能力。

二、实训要求

1. 评估居家老年人、慢性病患者及其家庭、社区环境，了解老年人和慢性病患者的健康管理规范与流程。

2. 能针对社区老年人及所在家庭的健康问题，提出健康照顾计划，为居家老年人或患者提供合适、有效的家庭护理指导；能指导访视家庭充分利用家庭健康资源，发展支持系统，促进家庭健康。

3. 培养学生尊老、敬老、爱老、助老的良好职业道德。

4. 根据《国家基本公共卫生服务规范》(第三版)的要求，为老年人或慢性病患者建立健康档案。

三、实训时间

1~2 学时。

四、内容与方法

1. 教师介绍本次实训的目的和要求，讲解老年健康管理流程，演示社区老年人计算机化管理功能模块。

2. 选择社区中心有高血压、糖尿病等慢性病的老年人，电话预约并征得对方同意。

3. 准备用具：一次性外科口罩、帽子、鞋套，快干手消毒液，老年及慢性病家庭访视包(皮尺、体温表、血压计、体重计、血糖仪、血糖试纸、采血针、乙醇棉片、听诊器、被访视老年人健康档案、评估表、健康教育处方等)。

4. 入户访视：每 2~3 人一组，随社区教学基地的全科医疗团队进入老年人家庭进行访视。出发前填写各小组成员和带教老师联系电话。

5. 按照《国家基本公共卫生服务规范》（第三版）的要求，填写老年人访视评估表（表 9–4，表 9–5），完成实训报告。

6. 注意事项：访视时自带鞋套，注意使用文明用语，态度和蔼可亲，保护患者隐私。离开时要表示感谢，留下服务电话，以便建立“一对一”服务。

7. 认真填写社区老年人家庭访视表：按要求将家庭访视结果详细记录在“老年健康档案”的家庭访视表上，交回社区卫生服务中心管理。

8. 家庭护理指导。

9. 完成实训报告。

五、规范与流程

视频：老年慢性病患者家庭访视

老年保健与家庭访视流程见图 9–4。

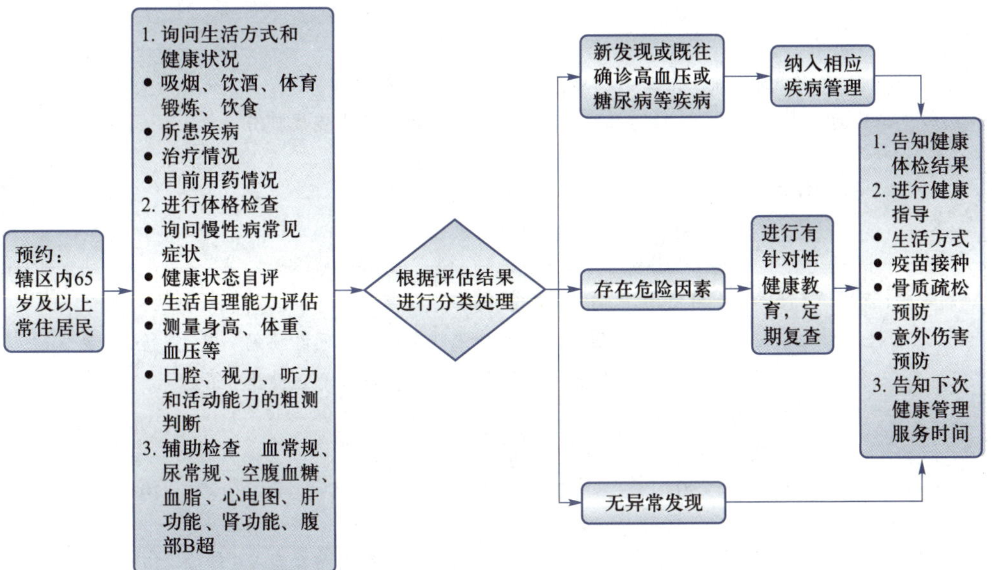

图 9–4　老年保健与家庭访视流程

六、学习链接

《国家基本公共卫生服务规范》（第三版）：老年人健康管理服务规范。

表 9-4 老年人生活自理能力自我评估表

该表为自评表，根据下表中 5 个方面进行评估，将各方面判断评分汇总后，0~3 分者为可自理，4~8 分者为轻度依赖，9~18 分者为中度依赖，≥ 19 分者为不能自理。

评估事项、内容与评分	程度等级				判断评分
	可自理	轻度依赖	中度依赖	不能自理	
(1) 进餐：使用餐具将饭菜送入口、咀嚼、吞咽等活动	独立完成	—	需要协助，如切碎、搅拌食物等	完全需要帮助	
评分	0	0	3	5	
(2) 梳洗：梳头、洗脸、刷牙、剃须、洗澡等活动	独立完成	能独立地洗头、梳头、洗脸、刷牙、剃须等；洗澡需要协助	在协助下和适当的时间内，能完成部分梳洗活动	完全需要帮助	
评分	0	1	3	7	
(3) 穿衣：穿衣裤、袜子、鞋子等活动	独立完成	—	需要协助，在适当的时间内完成部分穿衣	完全需要帮助	
评分	0	0	3	5	
(4) 如厕：排尿、排便等活动及自控	不需协助，可自控	偶尔大小便失禁，基本上能如厕或使用便具	经常大小便失禁，在很多提示和协助下尚能如厕或使用便具	大小便完全失禁，完全需要帮助	
评分	0	1	5	10	
(5) 活动：站立、室内行走、上下楼梯、户外活动	独立完成所有活动	借助较小的外力或辅助装置能完成站立、行走、上下楼梯等	借助较大的外力才能完成站立、行走，不能上下楼梯	卧床不起，活动完全需要帮助	
评分	0	1	5	10	
总评分					

表 9-5 社区老年人家庭功能评估

1. 家庭类型评估:(核心家庭　主干家庭　单亲家庭　重组家庭)
2. 居住情况:(独居　丧偶　与子女同住　其他________)
3. 家庭功能评估:　家庭功能评估问卷——APGAR 问卷

家庭档案:　　填表人:　　年　月　日			
	经常这样(2 分)	有时这样(1 分)	几乎不(0 分)
1. 当我遇到问题时,可以从家人那里得到满意的帮助 补充说明:(A——adaptation 适应)	□	□	□
2. 我很满意家人与我讨论各种事情及分担问题的方式 补充说明:(P——partnership 共处)	□	□	□
3. 当我希望从事新的活动或发展时,家人都能接受且给予支持 补充说明:(G——growth 成长)	□	□	□
4. 我很满意家人对我表达感情的方式及对我情绪(如愤怒、悲伤、爱)的反应 补充说明:(A——affection 情感)	□	□	□
5. 我很满意家人与我共度时光的方式 补充说明:(R——resolve 解决)	□	□	□
* 此部分由医务人员填　问卷分数:□□分(经常这样,2 分;有时这样,1 分;几乎不,0 分) 家庭功能评估结论:7~10 分,无障碍□　4~6 分,中度障碍□　0~3 分,重度障碍□　签名:			

APGAR 家庭功能评估项目说明:

A——适应(adaptation),是指家庭在发生问题或面临困难的时候,家庭成员对于内在或外在资源的运用情形。

P——共处(partnership),是指家庭成员对权力与责任的分配情形。

G——成长(growth),是指家庭成员互相支持而趋于身心成熟与自我实现的情形。

A——情感(affection),是指家庭成员彼此之间互相关爱的情形。

R——解决(resolve),是指家庭成员对于彼此共享各种资源的满意情形。

实训报告　老年保健与家庭访视

实训时间__________　实训地点______市______县/区________街道/乡镇______社居委/村

访视对象__________　家庭住址________________________　联系电话__________

访视者__________　指导教师______________________________________

实训报告得分________

(夏晓萍　刘　彦)

实训四 社区健康教育

一、实训目的

通过开展和观摩社区健康教育讲座，了解和熟悉社区健康教育的选题、设计、实施和评价方法。实际体验健康教育过程中的重点和难点，把握其基本方法和技巧。

二、实训要求

1. 掌握社区健康教育计划的设计原则、步骤和实施与评价的方法。
2. 熟悉社区健康教育的技巧。
3. 了解患者教育方法与技巧。

视频：健康教育

三、实训时间

2~4 学时。

四、内容与方法

学生分小组，收集个体患者（利用实训一、实训二或实训三资料）和群体健康教育的背景资料，根据其资料拟订健康教育（包括患者教育）计划、实施方案、目标及效果评价手段。主要内容如下。

1. 阅读和分析学校或社区背景资料。

2. 小组讨论，按照健康教育服务流程（图 9-5）制订健康教育计划，即健康教育内容与形式。

（1）提供健康教育资料：如发放印刷资料、播放音像资料等。

（2）设置健康教育宣传栏。

（3）开展公众健康咨询活动。

（4）举办健康知识讲座。

（5）开展个体化健康教育。

3. 各组实施健康教育计划，评价其实施效果。

4. 完成实训报告。

五、规范与流程

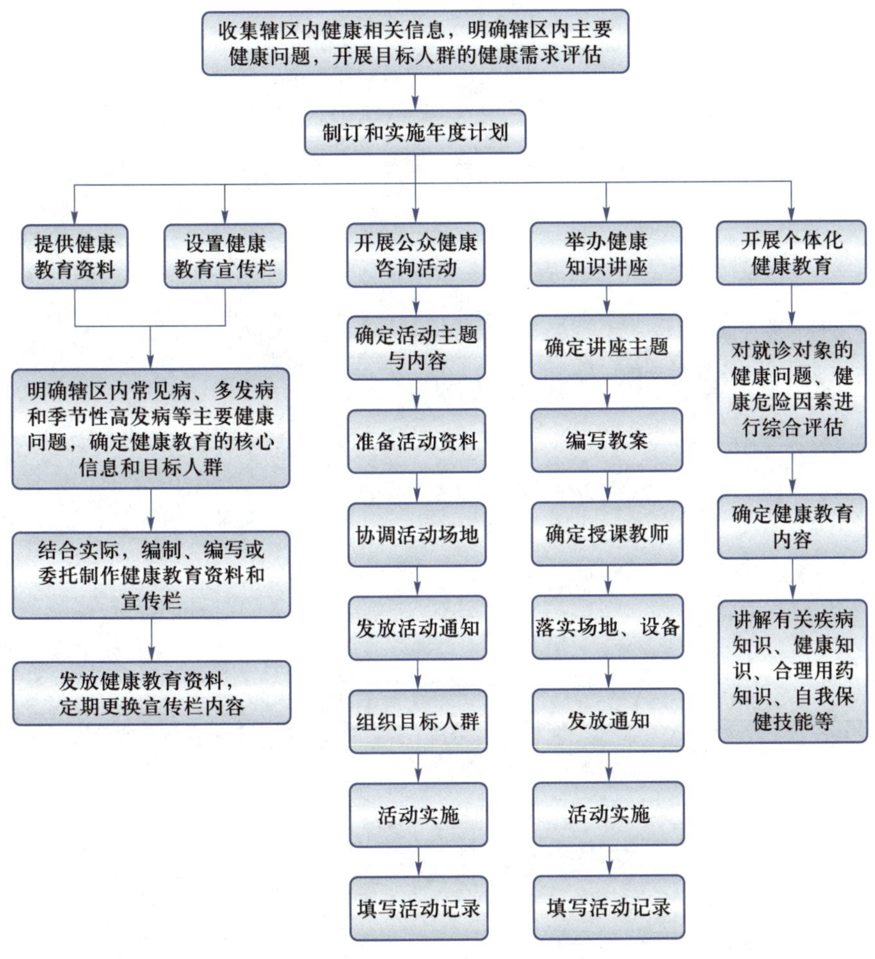

图 9-5　健康教育服务流程

六、学习链接

《国家基本公共卫生服务规范》(第三版):健康教育服务规范。

实训报告　社区健康教育

实训时间________　实训地点_____市_____县/区_______街道/乡镇______社居委/村
实训社区名称_____________________　指导教师_____________________________

活动时间：	活动地点：
活动形式：	
活动主题：	
组织者：	
主讲人：	
接受健康教育人员类别：	接受健康教育人数：
健康教育资料发放种类及数量：	
活动内容：	
活动总结评价：	
存档材料请附后 □书面材料　□图片材料　□印刷材料　□影音材料　□签到表 □其他材料	

填表人(签字)：　　　　负责人(签字)：

填表时间：　　年　月　日

实训报告得分_______

(何　坪　刘　彦)

实训五 社区健康调查与社区卫生诊断

一、实训目的与要求

1. 通过实训，使学生掌握社区健康调查的基本方法和调查技巧。

2. 了解社区卫生诊断的流程，资料的收集、整理和分析方法，并能根据调查结果写出调查报告，做出社区卫生诊断。

3. 针对社区主要健康问题，制订健康干预计划。

二、实训时间

4 学时。

三、内容与方法

（一）社区健康调查内容

社区健康调查包括居民卫生调查、服务对象满意度调查、社区卫生机构调查。本次实训仅根据调查表所列项目对社区居民高血压现状及相关因素进行调查。

（二）调查方法与注意事项

1. 调查方法 选择某一社区，根据调查流程（图 9–6），随机抽样部分居民家庭进行入户调查，填写调查表（表 9–6）。

2. 调查注意事项

（1）入户调查前应与社区居委会联系：做好宣传发动工作，说明调查的目的、意义和内容，取得社区居委会的支持和居民配合。

（2）入户前熟悉调查对象的相关信息：提前了解调查对象的姓名、年龄、性别、职业等，可以考虑用比较亲切的称呼，这样可以尽快建立调查对象对调查员的信任，能较好地说服被调查者接受调查。

（3）调查时应保证客观中立：保持客观中立的态度，让调查对象感觉到真实、全面回答问题是很自然的事。尽可能地不影响调查对象的意见，不要诱导答案。

（4）调查员的举止和言语：不能流露出吃惊、讥讽、赞成或反对等态度，调查员问问题时注意自己的声调，应该用一种友好、自然的方式。

（三）资料的整理和分析

调查结束后，回学校对调查表进行整理，明确资料是否可靠、完整、准确，在老师指导下选择适当的统计方法对调查资料进行分析，并得出初步结论。

重点分析内容：社区居民高血压病患病率、知晓率和控制率；高血压病的人群分布情况，包括年龄、性别、职业等；高血压人群行为因素；社区居民健康知识及健康信念等。

（四）撰写调查报告

按照社区卫生诊断报告的撰写格式，撰写社区居民健康现状及相关因素调查报告（即实训报告）。必要时可提交到社区卫生服务中心，为制订社区卫生服务计划提供依据。

（五）制订健康干预计划

按照优先排序原则制订社区居民健康干预计划。

四、规范与流程

（一）社区卫生诊断的内容

社区卫生诊断的内容包括社会人口学诊断、流行病学诊断、行为与环境诊断、教育与组织诊断和管理与政策诊断。

（二）规范与流程图

社区健康调查与卫生诊断规范和流程见图 9-6。

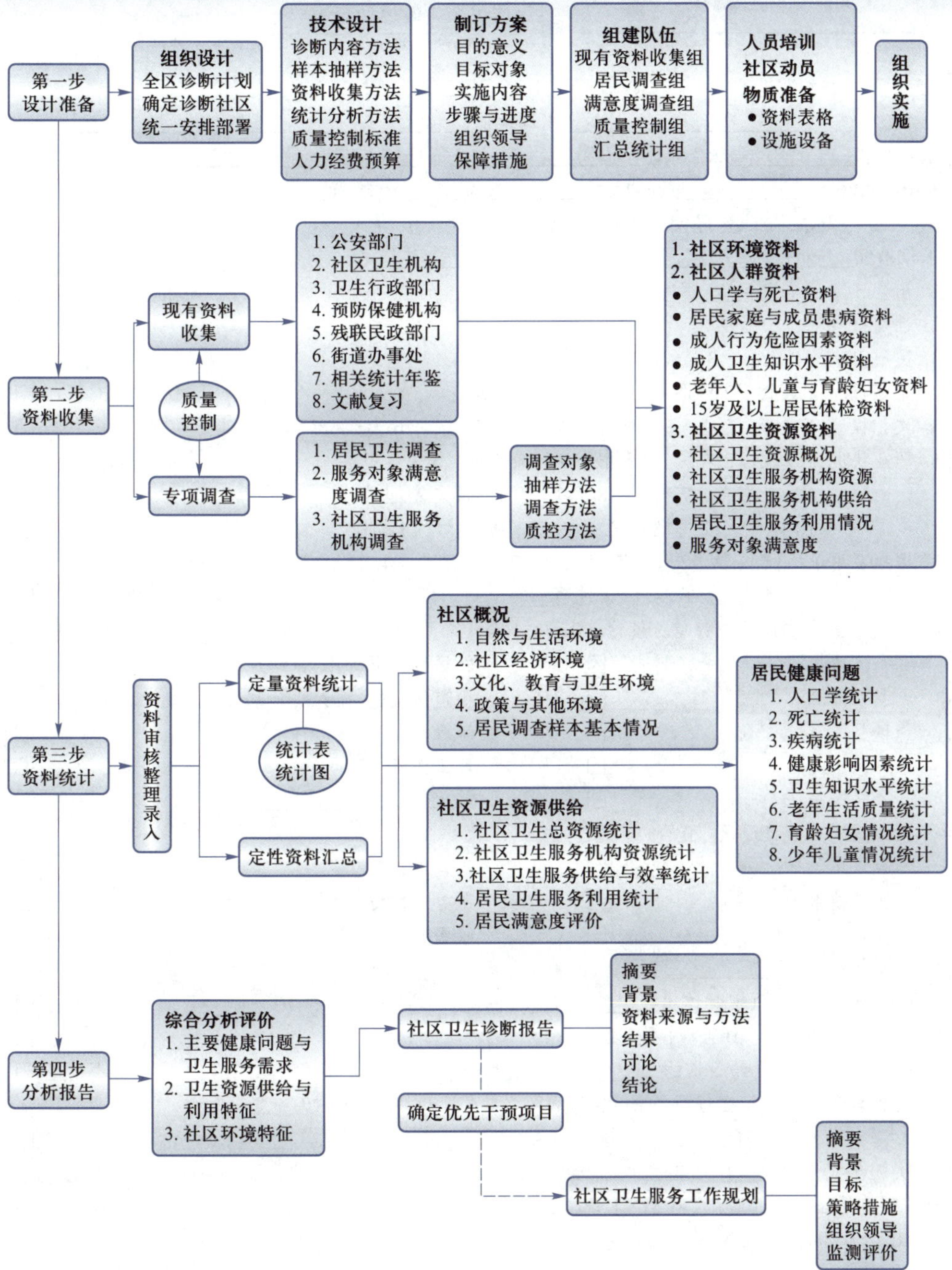

图 9-6　社区健康调查与卫生诊断规范和流程

五、学习链接

社区卫生服务、医疗卫生体制改革相关文件，全科医学、社区卫生服务协会网站。

表 9-6　社区居民个人健康调查表

编号□□□□□□□□□□

(15岁及以上成人适用)

户主姓名______________户口地址____________________

本人姓名__________现住地址__________身份证号______________

与户主关系__________联系电话______________邮编______________

① 户主　② 配偶　③ 子女　④ 孙子女　⑤ 父母　⑥ 兄弟　⑦ 姐妹　□

工作单位________________________

1. 出生日期:____年____月___日　□□□□□□□□

2. 性别:1男性　2女性　□

3. 民族:1汉　2土家　3苗　4回　5其他　□

4. 婚姻状况:1未婚　2已婚　3再婚　4离婚　5丧偶　□

5. 文化程度:1文盲　2小学　3初中　4高中　5中专　6大专　7本科及以上　□

6. 职业状况:1工人　2农民　3科技　4行政干部　5金融财务
　6商业服务　7教师　8医务　9新闻、文艺、出版
　10体育　11司机　12家务　13离退休　14其他　□

7. 医疗费用承担:1公费　2基本医疗保险　3合作医疗　4劳保
　5自费　6其他(请注明________)　□

8. A. 是否经常在以下医疗单位就诊　0否　1是

个体诊所	□	社区卫生服务中心(站)	□
私立医院	□	街道医院(乡镇医院)	□
区县医院	□	市级医院	□
部队医院	□	职工医院	□
专科医院	□	其他(请注明________)	

B. 到该单位就诊原因　0否　1是

合作单位	□	离家近,方便	□
医疗技术好	□	服务态度好	□
设备好	□	收费合理	□
其他(请注明________)			

C. 上年就诊次数(填具体次数)______次　□□

9. A. 您是否吸烟?　0否　1是　2已戒　□

B. 如吸烟,哪年开始吸烟的?______年　□□□□

C. 吸烟量:1偶尔　2每周一盒　3每周两盒　4两天一盒　5一天一盒
　6一天两盒以上　□

D. 哪年戒烟的?______年　□□□□

10. A. 您是否经常饮酒?　0否　1是　2已戒　□

B. 如饮酒,从开始饮酒到现在____________年　□□

C. 每月饮各类酒相当60% vol白酒量(1) 500 ml以下　(2) 500~999 ml　(3) 1 000~1 499 ml
　(4) 1 500 ml及以上　□

D. 哪年戒酒的?__________年　□□□□

11. A. 您是否有药物依赖(药瘾)?　0否　1是　□

B. 具体药物　1可待因类　2安眠类　3吗啡类　4其他(请注明________)　□

C. 每日用量________片　□□

12. 您的饮食习惯:0否　1是

喜甜食	□	喜咸食	□
经常吃油炸食物	□	经常吃过热食物	□

13. A. 您是否经常进行体育锻炼?　0否　1是　□

B. 参加体育锻炼年数__________年　□□

续表

C. 锻炼的类型　1 步行、骑自行车　2 太极拳、气功及武术

3 舞蹈及体操　4 球类　5 跑步　6 其他(请注明_____)　□

D. 参加体育锻炼次数　1 每周 3 次以下　2 每周 3 次　3 每周 3 次以上

4 不规律　□

E. 每次活动时间　1<20 分钟　2>20 分钟　□

14. A. 您认为您现在的健康状况怎样?　1 很好　2 一般　3 体弱　4 很差

5 长期卧床　□

B. 与同年龄的人比较,您认为您的健康状况是　1 很好　2 差不多

3 较差　□

C. 与一年前比较,您认为您现在的健康状况是　1 很好　2 差不多

3 较差　□

D. 您对您的健康状况是否满意?　1 很满意　2 满意　3 不太满意

4 很不满意　□

15. A. 2 年内您是否做过全面健康检查　0 否　1 是　□

B. 未做过检查的原因　1 无人通知检查　2 不知道需要检查

3 不愿意检查　4 其他(请注明_________)　□

16. 目前个人居住情况　1 独自居住　2 与配偶一起居住

3 与子女、孙辈一起居住　4 与配偶、子女一起居住

5 与其他人一起居住(请注明__________)　□

17. 身高 /cm　□□□.□　体重 / kg(精确到 0.2 kg)　□□□.□

18. 腰围 /cm　□□□　臀围 /cm　□□□

19. 血压:收缩压值 /mmHg　□□□　舒张压值 /mmHg　□□□□

20. 视力:左眼　□.□　右眼　□.□

21. 尿糖:1 －　2±　3 ＋　4 ＋＋　5 ＋＋＋　6 ＋＋＋＋　□

22. A. 15~64 岁妇女 2 年内是否做过乳房检查　0 否　1 是

2 发现问题(请注明___________)　□

B. 做过检查　1 临床检查　2 红外线　3 钼靶　4 B 超　5 其他(请注明____________)　□

未做过检查的原因　1 无人通知检查　2 不知道需要检查

3 不愿意检查　4 其他(请注明_________)　□

23. A. 已婚妇女 2 年内是否做过子宫颈癌细胞涂片检查　0 否　1 是　发现问题(请注明____)　□

B. 未做过检查的原因　1 无人通知检查　2 不知道需要检查

3 不愿意检查　4 其他(请注明_________)　□

24. 您是否存在伤残和功能障碍　0 否　1 是

肢体伤残	□	听力障碍	□
精神障碍	□	全　聋	□
视力障碍	□	咀嚼障碍	□
完全失明	□	其他(请注明________)	□

25. 家族史(只限于亲生父母)　0 无　1 是　2 不祥

	父	母		父	母
高血压	□	□	恶性肿瘤	□	□
冠心病	□	□	精神疾病	□	□
脑卒中	□	□	青光眼	□	□
糖尿病	□	□	其他(请注明_________)	□	□

26. 个人主要病史　0 无　1 是　2 不祥

续表

高血压	□	恶性肿瘤	□
冠心病	□	慢性支气管炎	□
脑卒中	□	肺源性心脏病	□
糖尿病	□	白内障	□
心肌梗死	□	青光眼	□
高脂血症	□	骨关节病	□
肺结核	□	其他(请注明________)	□

27. 老年行为能力调查(≥60 岁老年人填写) 0 无困难,不需要别人帮助

1 自己有些困难 2 自己很困难 3 完全依赖别人

洗澡	□	购物	□
穿衣	□	洗衣	□
吃饭	□	做饭菜	□
如厕	□	打电话	□
室内运动	□	自理经济	□
上楼梯	□	能独立坐汽车	□
能走完 200~300 m	□		

28. 目前您需要哪些服务? 1 健康咨询 2 饮食指导 3 体格检查 4 家庭病床

5 上门护理、康复服务 6 其他(请注明________) □

29. A. 您家平均每人月用于饮食的费用是多少元? 1 <150 元 2 150~299.99 元

3 300~449.99 元 4 450~599.99 元

5 ≥600 元 □

B. 占人均总支出的比例是:1 <20% 2 20%~39% 3 40%~59%

4 60%~79% 5 ≥80% □

30. 家庭住房 A. 类型 1 普通楼房 2 高层楼房 3 砖瓦平房

4 木棚、土坯平房 5 其他(请注明________) □

B. 面积 人均住房面积_____平方米 □□

31. 燃料使用情况 1 电 2 煤气、天然气 3 煤 4 燃油 5 柴草

6 其他(请注明________) □

32. 饮水情况 1 自来水 2 二次供水(高层水箱) 3 手压机井水

4 江河湖水 5 其他(请注明________) □

33. 厕所 A. 类型 1 水冲式 2 深坑或免水冲 3 无厕所

4 其他(请注明________) □

B. 使用情况 1 仅限本户 2 几户合用 3 公共厕所 □

34. 您家离最近医院(社区卫生服务机构)的距离(km) (1) 不到 1 km (2) 1 km

(3) 2 km (4) 3 km

(5) 4 km 以上 □

调查员姓名__________ 单位____________________ 调查日期__________

实训报告　社区卫生诊断

实训时间__________　实训地点______市______县 / 区________街道 / 乡镇______社居委 / 村
访视对象__________　家庭住址________________________　联系电话__________
访视者___________　指导教师____

×× 社区卫生服务中心社区卫生诊断报告

一、相关资料来源

二、社区的基本情况

三、社区人群一般情况及健康状况

(一) 社会人口学特征

1. 人口总数、总户数、性别情况

2. 年龄、婚姻、文化程度构成

3. 职业、医疗费用负担形式构成

(二) 社区居民健康状况

1. 慢性病患病情况及顺位

2. 居民死因构成及顺位

3. 社区居民卫生服务需要、需求与利用情况

4. 影响居民健康状况的因素

四、社区的资源与潜力

五、管理和政策诊断

六、社区的主要卫生问题及优先解决问题的顺序

(一) 社区的主要问题

(二) 优先解决问题的顺序

实训报告得分________

(李济平　何　坪　夏晓萍　刘　彦)

实训六 社区人际沟通

视频：社区人际沟通

一、实训目的

学会人际沟通的技巧，亲身体验良好的医患关系对于临床诊治的影响。

二、实训要求

1. 通过走访社区卫生服务中心（站），能与患者及其家属进行面对面交流，与医务工作者进行全方位沟通，完成实训报告书写。

2. 熟悉语言与非语言手段在人际沟通中的重要作用。

三、实训时间

1~2 学时。

四、内容与方法

1. 在教学基地或当地示范性的社区卫生服务中心（站），选择全科门诊候诊患者及等位接种的家属进行沟通交流。

2. 每组 2~3 人，与带教老师事先联系好的居民或慢性病患者进行沟通交流，注意语言要通俗易懂，举止要文明，态度要认真。

3. 组员分工协作，自带笔和纸，非主要发言人负责记录沟通的重点信息。

4. 注意沟通时语言与非语言手段的灵活运用，充分尊重患者的意愿，注意保护患者隐私，如果患者不愿意过多透露自己的信息，不要穷根究底。

5. 沟通结束后，要对患者的配合表示真诚的感谢，最后完成实训报告。

五、规范与技巧

社区人际沟通规范与技巧见表 9-7。

六、学习链接

卫生法规，医患关系，人际沟通案例相关知识学习。

表 9-7　社区人际沟通规范与技巧

语言交流技巧（CLEAR）	非语言交流技巧（SLEOA）
讲述清楚（clarify） 认真倾听（listen） 鼓励表扬（encourage） 表示感谢（acknowledge） 反应与重复（reflect and repeat）	面对面坐、微笑（sit squarely and smile） 身体前倾以示尊重（lean towards client） 目光接触（eye contact） 真诚坦率、平易近人（open and approachable）

实训报告　社区人际沟通

实训时间__________　实训地点______市______县 / 区________街道 / 乡镇______社居委 / 村
访视对象__________　家庭住址________________________　联系电话__________
访视者__________　指导教师____

患者姓名__________　性别________　年龄________　民族________　职业__________
家庭住址__________省 / 市________县 / 区________街道 / 乡镇________社居委 / 村
联系电话____________________　时间 20____年____月____日
访视者____________________　指导教师__________________　实训成绩__________________
内容摘要与体会：
1. 沟通技巧

语言交流时是否做到（CLEAR）：	好	一般	较差
(1) 讲述清楚（clarify）	□	□	□
(2) 认真倾听（listen）	□	□	□
(3) 鼓励表扬（encourage）	□	□	□
(4) 表示感谢（acknowledge）	□	□	□
(5) 反应与重复（reflect and repeat）	□	□	□
非语言交流时是否做到（SLEOA）：	好	一般	较差
(1) 面对面坐、微笑（sit squarely and smile）	□	□	□
(2) 身体前倾以示尊重（lean towards client）	□	□	□
(3) 目光接触（eye contact）	□	□	□
(4) 真诚坦率、平易近人（open and approachable）	□	□	□

得分：优 18~20 分　良 15~17 分　中 10~14 分　差 10 分以下　　签名______________
2. 体会

实训报告得分________

（肖文冲　夏晓萍　刘　彦）

实训七　社区居民健康档案填写规范

一、实训目的

通过实训使学生体会到健康档案填写是全科医生开展以人为中心、以家庭为单位、以预防为导向、以社区为范围的综合连续性健康服务的必备技能，了解社区居民个人、家庭、社区健康档案填写规范，能够按要求完成社区高血压患者健康档案的填写。

二、实训要求

1. 了解社区居民个人、家庭、社区档案要求。

2. 了解重点人群和慢性病患者的健康档案管理规范与流程。

3. 根据《国家基本公共卫生服务规范》（第三版）的要求，为重点人群或慢性病患者建立健康档案。

4. 了解计算机在档案管理中的功能与作用。

三、实训时间

2~4 学时。

四、内容与方法

1. 选择社区教学基地实训，参观健康档案管理室。

2. 教师介绍本次实训的目的和要求，展示健康档案建立与管理流程（图 9-7，图 9-8）。演示计算机化管理功能模块操作步骤。

3. 每 2~3 人一组，随社区教学基地的全科医疗团队进入居民家庭进行访视。出发前填写各小组成员和带教老师的联系电话。

4. 准备用具：一次性外科口罩、帽子、鞋套，快干手消毒液，软皮尺、体温计、听诊器、血压计、便携式体重计、血糖仪，重点人群或慢性病患者健康档案表格，社区区域分布图，提前电话与访视对象联系。

5. 按照《国家基本公共卫生服务规范》（第三版）的要求，针对 0~6 岁儿童、孕产妇、老年人、慢性病患者、严重精神障碍患者和肺结核等重点人群建立健康档案，提出该个人和家庭的主要问题和暂时问题（各不少于 2 个），针对主要问题按“SOAP”形式填写全科接诊记录表（表 9–11）。

6. 填写居民健康档案（表 9–8~ 表 9–12），完成实训报告。

7. 注意事项　访视时自带鞋套，注意使用文明用语，态度和蔼可亲，保护居民和患者隐私。离开时要表示感谢，留下服务电话，以便建立“一对一”服务。

五、规范与流程

确定建档对象流程见图 9–7，居民健康档案建立与管理流程见图 9–8。

服务对象分类
确定建档对象
到机构接受服务者
您是在本辖区常住吗?
否
是
您的健康档案信息卡?
调取服务对象的健康档案
更新档案内容
已经建档
复诊
您建立过健康档案吗?
尚未建档
首诊
您愿意建立健康档案吗?(解释健康档案作用)
还不想建立
同意建立
预约建档
即时建档
建立健康档案
发放健康档案信息卡
辖区重点管理人群
0~6岁儿童
孕产妇
65岁及以上老年人
慢性病患者
严重精神障碍患者
肺结核患者
新生儿访视
产后访视
入户服务等
携带相关材料做好建档准备
否
入户前责任医务人员检查受访者是否建立了健康档案
是
责任医务人员调取并携带受访者健康档案入户服务
更新档案内容

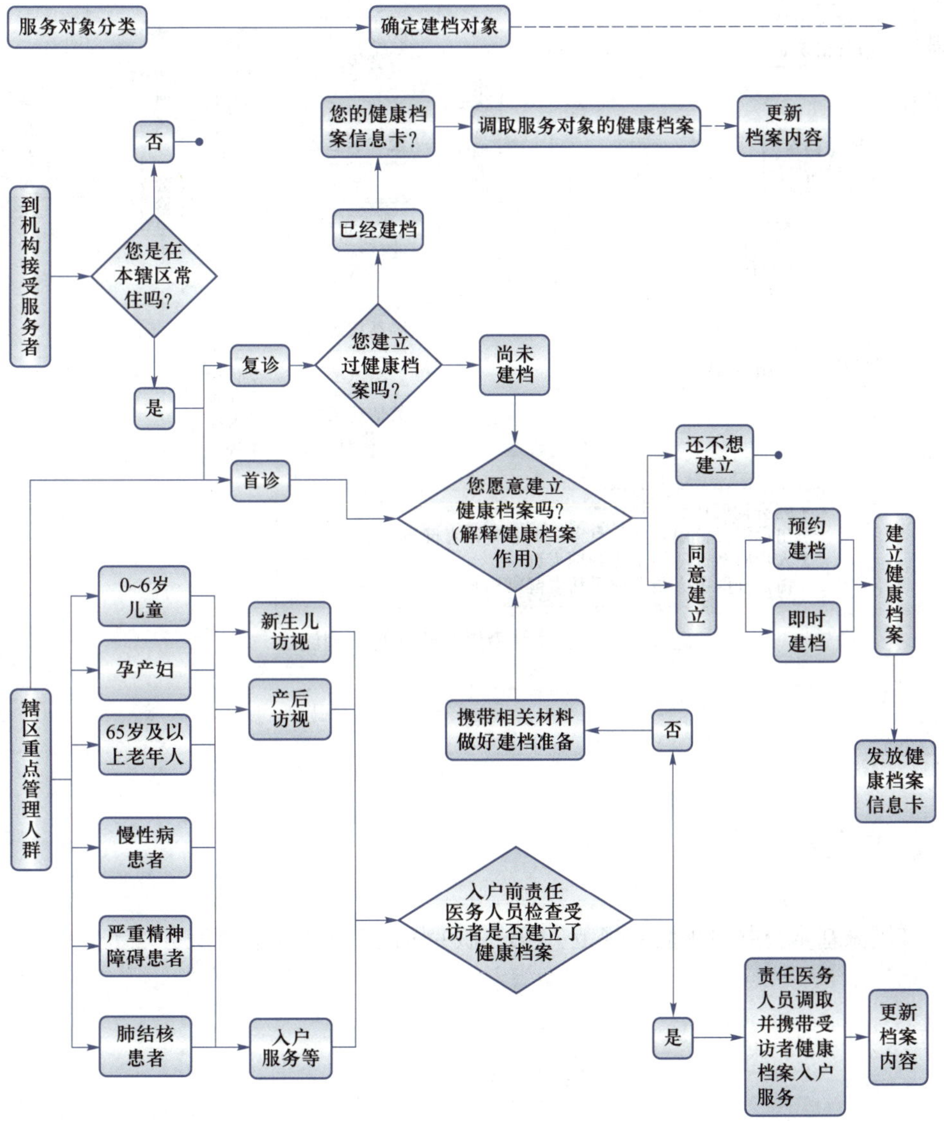

图 9–7　确定建档对象流程

视频：社区居民健康档案的建立

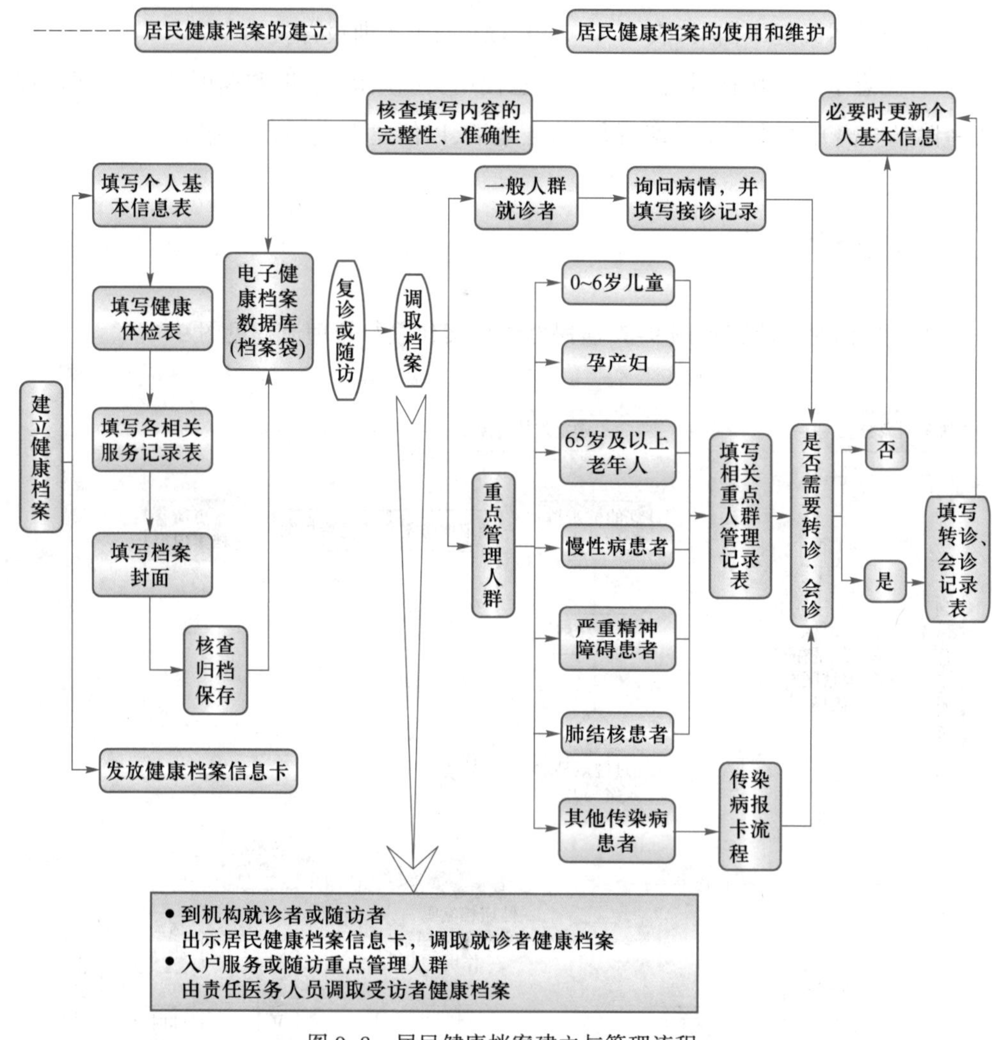

图 9-8　居民健康档案建立与管理流程

六、学习链接

《国家基本公共卫生服务规范》(第三版):居民健康档案管理服务规范。

表 9-8　居民健康档案封面

编号□□□□□□－□□□－□□□－□□□□□

居民健康档案

姓　　名：________________

现 住 址：________________

户籍地址：________________

联系电话：________________

乡镇(街道)名称：________________

村(居)委会名称：________________

建档单位：________________

建 档 人：________________

责任医生：________________

建档日期：____年____月____日

填表要求：

1. 基本要求

⑴ 档案填写一律用钢笔或圆珠笔，不得用铅笔或红色笔书写。字迹要清楚，书写要工整。数字或代码一律用阿拉伯数字书写。数字和编码不要填出格外，如果数码填错，用双横线将整笔数码划去，并在原数码上方工整填写正确的数码，切勿在原数码上涂改。

⑵ 在居民健康档案的各种记录表中，凡有备选答案的项目，应在该项目栏的“□”内填写与相应答案选项编号对应的数字，如性别为男，应在性别栏“□”内填写与“1 男”对应的数字 1。对于选择备选答案中“其他”或“异常”这一选项者，应在该选项留出的空白处用文字填写相应内容，并在项目栏的“□”内填写与“其他”或“异常”选项编号对应的数字，如填写“个人基本信息表”中的既往疾病史时，若该居民曾患有腰椎间盘突出症，则在该项目中应选择“其他”，既要在“其他”选项后写明“腰椎间盘突出症”，又要在项目栏“□”内填写数字 13。对各类表单中没有备选答案的项目用文字或数据在相应的横线上或方框内据情填写。

⑶ 在为居民提供诊疗服务过程中，涉及疾病诊断名称时，疾病名称应遵循国际疾病分类标准 ICD-10 填写，涉及疾病中医诊断病名及辨证分型时，应遵循《中医病证分类与代码》（GB/T15657—2021，TCD）。

2. 居民健康档案编码

统一为居民健康档案进行编码，采用 17 位编码制，以国家统一的行政区划编码为基础，村（居）委会为单位，编制居民健康档案唯一编码。同时，将建档居民的身份证号作为统一的身份识别码，为在信息平台下实现资源共享奠定基础。

第一段为 6 位数字，表示县及县以上的行政区划，统一使用《中华人民共和国行政区划代码》（GB/T2260—2007）。

第二段为 3 位数字，表示乡镇（街道）级行政区划，按照国家标准《县级以下行政区划代码编码规则》（GB/T10114—2003）编制。

第三段为 3 位数字，表示村（居）委会等，具体划分为：001~099 表示居委会，101~199 表示村委会，901~999 表示其他组织。

第四段为 5 位数字，表示居民个人序号，由建档机构根据建档顺序编制。

在填写健康档案的其他表格时，必须填写居民健康档案编号，但只需填写后 8 位编码。

3. 各类检查报告单据及转诊记录粘贴

服务对象在健康体检、就诊、会诊时所做的各种化验及检查的报告单据，都应该粘贴留存归档。可以有序地粘贴在相应健康体检表、接诊记录表、会诊记录表的后面。双向转诊（转出）单存根与双向转诊（回转）单可另页粘贴，附在相应位置上与本人健康档案一并归档。

4. 其他

各类表单中涉及的日期类项目，如体检日期、访视日期、会诊日期等，按照年（4 位）、月（2 位）、日（2 位）顺序填写。

表 9-9 个人基本信息表

姓名: 编号□□□ - □□□□□

<table>
<tr><td colspan="2">性 别</td><td colspan="3">1男 2女 9未说明的性别 0未知的性别□</td><td>出生日期</td><td colspan="2">□□□□ □□ □□</td></tr>
<tr><td colspan="2">身份证号</td><td colspan="2"></td><td>工作单位</td><td colspan="3"></td></tr>
<tr><td colspan="2">本人电话</td><td></td><td>联系人姓名</td><td></td><td>联系人电话</td><td colspan="2"></td></tr>
<tr><td colspan="2">常住类型</td><td colspan="2">1户籍 2非户籍 □</td><td>民族</td><td colspan="3">01 汉族 99 少数民族________ □</td></tr>
<tr><td colspan="2">血 型</td><td colspan="6">1A型 2B型 3O型 4AB型 5不详 / RH:1阴性 2阳性 3不详 □/□</td></tr>
<tr><td colspan="2">文化程度</td><td colspan="6">1研究生 2大学本科 3大专 4中专 5技工学校 6高中 7初中 8小学 9文盲或半文盲 10不详 □</td></tr>
<tr><td colspan="2">职 业</td><td colspan="6">0国家机关、党群组织、企业、事业单位负责人 1专业技术人员 2办事人员和有关人员 3商业、服务业人员 4农、林、牧、渔、水利业生产人员 5生产、运输设备操作人员及有关人员 6军人 7不便分类的其他从业人员 8无职业 □</td></tr>
<tr><td colspan="2">婚姻状况</td><td colspan="6">1未婚 2已婚 3丧偶 4离婚 5未说明的婚姻状况 □</td></tr>
<tr><td colspan="2">医疗费用支付方式</td><td colspan="6">1城镇职工基本医疗保险 2城镇居民基本医疗保险 3新型农村合作医疗
4贫困救助 5商业医疗保险 6全公费 7全自费 8其他__________ □/□/□</td></tr>
<tr><td colspan="2">药物过敏史</td><td colspan="6">1无 2青霉素 3磺胺 4链霉素 5其他_________ □/□/□/□</td></tr>
<tr><td colspan="2">暴露史</td><td colspan="6">1无 2化学品 3毒物 4射线 □/□/□</td></tr>
<tr><td rowspan="4">既往史</td><td>疾病</td><td colspan="6">1无 2高血压 3糖尿病 4冠心病 5慢性阻塞性肺疾病 6恶性肿瘤____ 7脑卒中 8严重精神障碍 9结核病 10肝炎 11其他法定传染病 12职业病____ 13其他_
□ 确诊时间 年 月 / □ 确诊时间 年 月 / □ 确诊时间 年 月
□ 确诊时间 年 月 / □ 确诊时间 年 月 / □ 确诊时间 年 月</td></tr>
<tr><td>手术</td><td colspan="6">1无 2有:名称①__________时间________ / 名称②__________时间________ □</td></tr>
<tr><td>外伤</td><td colspan="6">1无 2有:名称①__________时间________ / 名称②__________时间________ □</td></tr>
<tr><td>输血</td><td colspan="6">1无 2有:原因①__________时间________ / 原因②__________时间________ □</td></tr>
<tr><td colspan="2" rowspan="3">家族史</td><td>父 亲</td><td colspan="2">□/□/□/□/□/□___</td><td>母 亲</td><td colspan="2">□/□/□/□/□/□___</td></tr>
<tr><td>兄弟姐妹</td><td colspan="2">□/□/□/□/□/□___</td><td>子 女</td><td colspan="2">□/□/□/□/□/□___</td></tr>
<tr><td colspan="6">1无 2高血压 3糖尿病 4冠心病 5慢性阻塞性肺疾病 6恶性肿瘤 7脑卒中 8严重精神障碍 9结核病 10肝炎 11先天畸形 12其他__________</td></tr>
<tr><td colspan="2">遗传病史</td><td colspan="6">1无 2有:疾病名称______________________________ □</td></tr>
<tr><td colspan="2">残疾情况</td><td colspan="6">1无残疾 2视力残疾 3听力残疾 4言语残疾 5肢体残疾
6智力残疾 7精神残疾 8其他残疾___________ □/□/□/□/□/□</td></tr>
<tr><td colspan="2" rowspan="5">生活环境*</td><td>厨房排风设施</td><td colspan="5">1无 2油烟机 3换气扇 4烟囱 □</td></tr>
<tr><td>燃料类型</td><td colspan="5">1液化气 2煤 3天然气 4沼气 5柴火 6其他______ □</td></tr>
<tr><td>饮水</td><td colspan="5">1自来水 2经净化过滤的水 3井水 4河湖水 5塘水 6其他____ □</td></tr>
<tr><td>厕所</td><td colspan="5">1卫生厕所 2一格或二格粪池式 3马桶 4露天粪坑 5简易棚厕 □</td></tr>
<tr><td>禽畜栏</td><td colspan="5">1无 2单设 3室内 4室外 □</td></tr>
</table>

填表说明：

1. 本表于居民首次建立健康档案时填写。如果居民的个人信息有所变动，可在原条目处修改，并注明修改时间或重新填写。若失访，在空白处写明失访原因。若死亡，写明死亡日期和死亡原因。若迁出，记录迁往地点基本情况，填写档案交接记录。0~6 岁儿童无须填写该表。

2. 性别：按照国标分为未知的性别、男、女及未说明的性别。

3. 出生日期：根据居民身份证的出生日期，按照年(4 位)、月(2 位)、日(2 位)顺序填写，如 19490101。

4. 工作单位：应填写目前所在工作单位的全称。离退休者填写最后工作单位的全称；下岗待业或无工作经历者需具体注明。

5. 联系人姓名：填写与建档对象关系紧密的亲友姓名。

6. 民族：少数民族应填写全称，如彝族、回族等。

7. 血型：在前一个“□”内填写与 ABO 血型对应的编号；在后一个“□”内填写与 RH 血型对应的编号。

8. 文化程度：指截至建档时间，本人接受国内外教育所取得的最高学历或现有水平所相当的学历。

9. 药物过敏史：表中药物过敏主要列出青霉素、磺胺或者链霉素过敏，如有其他药物过敏，请在其他栏中写明名称。

10. 既往史

(1) 疾病：填写现在和过去曾经患过的某种疾病，包括建档时还未治愈的慢性病或某些反复发作的疾病，并写明确诊时间。如有恶性肿瘤，请写明具体的部位或疾病名称；如有职业病，请填写具体名称。对于经医疗单位明确诊断的疾病都应以一级及以上医院的正式诊断为依据，有病史卡的以卡上的疾病名称为准，没有病史卡的应有证据证明是经过医院明确诊断的。可以多选。

(2) 手术：填写曾经接受过的手术治疗。如有，应填写具体手术名称和手术时间。

(3) 外伤：填写曾经发生的后果比较严重的外伤经历。如有，应填写具体外伤名称和发生时间。

(4) 输血：填写曾经接受过的输血情况。如有，应填写具体输血原因和发生时间。

11. 家族史：指父亲、母亲、兄弟姐妹、子女是否患过所列出的具有遗传性或遗传倾向的疾病。有则选择具体疾病名称对应编号的数字，可以多选。没有列出的请在“其他”中写明。

12. *生活环境：农村地区在建立居民健康档案时需根据实际情况选择填写此项。

表 9-10 健康体检表

姓名: 编号□□□-□□□□□

<table>
<tr><td colspan="2">体检日期</td><td colspan="2">年 月 日</td><td>责任医生</td><td></td></tr>
<tr><td>内容</td><td colspan="5">检 查 项 目</td></tr>
<tr><td>症状</td><td colspan="5">1 无症状 2 头痛 3 头晕 4 心悸 5 胸闷 6 胸痛 7 慢性咳嗽 8 咳痰 9 呼吸困难 10 多饮 11 多尿 12 体重下降 13 乏力 14 关节肿痛 15 视物模糊 16 手脚麻木 17 尿急 18 尿痛 19 便秘 20 腹泻 21 恶心、呕吐 22 眼花 23 耳鸣 24 乳房胀痛 25 其他____
□/□/□/□/□/□/□/□/□/□</td></tr>
<tr><td rowspan="10">一般状况</td><td>体温</td><td>℃</td><td>脉率</td><td colspan="2">次/分</td></tr>
<tr><td rowspan="2">呼吸频率</td><td rowspan="2">次/分</td><td rowspan="2">血压</td><td>左侧</td><td>/ mmHg</td></tr>
<tr><td>右侧</td><td>/ mmHg</td></tr>
<tr><td>身高</td><td>cm</td><td>体重</td><td colspan="2">kg</td></tr>
<tr><td>腰围</td><td>cm</td><td>体质指数(BMI)</td><td colspan="2">kg/m^2</td></tr>
<tr><td>老年人健康状态自我评估*</td><td colspan="4">1 满意 2 基本满意 3 说不清楚 4 不太满意 5 不满意 □</td></tr>
<tr><td>老年人生活自理能力自我评估*</td><td colspan="4">1 可自理(0~3 分) 2 轻度依赖(4~8 分)
3 中度依赖(9~18 分) 4 不能自理(≥ 19 分) □</td></tr>
<tr><td>老年人认知功能*</td><td colspan="4">1 粗筛阴性
2 粗筛阳性,简易智力状态检查,总分________ □</td></tr>
<tr><td>老年人情感状态*</td><td colspan="4">1 粗筛阴性 □
2 粗筛阳性,老年人抑郁量表检查,总分________</td></tr>
<tr><td colspan="5"></td></tr>
<tr><td rowspan="13">生活方式</td><td rowspan="3">体育锻炼</td><td>锻炼频率</td><td colspan="3">1 每日 2 每周一次以上 3 偶尔 4 不锻炼 □</td></tr>
<tr><td>每次锻炼时间</td><td>分钟</td><td>坚持锻炼时间</td><td>________年</td></tr>
<tr><td>锻炼方式</td><td colspan="3"></td></tr>
<tr><td>饮食习惯</td><td colspan="4">1 荤素均衡 2 荤食为主 3 素食为主 4 嗜盐 5 嗜油 6 嗜糖
□/□/□</td></tr>
<tr><td rowspan="3">吸烟情况</td><td>吸烟状况</td><td colspan="3">1 从不吸烟 2 已戒烟 3 吸烟 □</td></tr>
<tr><td>日吸烟量</td><td colspan="3">平均________支</td></tr>
<tr><td>开始吸烟年龄</td><td>____岁</td><td>戒烟年龄</td><td>________岁</td></tr>
<tr><td rowspan="5">饮酒情况</td><td>饮酒频率</td><td colspan="3">1 从不 2 偶尔 3 经常 4 每日 □</td></tr>
<tr><td>日饮酒量</td><td colspan="3">平均____两</td></tr>
<tr><td>是否戒酒</td><td colspan="3">1 未戒酒 2 已戒酒,戒酒年龄:____岁 □</td></tr>
<tr><td>开始饮酒年龄</td><td>____岁</td><td>近一年内是否曾醉酒</td><td>1 是 2 否 □</td></tr>
<tr><td>饮酒种类</td><td colspan="3">1 白酒 2 啤酒 3 红酒 4 黄酒 5 其他________
□/□/□/□</td></tr>
<tr><td>职业病危险因素接触史</td><td colspan="4">1 无 2 有(工种________从业时间____年) □
毒物种类 粉尘________________ 防护措施 1 无 2 有____ □
放射性物质__________ 防护措施 1 无 2 有____ □
物理因素____________ 防护措施 1 无 2 有____ □
化学物质____________ 防护措施 1 无 2 有____ □
其他________________ 防护措施 1 无 2 有____ □</td></tr>
</table>

续表

类别	项目	内容	
脏器功能	口腔	口唇　1红润　2苍白　3发绀　4皲裂　5疱疹	□
		齿列　1正常　2缺齿┼　3龋齿┼　4义齿(假牙)┼	□/□/□
		咽部　1无充血　2充血　3淋巴滤泡增生	□
	视力	左眼______　右眼______(矫正视力:左眼______右眼______)	
	听力	1听见　2听不清或无法听见	□
	运动功能	1可顺利完成　2无法独立完成任何一个动作	□
体格检查	眼底*	1正常　2异常______	□
	皮肤	1正常　2潮红　3苍白　4发绀　5黄染　6色素沉着　7其他____	□
	巩膜	1正常　2黄染　3充血　4其他______	□
	淋巴结	1未触及　2锁骨上　3腋窝　4其他______	□
	肺	桶状胸:1否　2是	□
		呼吸音:1正常　2异常______	□
		啰音:1无　2干性啰音　3湿性啰音　4其他______	□
	心脏	心率:______次/分　心律:1齐　2不齐　3绝对不齐	□
		杂音:1无　2有______	□
	腹部	压痛:1无　2有______	□
		包块:1无　2有______	□
		肝大:1无　2有______	□
		脾大:1无　2有______	□
		移动性浊音:1无　2有______	□
	下肢水肿	1无　2单侧　3双侧不对称　4双侧对称	□
	足背动脉搏动*	1未触及　2触及双侧对称　3触及左侧弱或消失　4触及右侧弱或消失	□
	肛门指检*	1未及异常　2触痛　3包块　4前列腺异常　5其他______	□
	乳腺*	1未见异常　2乳房切除　3异常泌乳　4乳腺包块 5其他______	□/□/□/□
	妇科* 外阴	1未见异常　2异常______	□
	妇科* 阴道	1未见异常　2异常______	□
	妇科* 宫颈	1未见异常　2异常______	□
	妇科* 宫体	1未见异常　2异常______	□
	妇科* 附件	1未见异常　2异常______	□
	其他*		
辅助检查	血常规*	血红蛋白______g/L　白细胞______$\times 10^9$/L　血小板______$\times 10^9$/L 其他______	
	尿常规*	尿蛋白______尿糖______尿酮体______尿潜血______ 其他______	
	空腹血糖*	______mmol/L或______mg/dl	
	心电图*	1正常　2异常______	□
	尿微量白蛋白*	______mg/dl	
	大便潜血*	1阴性　2阳性	□
	糖化血红蛋白*	______%	

续表

<table>
<tr><td rowspan="10">辅助检查</td><td>乙型肝炎表面抗原*</td><td>1 阴性 2 阳性 □</td></tr>
<tr><td>肝功能*</td><td>血清谷丙转氨酶________U/L 血清谷草转氨酶__________U/L
白蛋白______________g/L 总胆红素______________μmol/L
结合胆红素____________μmol/L</td></tr>
<tr><td>肾功能*</td><td>血清肌酐____________μmol/L 血尿素氮____________mmol/L
血钾浓度____________mmol/L 血钠浓度____________mmol/L</td></tr>
<tr><td>血脂*</td><td>总胆固醇_______mmol/L 三酰甘油_______mmol/L
血清低密度脂蛋白胆固醇_______mmol/L
血清高密度脂蛋白胆固醇_______mmol/L</td></tr>
<tr><td>胸部 X 线片*</td><td>1 正常 2 异常____________ □</td></tr>
<tr><td rowspan="2">B 超*</td><td>腹部 B 超 1 正常 2 异常____________ □</td></tr>
<tr><td>其他_______ 1 正常 2 异常____________ □</td></tr>
<tr><td>宫颈涂片*</td><td>1 正常 2 异常____________ □</td></tr>
<tr><td>其他*</td><td></td></tr>
<tr><td colspan="2"></td></tr>
<tr><td rowspan="7">现存主要健康问题</td><td>脑血管疾病</td><td>1 未发现 2 缺血性卒中 3 脑出血 4 蛛网膜下腔出血 5 短暂性脑缺血发作 6 其他____________ □/□/□/□/□</td></tr>
<tr><td>肾脏疾病</td><td>1 未发现 2 糖尿病肾病 3 肾衰竭 4 急性肾炎 5 慢性肾炎
6 其他____________ □/□/□/□/□</td></tr>
<tr><td>心脏疾病</td><td>1 未发现 2 心肌梗死 3 心绞痛 4 冠状动脉血运重建 5 充血性心力衰竭
6 心前区疼痛 7 其他____________ □/□/□/□/□/□</td></tr>
<tr><td>血管疾病</td><td>1 未发现 2 夹层动脉瘤 3 动脉闭塞性疾病 4 其他_____ □/□/□</td></tr>
<tr><td>眼部疾病</td><td>1 未发现 2 视网膜出血或渗出 3 视乳头水肿 4 白内障
5 其他____________ □/□/□/□</td></tr>
<tr><td>神经系统疾病</td><td>1 未发现 2 有____________ □</td></tr>
<tr><td>其他系统疾病</td><td>1 未发现 2 有____________ □</td></tr>
</table>

<table>
<tr><td rowspan="6">住院治疗情况</td><td rowspan="3">住院史</td><td>入 / 出院日期</td><td>原因</td><td>医疗机构名称</td><td>病案号</td></tr>
<tr><td>/</td><td></td><td></td><td></td></tr>
<tr><td>/</td><td></td><td></td><td></td></tr>
<tr><td rowspan="3">家庭病床史</td><td>建 / 撤床日期</td><td>原因</td><td>医疗机构名称</td><td>病案号</td></tr>
<tr><td>/</td><td></td><td></td><td></td></tr>
<tr><td>/</td><td></td><td></td><td></td></tr>
</table>

<table>
<tr><td rowspan="7">主要用药情况</td><td>药物名称</td><td>用法</td><td>用量</td><td>用药时间</td><td>服药依从性
1 规律 2 间断 3 不服药</td></tr>
<tr><td>1</td><td></td><td></td><td></td><td></td></tr>
<tr><td>2</td><td></td><td></td><td></td><td></td></tr>
<tr><td>3</td><td></td><td></td><td></td><td></td></tr>
<tr><td>4</td><td></td><td></td><td></td><td></td></tr>
<tr><td>5</td><td></td><td></td><td></td><td></td></tr>
<tr><td>6</td><td></td><td></td><td></td><td></td></tr>
</table>

续表

<table>
<tr><td rowspan="4">非免疫规划预防接种史</td><td>名称</td><td>接种日期</td><td colspan="2">接种机构</td></tr>
<tr><td>1</td><td></td><td colspan="2"></td></tr>
<tr><td>2</td><td></td><td colspan="2"></td></tr>
<tr><td>3</td><td></td><td colspan="2"></td></tr>
<tr><td>健康评价</td><td colspan="4">1 体检无异常 □
2 有异常
异常 1______________________
异常 2______________________
异常 3______________________
异常 4______________________</td></tr>
<tr><td>健康指导</td><td colspan="3">1 纳入慢性病患者健康管理
2 建议复查
3 建议转诊
□/□/□</td><td>危险因素控制： □/□/□/□/□/□/□
1 戒烟　2 健康饮酒　3 饮食　4 锻炼
5 减体重（目标__________）
6 建议接种疫苗__________
7 其他______________________</td></tr>
</table>

填表说明：

1. 本表用于老年人和高血压、2 型糖尿病及严重精神障碍患者等的年度健康检查。一般居民的健康检查可参考使用，肺结核患者、孕产妇和 0~6 岁儿童无须填写该表。

2. 表中带有 * 号的项目，在为一般居民建立健康档案时不作为免费检查项目，不同重点人群的免费检查项目按照各专项服务规范的具体说明和要求执行。对于不同的人群，完整的健康体检表是指按照相应服务规范要求做完相关检查并记录的表格。

3. 一般状况

体质指数（BMI）= 体重（kg）/ 身高的平方（m^2）。

老年人生活自理能力自我评估：65 岁及以上老年人需填写此项，详见表 9–4。

老年人认知功能粗筛方法：告诉被检查者“我将要说三件物品的名称（如铅笔、卡车、书），请您立刻重复”。过 1 分钟后请其再次重复。如被检查者无法立即重复或 1 分钟后无法完整回忆三件物品名称，为粗筛阳性，需进一步行“简易智力状态检查量表”检查。

老年人情感状态粗筛方法：询问被检查者“你经常感到伤心或抑郁吗”或“你的情绪怎么样”。如回答“是”或“我想不是十分好”，为粗筛阳性，需进一步行“老年抑郁量表”检查。

4. 生活方式

体育锻炼：指主动锻炼，即有意识地为强身健体而进行的活动。不包括因工作或其他需要而必须进行的活动，如为上班骑自行车、做强体力工作等。锻炼方式填写最常采用的具体锻炼方式。

吸烟情况：“从不吸烟”者不必填写“日吸烟量”“开始吸烟年龄”“戒烟年龄”等，已戒烟者填写戒烟前相关情况。

饮酒情况：“从不”饮酒者不必填写其他有关饮酒情况的项目，已戒酒者填写戒酒前相关情况，“日饮酒量”折合成白酒量（啤酒量 /10= 白酒量，红酒量 /4= 白酒量，黄酒量 /5= 白酒量）。

职业病危险因素接触史：指因患者职业原因造成的粉尘、放射性物质、物理因素、化学物质的接触情况。如有，需填写具体粉尘、放射性物质、物理因素、化学物质的名称或填不详。

5. 脏器功能

视力：填写采用对数视力表测量后的具体数值（五分记录），对佩戴眼镜者，可戴其平时所用眼镜测量矫正视力。

听力：在被检查者耳旁轻声说"你叫什么名字"（注意检查时检查者的脸应在被检查者视线之外），判断被检查者听力状况。

运动功能：请被检查者完成"两手摸后脑勺""捡起这支笔""从椅子上站起，走几步，转身，坐下"等动作，判断被检查者运动功能。

6. 体格检查：如有异常请在横线上具体说明，如可触及的淋巴结部位、个数，心脏杂音描述，肝脾肋下触诊大小等。建议有条件的地区开展眼底检查，特别是针对高血压或糖尿病患者。

眼底：如果有异常，具体描述异常结果。

足背动脉搏动：糖尿病患者必须进行此项检查。

乳腺：检查外观有无异常，有无异常泌乳及包块。

妇科：外阴　记录发育情况及婚产式（未婚、已婚未产或经产式），如有异常情况请具体描述。

阴道　记录是否通畅，黏膜情况，分泌物量、色、性状及有无异味等。

宫颈　记录大小、质地，有无糜烂、撕裂、息肉、腺囊肿，有无接触性出血、举痛等。

宫体　记录位置、大小、质地、活动度及有无压痛等。

附件　记录有无块状物、增厚或压痛；若扪及肿块，记录其位置、大小、质地；表面光滑与否、活动度、有无压痛及与子宫和盆壁关系。左右两侧分别记录。

7. 辅助检查：该项目根据各地实际情况及不同人群情况，有选择地开展。老年人及高血压、2型糖尿病和严重精神障碍患者的免费辅助检查项目按照各项规范要求执行。

尿常规中的尿蛋白、尿糖、尿酮体、尿潜血可以填写定性检查结果，阴性填"－"，阳性根据检查结果填写"＋""＋＋""＋＋＋"或"＋＋＋＋"，也可以填写定量检查结果，定量结果需写明计量单位。

大便潜血、肝功能、肾功能、胸部X线片、B超检查结果若有异常，请具体描述异常结果。其中B超写明检查的部位。65岁及以上老年人腹部B超为免费检查项目。

其他：表中列出的检查项目以外的辅助检查结果填写在"其他"一栏。

8. 现存主要健康问题：指曾经出现或一直存在，并影响目前身体健康状况的疾病。可以多选。若有高血压、糖尿病等现患疾病或新增的疾病，需同时填写在个人基本信息表"既往史"一栏。

9. 住院治疗情况：指最近1年内的住院治疗情况。应逐项填写。日期填写年月，年份应写4位。如因慢性病急性发作或加重而住院/家庭病床，请特别说明。医疗机构名称应写全称。

10. 主要用药情况：对长期服药的慢性病患者了解其最近1年内的主要用药情况，西药填写化学名及商品名，中药填写药品名称或中药汤剂，用法、用量按医嘱填写。用法指给药途径，如口服、皮下注射等。用量指用药频次和剂量，如每日3次，每次5 mg等。用药时间指在此时间段内一共服用此药的时间，单位为年、月或日。服药依从性是指对此药的依从情况："规律"为按医嘱服药；"间断"为未按医嘱服药，频次或数量不足；"不服药"即为医生开了处方，但患者未使用此药。

11. 非免疫规划预防接种史：填写最近1年内接种的疫苗的名称、接种日期和接种机构。

12. 健康评价：无异常是指无新发疾病，原有疾病控制良好无加重或进展，否则为有异常，填写具体异常情况，包括高血压、糖尿病、生活能力、情感筛查等身体和心理的异常情况。

13. 健康指导：纳入慢性病患者健康管理是指高血压、糖尿病、严重精神障碍患者等重点人群定期随访和健康体检。减体重的目标是指根据居民或患者的具体情况，制订下次体检之前需要减重的目标值。

表 9-11　接诊记录表

姓名:　　　　　　　　　　　　　　　　　　　　　　　　　　　　　　编号□□□-□□□□□

就诊者的主观资料(S)   就诊者的客观资料(O)   评估(A)   处置计划(P)   医生签字: 接诊日期:______年____月____日

填表说明:

1. 本表供居民由于急性或短期健康问题接受咨询或医疗卫生服务时使用,应以能够如实反映居民接受服务的全过程为目的,根据居民接受服务的具体情况填写。

2. 就诊者的主观资料:包括主诉、咨询问题和卫生服务要求等。

3. 就诊者的客观资料:包括体格检查、实验室检查、影像检查等结果。

4. 评估:根据就诊者的主、客观资料做出的初步印象、疾病诊断或健康问题评估。

5. 处置计划:指在评估基础上制订的处置计划,包括诊断计划、治疗计划、患者指导计划等。

表 9-12　居民健康档案信息卡

（正面）

姓名		性别		出生日期	年　月　日
健康档案编号				□□□-□□□□□	
ABO 血型	□A □B □O □AB			RH 血型	□RH 阴性 □RH 阳性 □不详
慢性病患病情况： □无　□高血压　□糖尿病　□脑卒中　□冠心病　□哮喘 □职业病　□其他疾病________					
过敏史：					

（反面）

家庭住址		家庭电话	
紧急情况联系人		联系人电话	
建档机构名称		联系电话	
责任医生或护士		联系电话	
其他说明：			

填表说明：

1. 居民健康档案信息卡为正反两面，根据居民信息如实填写，应与健康档案对应项目的填写内容一致。

2. 过敏史：过敏主要是指青霉素、磺胺、链霉素过敏，如有其他药物或食物等（如花粉、乙醇、油漆等）过敏，请写明过敏物质名称。

实训报告　社区居民健康档案填写规范

实训时间________　实训地点______市______县/区________街道/乡镇______社居委/村

访视对象________　家庭住址______________________　联系电话________

访视者________　指导教师______________________________

表 9-8　居民健康档案封面 表 9-9　个人基本信息表 表 9-10　健康体检表 表 9-11　接诊记录表 表 9-12　居民健康档案信息卡

实训报告得分________

（夏晓萍　何　坪　刘　彦）

实训八　社区高血压、糖尿病病例管理

一、实训目的

通过对高血压、糖尿病患者筛查、随访、评估、分类干预、健康体检、健康教育与健康管理，体会全科医生在预防为导向的照顾模式中的优势和工作特点，提高学生对高血压、糖尿病患者及家庭健康管理和危险因素干预的技能。

二、实训要求

1. 评估高血压、糖尿病患者及其家庭、社区环境，了解高血压、糖尿病患者的健康管理规范与流程。

2. 针对社区高血压、糖尿病患者及所在家庭的健康问题和危险因素，制订健康干预计划。

3. 培养学生主动管理健康的服务意识。

4. 根据《国家基本公共卫生服务规范》(第三版)的要求，为高血压、糖尿病患者建立健康档案。

三、实训时间

1~2 学时。

四、内容与方法

1. 教师介绍本次实训的目的和要求，讲解高血压、糖尿病健康管理流程(筛查、随访、评估、分类干预、健康体检、健康教育与健康管理)与规范。演示社区高血压、糖尿病患者计算机化管理功能模块。

2. 选择社区中心有高血压、糖尿病等慢性病的老年人，电话预约并征得对方同意。

3. 准备用具：一次性外科口罩、帽子、鞋套，快干手消毒液，慢性病家庭访视包(皮尺、血压计、体重计、血糖仪、听诊器、访视对象健康档案、评估表、健康教育处方等)。

4. 入户随访：每 2~3 人一组，随社区教学基地的全科医疗团队进入高血压、糖尿病患者家庭进行访视。出发前填写各小组成员和带教老师联系电话。

5. 按照《国家基本公共卫生服务规范》(第三版)的要求，填写高血压、糖尿病患者随访服务记录表(表 9–13，表 9–14)，进行家庭健康指导。

6. 注意事项：访视时自带鞋套，注意使用文明用语，态度和蔼可亲，保护患者隐私。离开时要表示感谢，留下服务电话，以便建立“一对一”服务。

7. 完成实训报告。

五、规范与流程

(一) 高血压病例管理

1. 高血压健康管理流程与规范　见图 9–9 和图 9–10。

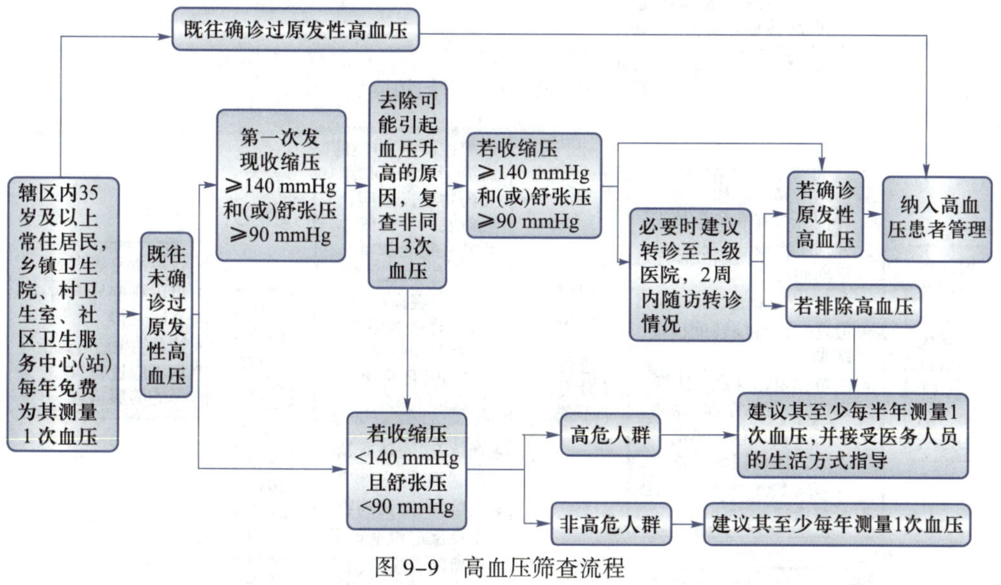

图 9–9　高血压筛查流程

2. 工作指标

(1) 高血压患者规范管理率 = 按照规范要求进行高血压患者健康管理的人数 / 年内已管理的高血压患病人数 ×100%。

(2) 管理人群血压控制率 = 年内最近一次随访血压达标人数 / 年内已管理的高血压患病人数 ×100%。

注：最近一次随访血压指的是按照规范要求最近一次随访的血压，若失访则判断为未达标，血压控制是指收缩压 < 140 mmHg 和舒张压 < 90 mmHg(65 岁及以上患者收缩压 < 150 mmHg 和舒张压 < 90 mmHg)，即收缩压和舒张压同时达标。

高血压患者随访服务记录表见表 9–13。

视频：社区2型糖尿病患者健康管理服务

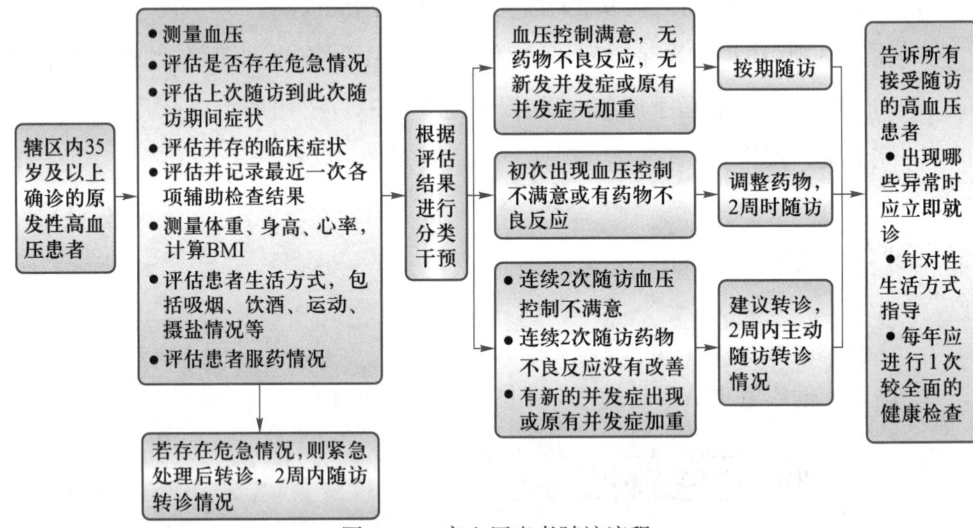

图 9-10　高血压患者随访流程

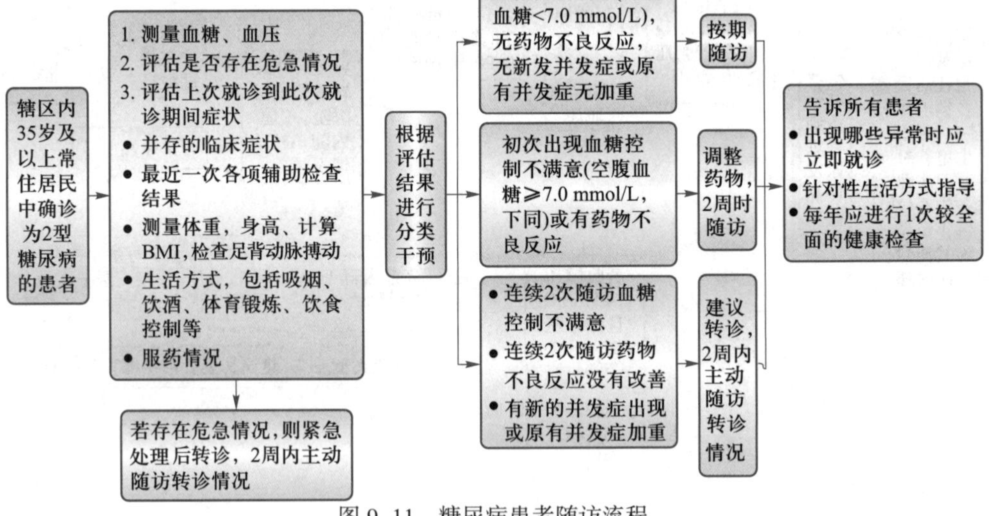

图 9-11　糖尿病患者随访流程

（二）糖尿病病例管理

1. 糖尿病健康管理流程与规范　见图 9-11。

2. 工作指标

（1）2 型糖尿病患者规范管理率 = 按照规范要求进行 2 型糖尿病患者健康管理的人数 / 年内已管理的 2 型糖尿病患病人数 ×100%。

（2）管理人群血糖控制率 = 年内最近一次随访空腹血糖达标人数 / 年内已管理的 2 型糖尿病患病人数 ×100%。

注：最近一次随访空腹血糖指的是按照规范要求最近一次随访的空腹血糖，若失访则判断为未达标，空腹血糖达标是指空腹血糖 < 7 mmol/L。

糖尿病患者随访服务记录表见表 9-14。

六、学习链接

《国家基本公共卫生服务规范》(第三版):居民健康档案管理服务规范。

表 9-13 高血压患者随访服务记录表

姓名: 编号□□□-□□□□□

	随访日期	年 月 日	年 月 日	年 月 日	年 月 日
	随访方式	1门诊 2家庭 3电话 □	1门诊 2家庭 3电话 □	1门诊 2家庭 3电话 □	1门诊 2家庭 3电话 □
症状	1无症状 2头痛、头晕 3恶心、呕吐 4眼花、耳鸣 5呼吸困难 6心悸、胸闷 7鼻衄、出血不止 8四肢发麻 9下肢水肿	□/□/□/□/□/□/□/□ 其他:	□/□/□/□/□/□/□/□ 其他:	□/□/□/□/□/□/□/□ 其他:	□/□/□/□/□/□/□/□ 其他:
体征	血压/mmHg				
	体重/kg	/	/	/	/
	体质指数(BMI)/$(kg\cdot m^{-2})$	/	/	/	/
	心率/$(次\cdot 分^{-1})$				
	其他				
生活方式指导	日吸烟量	/ 支	/ 支	/ 支	/ 支
	日饮酒量	/ 两	/ 两	/ 两	/ 两
	运动	____次/周 ____分钟/次	____次/周 ____分钟/次	____次/周 ____分钟/次	____次/周 ____分钟/次
		____次/周 ____分钟/次	____次/周 ____分钟/次	____次/周 ____分钟/次	____次/周 ____分钟/次
	摄盐情况(咸淡)	轻/中/重 /轻/中/重	轻/中/重 /轻/中/重	轻/中/重 /轻/中/重	轻/中/重 /轻/中/重
	心理调整	1良好 2一般 3差 □	1良好 2一般 3差 □	1良好 2一般 3差 □	1良好 2一般 3差 □
	遵医行为	1良好 2一般 3差 □	1良好 2一般 3差 □	1良好 2一般 3差 □	1良好 2一般 3差 □
	辅助检查*				
	服药依从性	1规律 2间断 3不服药 □	1规律 2间断 3不服药 □	1规律 2间断 3不服药 □	1规律 2间断 3不服药 □
	药物不良反应	1无 2有__ □	1无 2有__ □	1无 2有__ □	1无 2有__ □
	此次随访分类	1控制满意 2控制不满意 3不良反应 4并发症 □	1控制满意 2控制不满意 3不良反应 4并发症 □	1控制满意 2控制不满意 3不良反应 4并发症 □	1控制满意 2控制不满意 3不良反应 4并发症 □

续表

用药情况	药物名称 1								
	用法用量	每日　次	每次	每日　次	每次	每日　次	每次	每日　次	每次
	药物名称 2								
	用法用量	每日　次	每次	每日　次	每次	每日　次	每次	每日　次	每次
	药物名称 3								
	用法用量	每日　次	每次	每日　次	每次	每日　次	每次	每日　次	每次
	其他药物								
	用法用量	每日　次	每次	每日　次	每次	每日　次	每次	每日　次	每次
转诊	原因								
	机构及科别								
下次随访日期									
随访医生签名									

填表说明：

1. 本表为高血压患者在接受随访服务时由医生填写。每年的健康体检后填写健康体检表。若失访，在随访日期处写明失访原因；若死亡，写明死亡日期和死亡原因。

2. 体征：体质指数(BMI)＝体重(kg)/身高的平方(m^2)，体重和体质指数斜线前填写目前情况，斜线后填写下次随访时应调整到的目标。如果是超重或肥胖的高血压患者，要求每次随访时测量体重并指导患者控制体重；正常体重人群可每年测量一次体重及体质指数。如有其他阳性体征，请填写在"其他"一栏。

3. 生活方式指导：在询问患者生活方式时，同时对患者进行生活方式指导，与患者共同制订下次随访目标。

日吸烟量：斜线前填写目前吸烟量，不吸烟填"0"，吸烟者写出每日的吸烟量"××支"；斜线后填写吸烟者下次随访目标吸烟量"××支"。

日饮酒量：斜线前填写目前饮酒量，不饮酒填"0"，饮酒者写出每日的饮酒量相当于白酒"××两"，斜线后填写饮酒者下次随访目标饮酒量相当于白酒"××两"(啤酒量/10=白酒量，红酒量/4=白酒量，黄酒量/5=白酒量)。

运动：填写每周几次，每次多少分钟，即"××次/周，××分钟/次"。横线上填写目前情况，横线下填写下次随访时应达到的目标。

摄盐情况：斜线前填写目前摄盐的咸淡情况。根据患者饮食的摄盐情况，按咸淡程度在列出的"轻/中/重"之一上画"√"分类。斜线后填写患者下次随访目标摄盐情况。

心理调整：根据医生印象选择对应的选项。

遵医行为：指患者是否遵照医生的指导去改善生活方式。

4. *辅助检查：记录患者上次随访到这次随访之间在各医疗机构进行的辅助检查结果。

5. 服药依从性："规律"为按医嘱服药；"间断"为未按医嘱服药，频次或数量不足；"不服药"为医生开了处方，但患者未使用此药。

6. 药物不良反应：如果患者服用的降压药物有明显的药物不良反应，具体描述哪种药物，何种不良反应。

7. 此次随访分类：根据此次随访时的分类结果，由随访医生在4种分类结果中选择一项在"□"中填上相应的数字。"控制满意"是指血压控制满意，无其他异常；"控制不满意"是指血压控制不满意，无其他异常；"不良反应"是指存在药物不良反应；"并发症"是指出现新的并发症或并发症出现异常。如果患者同时并存几种情况，则填写最严重的一种情况，同时结合上次随访情况确定患者下次随访时间，并告知患者。

8. 用药情况：根据患者整体情况，为患者开具处方，并填写在表格中，写明用法、用量。同时记录其他医疗卫生机构为其开具的处方药。

9. 转诊：如果转诊，要写明转诊的医疗机构及科室类别，如"××市人民医院心内科"，并在原因一栏写明转诊原因。

10. 下次随访日期：根据患者此次随访分类，确定下次随访日期，并告知患者。

11. 随访医生签名：随访完毕，核查无误后随访医生签署其姓名。

表 9-14　2 型糖尿病患者随访服务记录表

姓名：　　　　　　　　　　　　　　　　　　　　　　　　　　　　　编号□□□-□□□□□

随访日期					
随访方式		1 门诊　2 家庭 3 电话　□	1 门诊　2 家庭 3 电话　□	1 门诊　2 家庭 3 电话　□	1 门诊　2 家庭 3 电话　□
症状	1 无症状 2 多饮 3 多食 4 多尿 5 视物模糊 6 感染 7 手足麻木 8 下肢水肿 9 体重明显下降	□/□/□/□/□/□/□/□/□ 其他：	□/□/□/□/□/□/□/□/□ 其他：	□/□/□/□/□/□/□/□/□ 其他：	□/□/□/□/□/□/□/□/□ 其他：
体征	血压 /mmHg				
	体重 /kg	/	/	/	/
	体质指数 /(kg·m^{-2})	/	/	/	/
	足背动脉搏动	1 触及正常　□ 2 减弱(双侧　左侧　右侧) 3 消失(双侧　左侧　右侧)	1 触及正常　□ 2 减弱(双侧　左侧　右侧) 3 消失(双侧　左侧　右侧)	1 触及正常　□ 2 减弱(双侧　左侧　右侧) 3 消失(双侧　左侧　右侧)	1 触及正常　□ 2 减弱(双侧　左侧　右侧) 3 消失(双侧　左侧　右侧)
	其他				
生活方式指导	日吸烟量	/　支	/　支	/　支	/　支
	日饮酒量	/　两	/　两	/　两	/　两
	运动	____次 / 周 ____分钟 / 次 ____次 / 周 ____分钟 / 次	____次 / 周 ____分钟 / 次 ____次 / 周 ____分钟 / 次	____次 / 周 ____分钟 / 次 ____次 / 周 ____分钟 / 次	____次 / 周 ____分钟 / 次 ____次 / 周 ____分钟 / 次
	主食/(克·天$^{-1}$)	/	/	/	/
	心理调整	1 良好　2 一般 3 差　□	1 良好　2 一般 3 差　□	1 良好　2 一般 3 差　□	1 良好　2 一般 3 差　□
	遵医行为	1 良好　2 一般 3 差　□	1 良好　2 一般 3 差　□	1 良好　2 一般 3 差　□	1 良好　2 一般 3 差　□
辅助检查	空腹血糖值 /(mmol·L^{-1})	______	______	______	______
	其他检查*	糖化血红蛋白____% 检查日期:__月__日 ______ ______	糖化血红蛋白____% 检查日期:__月__日 ______ ______	糖化血红蛋白____% 检查日期:__月__日 ______ ______	糖化血红蛋白____% 检查日期:__月__日 ______ ______

续表

服药依从性		1 规律 2 间断 3 不服药 □	1 规律 2 间断 3 不服药 □	1 规律 2 间断 3 不服药 □	1 规律 2 间断 3 不服药 □
药物不良反应		1 无 2 有 □	1 无 2 有 □	1 无 2 有 □	1 无 2 有 □
低血糖反应		1 无 2 偶尔 3 频繁 □	1 无 2 偶尔 3 频繁 □	1 无 2 偶尔 3 频繁 □	1 无 2 偶尔 3 频繁 □
此次随访分类		1 控制满意 2 控制不满意 3 不良反应 4 并发症 □	1 控制满意 2 控制不满意 3 不良反应 4 并发症 □	1 控制满意 2 控制不满意 3 不良反应 4 并发症 □	1 控制满意 2 控制不满意 3 不良反应 4 并发症 □
用药情况	药物名称 1				
	用法用量	每日 次 每次	每日 次 每次	每日 次 每次	每日 次 每次
	药物名称 2				
	用法用量	每日 次 每次	每日 次 每次	每日 次 每次	每日 次 每次
	药物名称 3				
	用法用量	每日 次 每次	每日 次 每次	每日 次 每次	每日 次 每次
	胰岛素	种类： 用法和用量：	种类： 用法和用量：	种类： 用法和用量：	种类： 用法和用量：
转诊	原因				
	机构及科别				
下次随访日期					
随访医生签名					

填表说明：

1. 本表为 2 型糖尿病患者在接受随访服务时由医生填写。每年的健康体检填写健康体检表。若失访，在随访日期处写明失访原因；若死亡，写明死亡日期和死亡原因。

2. 体征：体质指数(BMI)＝体重(kg)/身高的平方(m^2)。体重和体质指数斜线前填写目前情况，斜线后填写下次随访时应调整到的目标。如果是超重或肥胖的患者，要求每次随访时测量体重并指导患者控制体重；正常体重人群可每年测量一次体重及体质指数。如有其他阳性体征，请填写在“其他”一栏。

3. 生活方式指导：在询问患者生活方式时，同时对患者进行生活方式指导，与患者共同制订下次随访目标。

日吸烟量：斜线前填写目前吸烟量，不吸烟填“0”，吸烟者写出每天的吸烟量“××支”；斜线后填写吸烟者下次随访目标吸烟量“××支”。

日饮酒量：斜线前填写目前饮酒量，不饮酒填“0”，饮酒者写出每天的饮酒量相当于白酒“××两”，斜线后填写饮酒者下次随访目标饮酒量相当于白酒“××两”(啤酒/10=白酒量，红酒/4=白酒量，黄酒/5=白酒量)。

运动：填写每周几次，每次多少分钟，即“××次/周，××分钟/次”。横线上填写目前情况，横线下填写下次随访时应达到的目标。

主食：根据患者的实际情况估算主食(米饭、面食、饼干等淀粉类食物)的摄入量，为每日各餐的合计量。

心理调整：根据医生印象选择对应的选项。

遵医行为：指患者是否遵照医生的指导去改善生活方式。

4. 辅助检查：为患者进行空腹血糖检查，记录检查结果。＊若患者在上次随访至此次随访之间到各医疗机构进行过糖化血红蛋白(控制目标为 7%，随着年龄的增长标准可适当放宽)或其他辅助检查，应如实记录。

5. 服药依从性：“规律”为按医嘱服药；“间断”为未按医嘱服药，频次或数量不足；“不服药”为医生开了处方，但患者未使用此药。

6. 药物不良反应：如果患者服用的降糖药物有明显的药物不良反应，具体描述哪种药物，何种不良反应。

7. 低血糖反应：根据上次随访至此次随访之间患者出现的低血糖反应情况填写。

8. 此次随访分类：根据此次随访时的分类结果，由责任医生在4种分类结果中选择一项在"□"中填上相应的数字。"控制满意"是指血糖控制满意，无其他异常；"控制不满意"是指血糖控制不满意，无其他异常；"不良反应"是指存在药物不良反应；"并发症"是指出现新的并发症或并发症出现异常。如果患者同时并存几种情况，则填写最严重的一种情况，同时结合上次随访情况确定患者下次随访时间，并告知患者。

9. 用药情况：根据患者整体情况，为患者开具处方，并填写在表格中，写明用法、用量。同时记录其他医疗卫生机构为其开具的处方药。

10. 转诊：如果转诊，要写明转诊的医疗机构及科室类别，如"××市人民医院内分泌科"，并在原因一栏写明转诊原因。

11. 下次随访日期：根据患者此次随访分类，确定下次随访日期，并告知患者。

12. 随访医生签名：随访完毕，核查无误后随访医生签署其姓名。

实训报告　社区高血压、糖尿病病例管理

实训时间________　实训地点______市______县/区________街道/乡镇______社居委/村

访视对象________　家庭住址____________________　联系电话________

访视者________　指导教师________________________________

按照《国家基本公共卫生服务规范》(第三版)的要求，填写高血压、糖尿病患者随访服务记录表，针对健康危险因素进行家庭健康指导

表9-13　高血压患者随访服务记录表

表9-14　2型糖尿病患者随访服务记录表

实训报告得分________

（夏晓萍　刘　彦）

实训九 社区严重精神障碍患者健康管理

一、实训目的

通过对社区严重精神障碍患者评估、随访、分类干预、转诊、健康体检、健康教育与健康管理，体会全科医生在心理健康维护和社区严重精神障碍照顾模式中的优势和工作特点，提高学生对社区严重精神障碍患者及其家庭健康管理和心理危机干预的技能。

二、实训要求

1. 评估社区严重精神障碍患者及其家庭、社区环境，了解社区严重精神障碍患者的健康管理规范与流程。

2. 针对社区严重精神障碍患者及其心理危险因素，提出健康干预计划。

3. 培养学生主动管理、维护心理健康的服务意识。

4. 按照《国家基本公共卫生服务规范》(第三版)的要求，填写社区严重精神障碍患者个人信息补充表和随访服务记录表(表 9-15，表 9-16)，进行家庭健康指导。

5. 结合精神卫生主题日制订社区健康教育计划。

三、实训时间

1~2 学时。

四、内容与方法

1. 教师介绍本次实训的目的和要求，讲解社区严重精神障碍患者健康管理流程(评估、随访、分类干预、健康体检、健康教育与健康管理、转诊)与规范(图 9-12)。演示社区严重精神障碍患者计算机化管理功能模块。

2. 选择社区中心病情稳定的严重精神障碍患者，电话预约并征得对方监护人的同意。

3. 准备用具：一次性外科口罩、帽子、鞋套，快干手消毒液，社区严重精神障碍家庭访视包(皮尺、血压计、体重计、听诊器、访视对象健康档案、社区严重精神障碍患者评估表、健康教育处方等)。

4. 入户随访:每 2~3 人一组,随社区教学基地的全科医疗团队进入社区严重精神障碍患者家庭进行访视。出发前填写各小组成员和带教老师联系电话。

5. 注意事项:访视时自带鞋套,注意使用文明用语,态度和蔼可亲。离开时要表示感谢,留下服务电话,以便建立"一对一"服务。保护患者隐私,注意评估患者精神状况和行为能力,提前做好安全教育。无监护人和社区卫生服务机构严重精神障碍管理人员带领,不得让学生单独上门访视。

6. 完成实训报告。

五、规范与流程

严重精神障碍是指临床表现有幻觉、妄想、严重思维障碍、行为紊乱等精神病性症状,且患者社会生活能力严重受损的一组精神疾病。主要包括精神分裂症、分裂情感性障碍、偏执性精神病、双相情感障碍、癫痫所致精神障碍、精神发育迟滞伴发精神障碍。

(一) 服务对象

辖区内诊断明确、在家居住的严重精神障碍患者。

(二) 服务内容

1. 建立健康档案

(1) 患者评估:为其建立居民健康档案。除个人基本信息外,还包括患者监护人姓名、监护人电话、初次发病时间、既往主要症状、既往关锁情况、既往治疗情况、目前诊断情况、最近一次治疗效果、危险行为等。

(2) 危险性评估:分为 6 级,见表 9-16。根据精神症状、自知力等对患者进行诊断(精神分裂症),询问患者的躯体疾病、社会功能情况、服药情况及各项实验室检查结果等。

2. 随访　对于纳入健康管理的患者,每年至少随访 4 次,填写随访服务记录表(表 9-16)。随访的主要目的是提供精神卫生、用药和家庭护理等方面的信息,督导患者服药,防止复发,及时发现疾病复发或加重的征兆,给予相应处置或转诊,并进行紧急处理。

3. 危重情况紧急处理　询问和检查有无出现暴力、自杀自伤等危险行为,以及急性药物不良反应和严重躯体疾病。若有,对症处理后立即转诊,2 周内随访转诊情况。

4. 按流程分类干预　见图 9-12。

5. 健康体检　在患者病情许可的情况下,征得监护人和 / 或患者本人同意后,每年进行 1 次健康检查,可与随访相结合。内容包括一般体格检查、血压、体重、血常规(含白细胞分类)、转氨酶、血糖、心电图。

（三）服务流程

社区严重精神障碍患者健康管理服务流程见图 9-12。

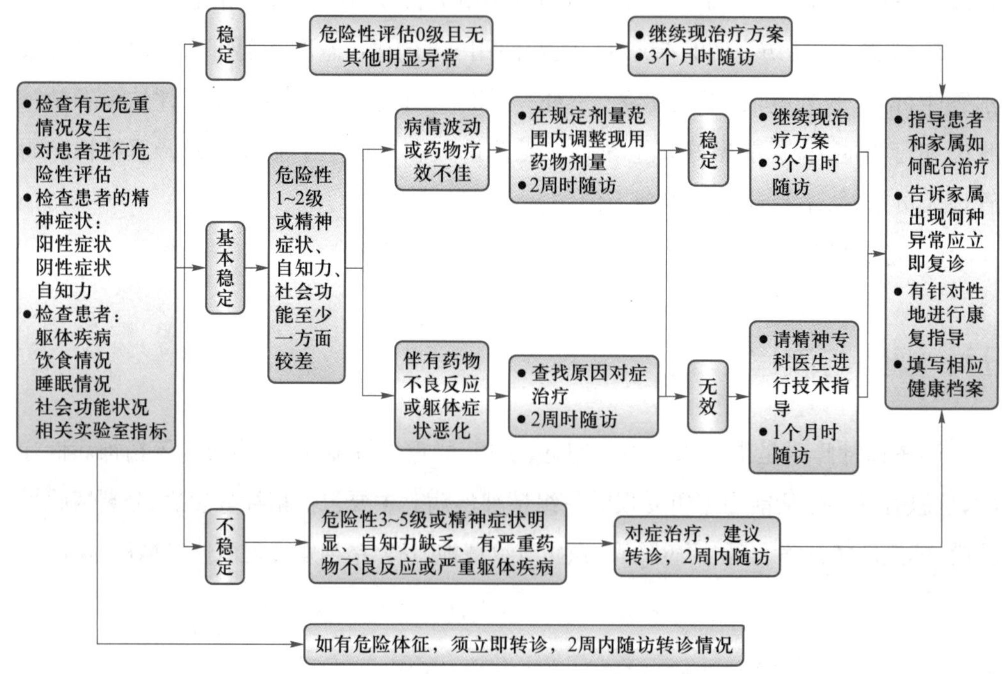

图 9-12　社区严重精神障碍患者健康管理服务流程

（四）服务要求

1. 配备接受过严重精神障碍患者管理培训的专（兼）职人员，开展本规范规定的健康管理工作。

2. 与相关部门加强联系，及时为辖区内新发现的严重精神障碍患者建立健康档案并根据情况及时更新。

3. 随访包括预约患者到门诊就诊、电话追踪和家庭访视等方式。

4. 加强宣传，鼓励和帮助患者进行社会功能康复训练，指导患者参与社会活动，接受职业训练。

（五）工作指标

严重精神障碍患者规范管理率 = 年内辖区内按照规范要求进行管理的严重精神障碍患病人数 / 年内辖区内登记在册的确诊严重精神障碍患病人数 ×100%。

六、学习链接

《国家基本公共卫生服务规范》（第三版）：严重精神障碍患者管理服务规范。

表 9-15　严重精神障碍患者个人信息补充表

姓名：　　　　　　　　　　　　　　　　　　　　　　　　　　　　　编号□□□-□□□□□

监护人姓名		与患者的关系	
监护人住址		监护人电话	
辖区村(居)委会联系人、电话			
户别	1 城镇　2 农村		□
就业情况	1 在岗工人　2 在岗管理者　3 农民　4 下岗或无业　5 在校学生 6 退休　7 专业技术人员　8 其他　9 不详		□
知情同意	1 同意参加管理 0 不同意参加管理 签字:________________ 签字时间_______年______月_____日		□
初次发病时间	_______年______月_____日		
既往主要症状	1 幻觉　2 交流困难　3 猜疑　4 喜怒无常　5 行为怪异　6 兴奋话多　7 伤人毁物　8 悲观厌世　9 无故外走　10 自语自笑　11 孤僻懒散　12 其他_____		□/□/□/□/□/□/□/□/□/□/□/□
既往关锁情况	1 无关锁　2 关锁　3 关锁已解除		□
既往治疗情况　门诊	1 未治　2 间断门诊治疗　3 连续门诊治疗 首次抗精神病药治疗时间_______年______月_____日		□
既往治疗情况　住院	曾住精神专科医院 / 综合医院精神专科_______次		
目前诊断情况	诊断______________确诊医院______________确诊日期______________		
最近一次治疗效果	1 临床痊愈　2 好转　3 无变化　4 加重		□
危险行为	1 轻度滋事____次　2 肇事_________次 3 肇祸_______次　4 其他危害行为____次 5 自伤_______次　6 自杀未遂_______次 7 无		□/□/□/□/□/□/□
经济状况	1 贫困，在当地贫困线标准以下　2 非贫困		□
专科医生的意见 (如果有请记录)			
填表日期	年　　月　　日	医生签字	

填表说明:

1. 对于严重精神障碍患者,在建立居民健康档案时,除填写个人基本信息表外,还应填写此表。在随访中发现个人信息有所变更时,要及时变更。

2. 监护人姓名:法律规定的、目前行使监护职责的人。

3. 监护人住址及监护人电话:填写患者监护人目前的居住地址及可以随时联系的电话。

4. 初次发病时间:患者首次出现精神症状的时间,尽可能地精确,可只填写到年份。

5. 既往主要症状:根据患者从第一次发病到填写此表之时的情况,填写患者曾出现过的主要症状。

6. 既往关锁情况:关锁是指出于非医疗目的,使用某种工具(如绳索、铁链、铁笼等)限制患者的行动自由。

7. 既往治疗情况:根据患者接受的门诊和住院治疗情况填写。首次抗精神病药治疗时间尽可能精确,可只填写到年份。若未住过精神专科医院或综合医院精神科,填写"0",住过院的填写次数。

8. 目前诊断情况:填写患者目前所患精神疾病的诊断名称,并填写确诊医院名称和日期。

9. 临床痊愈:精神症状消失,自知力恢复。

10. 危险行为:根据患者从第一次发病到填写此表之时的情况填写,若未发生过,填写"0";若发生过,填写相应的次数。

轻度滋事:是指公安机关出警但仅做一般教育等处理的案情,例如患者打、骂他人或扰乱秩序,但没有造成生命财产损害的,属于此类。

肇事:是指患者的行为触犯了我国治安管理处罚法但未触犯刑法,例如患者有行凶、伤人、毁物等,但未导致被害人轻、重伤。

肇祸:是指患者的行为触犯了刑法,属于犯罪行为。

11. 经济状况:是指患者经济状况。贫困指低保户。

12. 专科医生的意见:是指建档时由家属提供或患者原治疗医疗机构提供的精神专科医生的意见。如没有相关信息则填写"不详"。

表 9-16　严重精神障碍患者随访服务记录表

姓名:　　　　编号□□□-□□□□□

随访日期	______年______月______日	
本次随访形式	1 门诊　2 家庭访视　3 电话　□	
若失访,原因	1 外出打工　2 迁居他处　3 走失　4 连续 3 次未到访　5 其他　□	
如死亡,日期和原因	死亡日期	______年______月______日
	死亡原因	1 躯体疾病 ①传染病和寄生虫病　②肿瘤　③心脏病　④脑血管病 ⑤呼吸系统疾病　⑥消化系统疾病　⑦其他疾病　⑧不详　□ 2 自杀　3 他杀　4 意外　5 精神疾病相关并发症　6 其他______□
危险性评估	0(0 级)　1(1 级)　2(2 级)　3(3 级)　4(4 级)　5(5 级)　□	

续表

目前症状	1 幻觉 2 交流困难 3 猜疑 4 喜怒无常 5 行为怪异 6 兴奋话多 7 伤人毁物 8 悲观厌世 9 无故外走 10 自语自笑 11 孤僻懒散 12 其他________			□/□/□/□/□/□/□/□/□/□/□/□
自知力	1 自知力完全 2 自知力不全 3 自知力缺失			□
睡眠情况	1 良好 2 一般 3 较差			□
饮食情况	1 良好 2 一般 3 较差			□
社会功能情况	个人生活料理	1 良好 2 一般 3 较差		□
	家务劳动	1 良好 2 一般 3 较差		□
	生产劳动及工作	1 良好 2 一般 3 较差 9 此项不适用		□
	学习能力	1 良好 2 一般 3 较差		□
	社会人际交往	1 良好 2 一般 3 较差		□
危险行为	1 轻度滋事______次 2 肇事______次 3 肇祸______次 4 其他危害行为____次 5 自伤______次 6 自杀未遂____次 7 无			
两次随访期间关锁情况	1 无关锁 2 关锁 3 关锁已解除			□
两次随访期间住院情况	0 未住院 1 目前正在住院 2 曾住院，现未住院 末次出院时间______年____月____日			□
实验室检查	1 无 2 有__________			□
用药依从性	1 规律 2 间断 3 不用药 4 医嘱无须用药			□
药物不良反应	1 无 2 有__________ 9 此项不适用			□
治疗效果	1 痊愈 2 好转 3 无变化 4 加重 9 此项不适用			□
是否转诊	1 否 2 是 转诊原因:____________________ 转诊至机构及科室:________________			□
用药情况	药物 1:	用法:每日(月) 次	每次剂量 mg	
	药物 2:	用法:每日(月) 次	每次剂量 mg	
	药物 3:	用法:每日(月) 次	每次剂量 mg	
用药指导	药物 1:	用法:每日(月) 次	每次剂量 mg	
	药物 2:	用法:每日(月) 次	每次剂量 mg	
	药物 3:	用法:每日(月) 次	每次剂量 mg	
康复措施	1 生活劳动能力 2 职业训练 3 学习能力 4 社会交往 5 其他__________			□/□/□/□
本次随访分类	1 不稳定 2 基本稳定 3 稳定			□
下次随访日期	____年____月____日	随访医生签名		

填表说明：

1. 目前症状：填写从上次随访到本次随访期间发生的情况。

2. 自知力：是患者对其自身精神状态的认识能力。

自知力完全：患者精神症状消失，真正认识到自己有病，能透彻认识到哪些是病态表现，并认为需要治疗。

自知力不全：患者承认有病，但缺乏正确认识和分析自己病态表现的能力。

自知力缺失：患者否认自己有病。

3. 危险行为：填写从上次随访到本次随访期间发生的情况。若未发生过，填写“0”；若发生过，填写相应的次数。

4. 实验室检查：记录从上次随访到此次随访期间的实验室检查结果，包括在上级医院或其他医院的检查。

5. 用药依从性：“规律”为按医嘱用药；“间断”为未按医嘱用药，用药频次或数量不足；“不用药”即为医生开了处方，但患者未使用此药；“医嘱无须用药”为医生认为不需要用药。

6. 药物不良反应：如果患者服用的药物有明显的药物不良反应，应具体描述使用的是哪种药物，以及出现何种不良反应。

7. 是否转诊：根据患者此次随访的情况，确定是否要转诊，若给出患者转诊建议，填写转诊医院的具体名称。

8. 用药情况：填写患者实际使用的抗精神病药物名称、用法和用量。

9. 用药指导：根据患者的总体情况，填写医生开具的患者需要使用的抗精神病药物名称、用法和用量。

10. 康复措施：根据患者此次随访的情况，给出应采取的康复措施，可以多选。

11. 本次随访分类：根据从上次随访至此次随访期间患者的总体情况进行选择。

12. 下次随访日期：根据患者的情况确定下次随访时间，并告知患者和家属。

实训报告　社区严重精神障碍患者健康管理

实训时间＿＿＿＿＿　实训地点＿＿＿市＿＿＿县 / 区＿＿＿＿街道 / 乡镇＿＿＿社居委 / 村

访视对象＿＿＿＿＿　家庭住址＿＿＿＿＿＿＿＿＿＿＿＿　联系电话＿＿＿＿＿

访视者＿＿＿＿＿　指导教师＿＿＿＿＿＿＿＿＿＿＿＿＿＿＿＿＿＿

按照《国家基本公共卫生服务规范》(第三版)的要求，填写社区严重精神障碍患者个人信息补充表和随访服务记录表(表 9-15，表 9-16)，进行家庭健康指导。结合精神卫生主题日制订社区健康教育计划

实训报告得分＿＿＿＿

（夏晓萍　刘　彦）

实训十 社区肺结核患者健康管理

视频：社区肺结核患者健康管理

一、实训目的

通过对社区肺结核患者筛查、推介转诊、督导服药、分类干预和随访管理，体会全科医生在社区肺结核督导服药和以预防为导向照顾模式中的优势和工作特点，提高学生对社区肺结核患者及其家庭健康管理的技能。

二、实训要求

1. 评估社区肺结核患者及其家庭、社区环境，了解社区肺结核患者的健康管理规范与流程。

2. 针对社区肺结核患者及其易感因素，提出健康干预计划。

3. 培养学生正确认识、主动管理传染病患者的服务意识。

4. 按照《国家基本公共卫生服务规范》（第三版）的要求，填写社区肺结核患者随访服务记录表（表 9-17），进行家庭健康指导。

5. 结合疾病防控宣传日制订社区健康教育计划，制作结核病防治宣传品（海报、微视频、折页等）。

三、实训时间

1~2 学时。

四、内容与方法

1. 教师介绍本次实训的目的和要求，讲解社区肺结核患者健康管理流程（筛查、推介转诊、督导服药、分类干预、随访管理）与规范（图 9-13）。演示社区肺结核患者计算机化管理功能模块。

2. 选择社区中心由医务人员督导服药的肺结核患者，电话预约并征得对方同意。

3. 准备用具：一次性外科口罩、帽子、鞋套，快干手消毒液，听诊器，访视对象健康档案、社区肺结核患者随访服务记录表、健康教育处方等。

4. 入户随访：每 2~3 人一组，随社区教学基地的全科医疗团队进入社区肺结核患者家庭进行访视。出发前填写各小组成员和带教老师联系电话。

5. 注意事项：访视时自带鞋套，注意使用文明用语，态度和蔼可亲，保护患者隐私。离开时要表示感谢，留下服务电话，以便建立“一对一”服务。做好自身防护工作，防止传染。

6. 完成实训报告。

五、规范与流程

（一）服务内容

1. 随访评估

(1) 评估患者是否存在危急情况，如有则紧急转诊，2 周内主动随访转诊情况。

(2) 对无须紧急转诊的，了解患者服药情况（包括服药是否规律，是否有不良反应），询问上次随访至此次随访期间的症状。询问其他疾病状况、用药史和生活方式。

(3) 对患者的居住环境进行评估，告诉患者及家属做好防护工作，防止传染。

(4) 对患者及家属进行结核病防治知识宣传教育。

2. 分类干预

(1) 对于能够按时服药，无不良反应的患者，继续督导服药，并预约下一次随访时间。

(2) 患者未按定点医疗机构的医嘱服药时，要查明原因。若是由不良反应引起，则转诊；若为其他原因，则要对患者强化健康教育。若患者漏服药次数超过 1 周，要及时向上级专业机构报告。

(3) 对出现药物不良反应、并发症或合并症的患者，要立即转诊，2 周内随访。

(4) 提醒并督促患者按时到定点医疗机构进行复诊。

（二）服务流程

社区肺结核患者督导服药和健康管理服务流程见图 9-13。

（三）服务要求

1. 在农村地区，主要由乡村医生开展肺结核患者的健康管理服务。

2. 肺结核患者健康管理医务人员需接受上级专业机构的培训和技术指导。

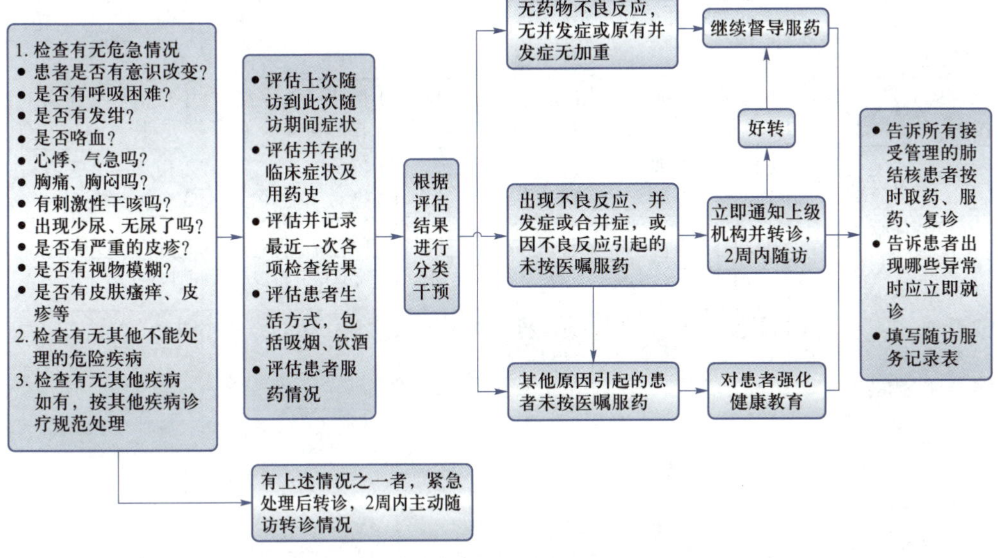

图 9-13 社区肺结核患者督导服药与健康管理服务流程

3. 患者服药后，督导人员按上级专业机构的要求，在患者服完药后在“肺结核患者治疗记录卡”/“耐多药肺结核患者服药卡”中记录服药情况。患者完成疗程后，要将“肺结核患者治疗记录卡”/“耐多药肺结核患者服药卡”交上级专业机构留存。

4. 提供服务后及时将相关信息记入“肺结核患者随访服务记录表”，每月记入1次，存入患者的健康档案，并将该信息与上级专业机构共享。

5. 管理期间如发现患者从本辖区居住地迁出，要及时向上级专业机构报告。

（四）工作指标

1. 肺结核患者管理率 = 已管理的肺结核患病人数 / 辖区同期内经上级定点医疗机构确诊并通知基层医疗卫生机构管理的肺结核患病人数 ×100%。

2. 肺结核患者规则服药率 = 按照要求规则服药的肺结核患病人数 / 同期辖区内已完成治疗的肺结核患病人数 ×100%。

规则服药：在整个疗程中，患者在规定的服药时间实际服药次数占应服药次数的90% 以上。

六、学习链接

《国家基本公共卫生服务规范》（第三版）：肺结核患者健康管理服务规范。

表 9-17　肺结核患者随访服务记录表

姓名:　　　　　　　　　　　　　　　　　　　　　　　　　　　　编号 □□□ - □□□□□

项目					
随访时间		年　月　日	年　月　日	年　月　日	年　月　日
治疗月序		第　月	第　月	第　月	第　月
督导人员		1 医生　2 家属 3 自服药 4 其他□	1 医生　2 家属 3 自服药 4 其他□	1 医生　2 家属 3 自服药 4 其他□	1 医生　2 家属 3 自服药 4 其他□
随访方式		1 门诊　2 家庭 3 电话　□	1 门诊　2 家庭 3 电话　□	1 门诊　2 家庭 3 电话　□	1 门诊　2 家庭 3 电话　□
症状及体征: 0 没有症状 1 咳嗽、咳痰 2 低热、盗汗 3 咯血或血痰 4 胸痛、消瘦 5 恶心、食欲缺乏 6 关节疼痛 7 头痛、失眠 8 视物模糊 9 皮肤瘙痒、皮疹 10 耳鸣、听力下降		□/□/□/□/ □/□/□ 其他:	□/□/□/□/ □/□/□ 其他:	□/□/□/□/ □/□/□ 其他:	□/□/□/□/ □/□/□ 其他:
生活方式指导	吸烟	/　支/日	/　支/日	/　支/日	/　支/日
	饮酒	/　两/日	/　两/日	/　两/日	/　两/日
用药	化疗方案				
	用法	1 每日　2 间歇 □	1 每日　2 间歇 □	1 每日　2 间歇 □	1 每日　2 间歇 □
	药品剂型	1 固定剂量复合制剂 □ 2 散装药 □ 3 板式组合药 □ 4 注射剂 □	1 固定剂量复合制剂 □ 2 散装药 □ 3 板式组合药 □ 4 注射剂 □	1 固定剂量复合制剂 □ 2 散装药 □ 3 板式组合药 □ 4 注射剂 □	1 固定剂量复合制剂 □ 2 散装药 □ 3 板式组合药 □ 4 注射剂 □
	漏服药次数	次	次	次	次
药物不良反应		1 无 □ 2 有______	1 无 □ 2 有______	1 无 □ 2 有______	1 无 □ 2 有______
并发症或合并症		1 无 □ 2 有______	1 无 □ 2 有______	1 无 □ 2 有______	1 无 □ 2 有______
转诊	科别				
	原因				
	2 周内随访,随访结果				
处理意见					
下次随访时间					
随访医生签名					
停止治疗时间及原因		1 出现停止治疗时间　年　月　日 2 停止治疗原因:完成疗程□　死亡□　丢失□　转入耐多药治疗□			
全程管理情况		应访视患者______次,实际访视______次 患者在疗程中,应服药______次,实际服药______次,服药率______%			
		评估医生签名:________			

填表说明：

1. 本表为肺结核患者接受随访服务时由医生填写。同时，查看患者的“肺结核患者治疗记录卡”，耐多药患者查看“耐多药肺结核患者服药卡”。

2. 生活方式指导：在询问患者生活方式时，对患者进行生活方式指导，与患者共同制订下次随访目标。

吸烟：斜线前填写目前吸烟量，不吸烟填“0”，吸烟者写出每日的吸烟量“××支/日”；斜线后填写吸烟者下次随访目标吸烟量“××支/日”。

饮酒：从不饮酒者不必填写其他有关饮酒情况的项目。日饮酒量应折合相当于白酒“××两”（啤酒量/10=白酒量，红酒量/4=白酒量，黄酒量/5=白酒量）。

3. 漏服药次数：上次随访至本次随访期间漏服药次数。

4. 药物不良反应：如果患者服用抗结核药有明显的药物不良反应，则具体描述为何种不良反应或症状。

5. 并发症或合并症：如果患者出现并发症或合并症，则具体记录。

6. 转诊：如果转诊，要写明转诊的医疗机构及科室类别，如“××市人民医院结核科”，并在原因一栏写明转诊原因。

7. 2周内随访，随访结果：转诊2周后，对患者进行随访，并记录随访结果。

8. 处理意见：根据患者服药情况，对患者督导服药进行分类干预。

9. 下次随访时间：根据患者此次随访分类，确定下次随访日期，并告知患者。

10. 评估医生签名：随访完毕，核查无误后随访医生签名。

11. 全程管理情况：肺结核患者治疗结案时填写。

实训报告　社区肺结核患者健康管理

实训时间＿＿＿＿＿　实训地点＿＿＿市＿＿＿县/区＿＿＿＿街道/乡镇＿＿＿社居委/村

访视对象＿＿＿＿＿　家庭住址＿＿＿＿＿＿＿＿＿＿＿＿＿　联系电话＿＿＿＿＿

访视者＿＿＿＿＿＿　指导教师＿＿＿＿＿＿＿＿＿＿＿＿＿＿＿＿＿

按照《国家基本公共卫生服务规范》（第三版）的要求，填写社区肺结核患者随访服务记录表（表9-17），进行家庭健康指导。结合疾病防控宣传日制订社区健康教育计划

实训报告得分＿＿＿＿＿

（刘　彦　钟　宇）

实训十一 老年人中医药健康管理

一、实训目的

通过对社区 65 岁及以上老年人提供中医体质辨识、中医药保健指导等中医药健康管理服务，体会全科医生在运用中医理念进行健康照顾中的优势和工作特点，提高学生对社区 65 岁及以上老年人健康管理的技能。

二、实训要求

1. 评估社区 65 岁及以上老年人及其家庭、社区环境，了解老年人中医药健康管理规范与流程。

2. 对老年人进行中医体质辨识，根据老年人的体质特点，从情志调摄、饮食调养、起居调摄、运动保健和穴位保健等方面进行相应的中医药保健指导。

3. 培养学生尊老、敬老、爱老、助老的良好职业道德。

4. 按照《国家基本公共卫生服务规范》(第三版)的要求，填写老年人中医药健康管理服务记录表(表 9–18)、体质判定标准表(表 9–19)，进行家庭健康指导。

三、实训时间

1~2 学时。

四、内容与方法

1. 教师介绍本次实训的目的和要求，讲解老年人中医药健康管理流程，演示社区老年人中医药计算机化管理功能模块。参观社区卫生服务中心(站)中医馆，观摩、体验中医馆适宜技术服务。

2. 选择社区中心 65 岁及以上老年人，电话预约并征得对方同意。

3. 准备用具：一次性外科口罩、帽子、鞋套，快干手消毒液，访视包(皮尺、体温表、血压计、体重计、血糖仪、听诊器、老年人中医药健康管理服务记录表、体质判定标准表、健康教育处方等)，针灸包，艾条，拔罐器。

4. 入户访视：每 2~3 人一组，随社区教学基地的全科医疗团队进入老年家庭进行访视。出发前填写各小组成员和带教老师的联系电话。

5. 按照《国家基本公共卫生服务规范》(第三版)的要求，填写老年人中医药健康管理服务记录表(表 9–18)、体质判定标准表(表 9–19)。按要求开展艾灸、拔罐等服务。

6. 注意事项：访视时自带鞋套，注意使用文明用语，态度和蔼可亲，保护患者隐私。离开时要表示感谢，留下服务电话，以便建立“一对一”服务。

7. 完成实训报告。

五、规范与流程

(一) 服务流程

老年人中医药健康管理服务流程见图 9–14。

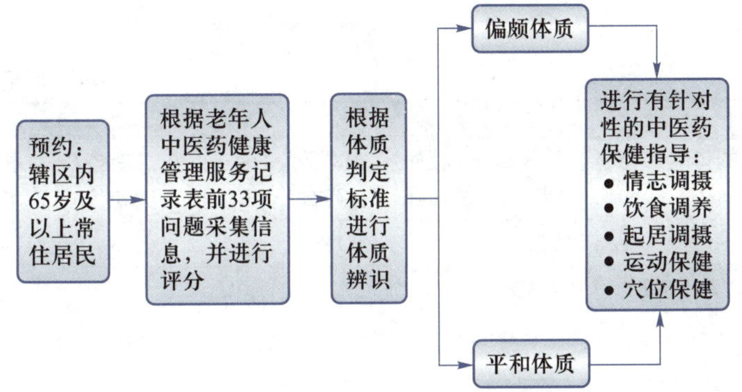

图 9–14 老年人中医药健康管理服务流程

(二) 服务要求

1. 开展老年人中医药健康管理服务可结合老年人健康体检和慢性病患者管理及日常诊疗时间。

2. 开展老年人中医药健康管理服务的乡镇卫生院、村卫生室和社区卫生服务中心(站)应当具备相应的设备和条件。有条件的地区应利用信息化手段开展老年人中医药健康管理服务。

3. 开展老年人中医体质辨识工作的人员应当为接受过老年人中医药知识和技能培训的卫生技术人员。开展老年人中医药保健指导工作的人员应当为中医类别执业(助理)医师或接受过中医药知识和技能专门培训，能够提供上述服务的其他类别医师(含乡村医生)。

4. 服务机构要加强与村(居)委会、派出所等相关部门的联系，掌握辖区内老年人口信息变化。

5. 服务机构要加强宣传，告知服务内容，使更多的老年人愿意接受服务。

6. 每次服务后要及时、完整记录相关信息，纳入老年人健康档案。

（三）工作指标

1. 老年人中医药健康管理率＝接受中医药健康管理服务的 65 岁及以上居民数 / 年内辖区内 65 岁及以上常住居民数 ×100%。

2. 老年人中医药健康管理记录表完整率＝抽查填写完整的中医药健康管理服务记录表数量 / 抽查的中医药健康管理服务记录表数量 ×100%。

六、学习链接

《国家基本公共卫生服务规范》(第三版)：中医药健康管理服务规范。

表 9-18　老年人中医药健康管理服务记录表

姓名：　　　　编号□□□ - □□□□□

请根据近一年的体验和感觉，回答以下问题	没有（根本不/从来没有）	很少（有一点/偶尔）	有时（有些/少数时间）	经常（相当/多数时间）	总是（非常/每日）
(1)您精力充沛吗？（指精神头足，乐于做事）	1	2	3	4	5
(2)您容易疲乏吗？（指体力如何，是否稍微活动一下或做一点家务劳动就感到累）	1	2	3	4	5
(3)您容易气短、呼吸短促、接不上气吗？	1	2	3	4	5
(4)您说话声音低弱无力吗？（指说话没有力气）	1	2	3	4	5
(5)您感到闷闷不乐、情绪低沉吗？(指心情不愉快，情绪低落)	1	2	3	4	5
(6)您容易精神紧张、焦虑不安吗？（指遇事是否心情紧张）	1	2	3	4	5
(7)您因为生活状态改变而感到孤独、失落吗？	1	2	3	4	5
(8)您容易感到害怕或受到惊吓吗？	1	2	3	4	5
(9)您感到身体超重不轻松吗？（感觉身体沉重）[体质指数(BMI)=体重(kg)/身高 ^{2}(m^2)]	1 (BMI<24)	2 (24 ≤ BMI <25)	3 (25 ≤ BMI <26)	4 (26 ≤ BMI <28)	5 (BMI ≥ 28)
(10)您眼睛干涩吗？	1	2	3	4	5
(11)您手脚发凉吗？（不包含因周围温度低或穿得少导致的手足发冷）	1	2	3	4	5
(12)您胃脘部、背部或腰膝部怕冷吗？（指上腹部、背部、腰部或膝关节等，有一处或多处怕冷）	1	2	3	4	5
(13)您比一般人耐受不了寒冷吗？（指比别人容易害怕冬天或夏天的冷空调、电扇等）	1	2	3	4	5
(14)您容易患感冒吗？（指每年感冒的次数）	1（一年 2 次以下）	2（一年 2~4 次）	3（一年 5~6 次）	4（一年 8 次以上）	5（几乎每月都感冒）
(15)您没有感冒时也会鼻塞、流鼻涕吗？	1	2	3	4	5
(16)您有口黏、口腻，或睡眠打鼾吗？	1	2	3	4	5

续表

请根据近一年的体验和感觉，回答以下问题	没有（根本不/从来没有）	很少（有一点/偶尔）	有时（有些/少数时间）	经常（相当/多数时间）	总是（非常/每日）
(17) 您容易过敏(对药物、食物、气味、花粉或在季节交替、气候变化时)吗?	1 (从来没有)	2 (一年1~2次)	3 (一年3~4次)	4 (一年5~6次)	5 (每次遇到上述原因都过敏)
(18) 您的皮肤容易起荨麻疹吗?(包括风团、风疹块、风疙瘩)	1	2	3	4	5
(19) 您的皮肤在不知不觉中会出现青紫瘀斑、皮下出血吗?(指皮肤在没有外伤的情况下出现青一块紫一块的情况)	1	2	3	4	5
(20) 您的皮肤一抓就红，并出现抓痕吗?（指被指甲或钝物划过后皮肤的反应)	1	2	3	4	5
(21) 您皮肤或口唇干吗?	1	2	3	4	5
(22) 您有肢体麻木或固定部位疼痛的感觉吗?	1	2	3	4	5
(23) 您面部或鼻部有油腻感或者油光发亮吗?（指脸上或鼻子上)	1	2	3	4	5
(24) 您面色或目眶晦暗，或出现褐色斑块/斑点吗?	1	2	3	4	5
(25) 您有皮肤湿疹、疮疖吗?	1	2	3	4	5
(26) 您感到口干咽燥、总想喝水吗?	1	2	3	4	5
(27) 您感到口苦或口里有异味吗?（指口苦或口臭)	1	2	3	4	5
(28) 您腹部肥大吗?（指腹部脂肪肥厚)	1 (腹围<80 cm，相当于2.4尺以下)	2 (腹围80~85 cm，相当于2.4~2.56尺)	3 (腹围86~90 cm，相当于2.57~2.71尺)	4 (腹围91~105 cm，相当于2.72~3.15尺)	5 (腹围>105 cm，相当于3.15尺以上)
(29) 您吃(喝)凉的东西会感到不舒服或怕吃(喝)凉的东西吗?（指不喜欢吃凉的食物，或吃了凉的食物后会不舒服)	1	2	3	4	5
(30) 您有大便黏滞不爽、解不尽的感觉吗?（大便容易黏在马桶或便坑壁上)	1	2	3	4	5
(31) 您容易大便干燥吗?	1	2	3	4	5
(32) 您舌苔厚腻或有舌苔厚厚的感觉吗?（如果自我感觉不清楚，可由调查员观察后填写)	1	2	3	4	5
(33) 您舌下静脉瘀紫或增粗吗?（可由调查员辅助观察后填写)	1	2	3	4	5

体质类型	气虚质	阳虚质	阴虚质	痰湿质	湿热质	血瘀质	气郁质	特禀质	平和质
体质辨识	1. 得分____ 2. 是 3. 倾向是	1. 得分____ 2. 是 3. 倾向是	1. 得分____ 2. 是 3. 倾向是	1. 得分____ 2. 是 3. 倾向是	1. 得分____ 2. 是 3. 倾向是	1. 得分____ 2. 是 3. 倾向是	1. 得分____ 2. 是 3. 倾向是	1. 得分____ 2. 是 3. 倾向是	1. 得分____ 2. 是 3. 基本是
中医药保健指导	1. 情志调摄 2. 饮食调养 3. 起居调摄 4. 运动保健 5. 穴位保健 6. 其他____	1. 情志调摄 2. 饮食调养 3. 起居调摄 4. 运动保健 5. 穴位保健 6. 其他____	1. 情志调摄 2. 饮食调养 3. 起居调摄 4. 运动保健 5. 穴位保健 6. 其他____	1. 情志调摄 2. 饮食调养 3. 起居调摄 4. 运动保健 5. 穴位保健 6. 其他____	1. 情志调摄 2. 饮食调养 3. 起居调摄 4. 运动保健 5. 穴位保健 6. 其他____	1. 情志调摄 2. 饮食调养 3. 起居调摄 4. 运动保健 5. 穴位保健 6. 其他____	1. 情志调摄 2. 饮食调养 3. 起居调摄 4. 运动保健 5. 穴位保健 6. 其他____	1. 情志调摄 2. 饮食调养 3. 起居调摄 4. 运动保健 5. 穴位保健 6. 其他____	1. 情志调摄 2. 饮食调养 3. 起居调摄 4. 运动保健 5. 穴位保健 6. 其他____
填表日期	年 月 日				医生签名				

填表说明：

1. 该表采集信息时要能够反映老年人近一年来平时的感受，避免采集老年人的即时感受。
2. 采集信息时要避免主观引导老年人的选择。
3. 记录表所列问题不能空项，须全部询问填写。
4. 询问结果应在相应分值内画“√”，并将计算得分填写在相应空格内。
5. 体质辨识：医务人员应根据体质判定标准表(表9-19)进行辨识结果判定，偏颇体质为“是”“倾向是”，平和体质为“是”“基本是”，并在相应选项上画“√”。
6. 中医药保健指导：请在所提供指导对应的选项上画“√”，可多选。其他指导请注明。

表 9-19　体质判定标准表

姓名：　　　　　　　　　　　　　　　　　　　　　　　　　　编号□□□ - □□□□□

体质类型及对应条目	条件	判定结果
气虚质(2)(3)(4)(14) 阳虚质(11)(12)(13)(29) 阴虚质(10)(21)(26)(31) 痰湿质(9)(16)(28)(32) 湿热质(23)(25)(27)(30) 血瘀质(19)(22)(24)(33) 气郁质(5)(6)(7)(8) 特禀质(15)(17)(18)(20)	各条目得分相加≥11分	是
	各条目得分相加9~10分	倾向是
	各条目得分相加≤8分	否
平和质(1)(2)(4)(5)(13) (其中，(2)(4)(5)(13)反向计分，即1→5，2→4，3→3，4→2，5→1)	各条目得分相加≥17分，同时其他8种体质得分都≤8分	是
	各条目得分相加≥17分，同时其他8种体质得分都≤10分	基本是
	不满足上述条件者	否

填表说明：

1. 该表不用纳入居民的健康档案。

2. 体质辨识结果的准确性取决于接受服务者回答问题的准确程度，如果出现自相矛盾的问题回答，则会出现自相矛盾的辨识结果，需要提供服务者核对其问题回答的准确性。处理方案有以下几种。

(1) 在回答问题过程中及时提醒接受服务者理解所提问题。

(2) 出现两种及以上判定结果即兼夹体质是正常的，比如气阴两虚，则两个体质都如实记录，以分数高的为主要体质进行指导。

(3) 如果出现判定结果分数一致，则由中医师依据专业知识判定，然后进行指导。

(4) 如果出现既是阴虚又是阳虚这样的矛盾判定结果，要返回查找原因，帮助老年人准确采集信息，必要时由中医师进行辅助判定。

(5) 如果出现每种体质都不是或者无法判断体质类型等情况，则返回查找原因，或2周后重新采集填写。

实训报告　老年人中医药健康管理

实训时间＿＿＿＿＿＿　实训地点＿＿＿市＿＿＿县/区＿＿＿＿街道/乡镇＿＿＿社居委/村

访视对象＿＿＿＿＿＿　家庭住址＿＿＿＿＿＿＿＿＿＿＿＿＿　联系电话＿＿＿＿＿

访视者＿＿＿＿＿＿＿　指导教师＿＿＿＿＿＿＿＿＿＿＿＿＿＿＿＿＿＿＿

实训报告得分＿＿＿＿

（刘　彦　钟　宇）

参考文献

[1] 国家卫生健康委员会.中国卫生健康统计年鉴:2022 [M].北京:中国协和医科大学出版社,2022.

[2] 梁万年,路孝琴.全科医学[M].2 版.北京:人民卫生出版社,2018.

[3] 魏敏,丁洋.落实新时期卫生健康方针 助力健康中国建设[N].中国中医药报,2016-08-22(1).

[4] 应对新型冠状病毒感染的肺炎疫情联防联控工作机制.关于加强新型冠状病毒感染的肺炎疫情社区防控工作的通知:肺炎机制发〔2020〕5 号[A/OL].(2020-01-26)[2022-11-08].http://www.gov.cn/xinwen/2020-01/26/content_5472235.htm.

[5] 民政部,中央组织部,中央综治办,等.关于印发《城乡社区服务体系建设规划(2016-2020 年)》的通知:民发〔2016〕191 号[A/OL].(2016-10-28)[2022-09-02].https://www.mca.gov.cn/article/gk/ghjh/201709/20170915006082.shtml.

[6] 国家卫生计生委.国家卫生计生委关于印发《国家基本公共卫生服务规范(第三版)》的通知:国卫基层发〔2017〕13 号[A/OL].(2017-03-28)[2022-09-02].http://www.nhc.gov.cn/jws/s3578/201703/d20c37e23e1f4c7db7b8e25f34473e1b.

[7] 民政部,国家卫生健康委.民政部、国家卫生健康委关于进一步动员城乡社区组织开展新型冠状病毒感染的肺炎疫情防控工作的紧急通知:民发〔2020〕9 号[A/OL].(2020-01-29)[2022-09-02].http://www.gov.cn/zhengce/zhengceku/2020-01/30/content_5473085.htm.

[8] 国家卫生健康委办公厅.国家卫生健康委办公厅关于成立国家儿童青少年视力健康管理专家咨询委员会的通知:国卫办疾控函〔2021〕122 号[A/OL].(2021-03-08)[2022-09-02].http://www.gov.cn/zhengce/zhengceku/2021-03/19/content_5594018.htm.

[9] 艾福梅.宁夏将对 9 种重大慢性非传染性疾病开展机会性筛查干预管理[EB/OL].(2021-04-01)[2022-09-02].http://www.xinhuanet.com/health/2021-04/02/c_1127285743.htm.

[10] 王烁.河南投入 8500 万元提升基层呼吸系统疾病早期筛查和干预能力[N/OL].(2020-12-10)[2022-09-02].http://m.xinhuanet.com/ha/2020-12/10/c_1126846157.htm.

[11] 国家卫生健康委办公厅.国家卫生健康委办公厅关于探索开展抑郁症、老年痴呆防治特色服务工作的通知:国卫办疾控函〔2020〕726 号[A/OL].(2020-08-31)[2022-09-02].http://www.gov.cn/zhengce/zhengceku/2020-09/11/content_5542555.htm.

[12] 王秉阳.我国探索开展老年痴呆特色防治服务工作 包括患者评估筛查和预防干预服务[EB/OL].(2020-09-11)[2022-09-02].http://www.gov.cn/xinwen/2020-09/11/content_5542873.

htm.

[13] 国家卫生健康委办公厅 . 国家卫生健康委办公厅关于印发上消化道癌人群筛查及早诊早治等技术方案的通知：国卫办疾控函〔2019〕577 号[A/OL].(2019-06-18)[2022-09-02]. http://www.gov.cn/zhengce/zhengceku/2019-11/19/content_5453477.htm.

[14] 中国社区卫生协会 . 基层医疗卫生机构重大疫情防控预案与演练手册[M]. 北京：人民卫生出版社，2021.

[15] World Health Organization.The Global Status Report on Non-Communicable Disease 2019 [R]. Geneva，WHO.

[16] 国家卫生健康委统计信息中心 .2018 年全国第六次卫生服务统计调查报告[M]. 北京：人民卫生出版社，2021.

[17] 中国疾病预防控制中心，中国疾病预防控制中心慢性非传染性疾病预防控制中心 . 中国慢性病及危险因素监测报告[M]. 北京：人民卫生出版社，2021.

[18] 中国高血压防治指南修订委员会 . 中国高血压防治指南(2018 年修订版)[J]. 中国心血管杂志，2019，24(1)：24-56.

[19] 国家心血管病中心，国家基本公共卫生服务项目基层高血压管理办公室，国家基层高血压管理专家委员 . 国家基层高血压防治管理指南 2020 版[J]. 中国循环杂志，2021，36(3)：209-220.

[20] 中华医学会糖尿病学分会 . 中国 2 型糖尿病防治指南(2020 年版)[J]. 中华糖尿病杂志，2021，13(4)：315-409.

[21] 中华医学会呼吸病学分会慢性阻塞性肺疾病学组，中国医师协会呼吸医师分会慢性阻塞性肺疾病工作委员会 . 慢性阻塞性肺疾病诊治指南(2021 年修订版)[J]. 中华结核和呼吸杂志，2021，44(3)：170-205.

[22] 何坪，夏晓萍 . 全科医学概论[M].3 版 . 北京：高等教育出版社，2018.

[23] 杜雪平，席彪 . 全科医生基层实践[M]. 北京：人民卫生出版社，2013.

[24] 国家卫生健康委，国家中医药局，国家疾控局 . 关于印发“十四五”全民健康信息化规划的通知：国卫规划发〔2022〕30 号[A/OL].(2022-11-07)[2023-02-12].http://www.nhc.gov.cn/guihuaxxs/s3585u/202211/49eb570ca79a42f688f9efac42e3c0f1.shtml.

[25] 侯胜田，张永康 . 主要医患沟通模式及 6S 延伸模式探讨[J]. 医学与哲学，2014(1)：54-57.

[26] 刘云章，王发起 . 医患沟通：案例与精解[M]. 石家庄：河北人民出版社，2018.

读者意见反馈

为收集对教材的意见建议，进一步完善教材编写并做好服务工作，读者可将对本教材的意见建议通过如下渠道反馈至我社。

咨询电话　400-810-0598

反馈邮箱　gjdzfwb@pub.hep.cn

通信地址　北京市朝阳区惠新东街4号富盛大厦1座
高等教育出版社总编辑办公室

邮政编码　100029

责任编辑：吴静

高等教育出版社　高等职业教育出版事业部　综合分社

地　　址：北京市朝阳区惠新东街4号富盛大厦1座19层

邮　　编：100029

联系电话：(010)58556233

E-mail：wujing@hep.com.cn　　QQ：147236495

高教社高职医药卫生教师QQ群：191320409

“全科医学概论”
在线课程学习指南